全国普通高等中医药院校药学类"十二五"规划教材

药事管理学

（供药学、中药学及相关专业使用）

主　审　邵明立

主　编　曾　渝　何　宁

副主编　江德元　罗兴洪　徐　文

　　　　张立明　谌立巍

U0206153

中国医药科技出版社

内 容 提 要

　　本书是全国普通高等中医药院校药学类"十二五"规划教材之一，依据实践经验和药品监管当中需要重视的问题设计教材内容，结合我国执业药师资格考试《药事管理与法规》考试大纲的要求，增加药品招标采购管理、药物经济学评价、药品上市后监管等内容，积极做到理论与实践并重、新颖与继承并重。

　　本书可供高等医药院校相关专业学生教学使用，亦可作为药品生产、经营企业职工的培训用书和自学用书。

图书在版编目（CIP）数据

药事管理学/曾渝，何宁主编. —北京：中国医药科技出版社，2014.8

全国普通高等中医药院校药学类"十二五"规划教材

ISBN 978 - 7 - 5067 - 6775 - 0

Ⅰ. ①药…　Ⅱ. ①曾…　②何…　Ⅲ. ①药政管理 - 管理学 - 中医学院 - 教材

Ⅳ. ①R95

中国版本图书馆 CIP 数据核字（2014）第 181946 号

美术编辑　　陈君杞
版式设计　　郭小平

出版　中国医药科技出版社

地址　北京市海淀区文慧园北路甲 22 号

邮编　100082

电话　发行：010 - 62227427　　邮购：010 - 62236938

网址　www. cmstp. com

规格　787 × 1092mm $^1/_{16}$

印张　20 $^1/_2$

彩插　1

字数　421 千字

版次　2014 年 8 月第 1 版

印次　2017 年 6 月第 4 次印刷

印刷　三河市万龙印装有限公司

经销　全国各地新华书店

书号　ISBN 978 - 7 - 5067 - 6775 - 0

定价　43. 00 元

本社图书如存在印装质量问题请与本社联系调换

全国普通高等中医药院校药学类"十二五"规划教材

编写委员会

主任委员　彭　成（成都中医药大学）

副主任委员　朱　华（广西中医药大学）

曾　渝（海南医学院）

杨　明（江西中医药大学）

彭代银（安徽中医药大学）

刘　文（贵阳中医学院）

委　员（按姓氏笔画排序）

王　建（成都中医药大学）

王诗源（山东中医药大学）

尹　华（浙江中医药大学）

邓　赟（成都中医药大学）

田景振（山东中医药大学）

刘友平（成都中医药大学）

刘幸平（南京中医药大学）

池玉梅（南京中医药大学）

许　军（江西中医药大学）

严　琳（河南大学药学院）

严铸云（成都中医药大学）

杜　弢（甘肃中医学院）

李小芳（成都中医药大学）

李　钦（河南大学药学院）

李　峰（山东中医药大学）

杨怀霞（河南中医学院）

杨武德（贵阳中医学院）

吴启南（南京中医药大学）

何　宁（天津中医药大学）
张　梅（成都中医药大学）
张　丽（南京中医药大学）
张师愚（天津中医药大学）
张永清（山东中医药大学）
陆兔林（南京中医药大学）
陈振江（湖北中医药大学）
陈建伟（南京中医药大学）
罗永明（江西中医药大学）
周长征（山东中医药大学）
周玖瑶（广州中医药大学）
郑里翔（江西中医药大学）
赵　骏（天津中医药大学）
胡昌江（成都中医药大学）
郭　力（成都中医药大学）
郭庆梅（山东中医药大学）
容　蓉（山东中医药大学）
巢建国（南京中医药大学）
康文艺（河南大学药学院）
傅超美（成都中医药大学）
彭　红（江西中医药大学）
董小萍（成都中医药大学）
蒋桂华（成都中医药大学）
韩　丽（成都中医药大学）
曾　南（成都中医药大学）
裴　瑾（成都中医药大学）

秘　书　长　王应泉
办　公　室　赵燕宜　浩云涛　何红梅　黄艳梅

本书编委会

主　　审　邵明立

主　　编　曾　渝　何　宁

副 主 编　江德元　罗兴洪　徐　文　张立明　谌立巍

编　　者（按章节顺序排名）

曾　渝（海南医学院）

江德元（国家食品药品监督管理总局）

何　宁（天津中医药大学）

张志国（天津中医药大学）

谌立巍（成都中医药大学）

罗兴洪（江苏先声药业有限公司）

杨俊斌（海南省食品药品监督管理局）

张立明（宁夏医科大学）

蒋　杰（暨南大学药学院）

刘佐仁（广东药学院）

胡奇志（贵阳中医学院）

刘文民（齐鲁制药〈海南〉有限公司）

郭　敏（齐鲁制药〈海南〉有限公司）

王一硕（河南中医学院）

高　岩（郑州大学药学院）

李维涅（海南医学院）

胡　明（四川大学药学院）

李果果（海南医学院）

金　华（天津中医药大学）

徐　文（山东中医药大学）

钟　丽（海南医学院）

邓伟生（黑龙江中医药大学）

出版说明

在国家大力推进医药卫生体制改革，健全公共安全体系，保障饮食用药安全的新形势下，为了更好地贯彻落实《国家中长期教育改革和发展规划纲要（2010－2020年)》和《国家药品安全"十二五"规划》，培养传承中医药文明，具备行业优势的复合型、创新型高等中医药院校药学类专业人才，在教育部、国家食品药品监督管理总局的领导下，中国医药科技出版社根据《教育部关于"十二五"普通高等教育本科教材建设的若干意见》，组织规划了全国普通高等中医药院校药学类"十二五"规划教材的建设。

为了做好本轮教材的建设工作，我社成立了"中国医药科技出版社高等医药教育教材工作专家委员会"，原卫生部副部长、国家食品药品监督管理局局长邵明立任主任委员，多位院士及专家任专家委员会委员。专家委员会根据前期全国范围调研的情况和各高等中医药院校的申报情况，结合国家最新药学标准要求，确定首轮建设科目，遴选各科主编，组建"全国普通高等中医药院校药学类'十二五'规划教材编写委员会"，全面指导和组织教材的建设，确保教材编写质量。

本轮教材建设，吸取了目前高等中医药教育发展成果，体现了涉药类学科的新进展、新方法、新标准；旨在构建具有行业特色、符合医药高等教育人才培养要求的教材建设模式，形成"政府指导、院校联办、出版社协办"的教材编写机制，最终打造我国普通高等中医药院校药学类核心教材、精品教材。

全套教材具有以下主要特点。

一、教材顺应当前教育改革形势，突出行业特色

教育改革，关键是更新教育理念，核心是改革人才培养体制，目的是提高人才培养水平。教材建设是高校教育的基础建设，发挥着提高人才培养质量的基础性作用。教育部《关于普通高等院校"十二五"规划教材建设的几点意见》中提出：教材建设以服务人才培养为目标，以提高教材质量为核心，以创新教材建设的体制机制为突破口，以实施教材精品战略、加强教材分类指导、完善教材评价选用制度为着力点。鼓励编写、出版适应不同类型高等学校教学需要的不同风格和特色的教材。而药学类高等教育的人才培养，有鲜明的行业特点，符合应用型人才培养的条件。编写具有行业特色的规划教材，有利于培养高素质应用型、复合型、创新型人才，是高等医药院校教学改革的体现，是贯彻落实《国家中长期教育改革和发展规划纲要（2010－2020年)》的体现。

二、教材编写树立精品意识，强化实践技能培养，体现中医药院校学科发展特色

本轮教材建设对课程体系进行科学设计，整体优化；根据新时期中医药教育改革现状，增加与高等中医药院校药学职业技能大赛配套的《中药传统技能》教材；结合药学应用型特点，同步编写与理论课配套的实验实训教材，独立建设《实验室安全与管理》教材。实现了基础学科与专业学科紧密衔接，主干课程与相关课程合理配置的目标；编写过程注重突出中医药院校特色，适当融入中医药文化及知识，满足21世纪复合型人才培养的需要。

参与教材编写的专家都以科学严谨的治学精神和认真负责的工作态度，以建设有特色的、教师易用、学生易学、教学互动、真正引领教学实践和改革的精品教材为目标，严把编写各个环节，确保教材建设精品质量。

三、坚持"三基五性三特定"的原则，与行业法规标准、执业标准有机结合

本套教材建设将应用型、复合型高等中医药院校药学类人才必需的基本知识、基本理论、基本技能作为教材建设的主体框架，将体现高等中医药教育教学所需的思想性、科学性、先进性、启发性、适用性作为教材建设灵魂，在教材内容上设立"要点导航、重点小结"模块对其加以明确；使"三基五性三特定"有机融合，相互渗透，贯穿教材编写始终。并且，设立"知识拓展、药师考点"等模块，和执业药师资格考试、新版《药品生产质量管理规范》（GMP）、《药品经营管理质量规范》（GSP）紧密衔接，避免理论与实践脱节，教学与实际工作脱节。

四、创新教材呈现形式，促进高等中医药院校药学教育学习资源数字化

本轮教材建设注重数字多媒体技术，相关教材陆续建设课程网络资源，藉此实现教材富媒体化，促进高等中医药院校药学教育学习资源数字化，帮助院校及任课教师在MOOCs时代进行的教学改革，提高学生学习效果。前期建设中配有课件的科目可到中国医药科技出版社官网（www.cmstp.com）下载。

本套教材编写得到了教育部、国家食品药品监督管理总局和中国医药科技出版社全国高等医药教育教材工作专家委员会的相关领导、专家的大力支持和指导；得到了全国高等医药院校、部分医药企业、科研机构专家和教师的支持和积极参与，谨此，表示衷心的感谢！希望以教材建设为核心，为高等医药院校搭建长期的教学交流平台，对医药人才培养和教育教学改革产生积极的推动作用。同时精品教材的建设工作漫长而艰巨，希望各院校师生在教学过程中，及时提出宝贵的意见和建议，以便不断修订完善，更好地为药学教育事业发展和保障人民用药安全服务！

中国医药科技出版社

2014年7月

序 言
XU YAN

药品安全关系公众健康，事关民生和社会和谐。我国政府高度重视药品安全，最近，又把药品安全提升到了战略高度，已成为国家治理体系和治理能力建设的重要内容和国家公共安全体系的重要组成部分。药事管理的核心是保证药品安全，是国家通过立法，政府通过施行相关法律，制定并施行相关法规、规章，对药事活动施行的管理，是国家保证公众用药安全的有效手段。在新的历史阶段，保证药品安全迫切需要药事管理人才。高等中医药院校作为培养输送药事管理人才的重要平台，必须努力培养出基础知识牢、综合素质高、创新能力强、国际视野宽的药事管理人才，更好地服务于药品安全。

教材是学习知识的重要载体，编写实用性的教材是提高教学效果和教学质量的一项重要的基础性工作。高水平的教材，对于帮助广大高等中医药院校学生成为具有良好职业道德、专业素质和实际操作能力的药事管理人才十分重要。这本由中国医药科技出版社组织编写的教材，是全国普通高等中医药院校"十二五"规划教材。该教材紧紧围绕当代我国药品安全的形势和任务，以培养优秀药事管理人才为目标，精心选择教学内容，充分体现并代表了当代中国药事管理特色。该教材的出版，必将对促进高水平的医药人才培养起到积极作用。

本教材的特点在于紧扣国家现行药品监督管理的法律法规，结合我国药品监管的实践，注意吸收国外先进的药事管理知识，合理构建药事管理学科体系框架，力求适应全国高等中医药院校开设《药事管理学》课程的需要，体现中医药专业特色和与时俱进的时代要求。

由于各方面的因素，本教材还有诸多需要改进和完善之处，需在实践中继续汲取各方面的意见和建议，不断总结、完善和提高，更好地服务于药品安全监管的发展。希望广大高等中医药院校的同学们与我们一起认真学习，努力成为我国药事管理优秀人才，构建我国用药安全更加美好的明天！

2014 年 6 月

前 言

药事管理作为一门学科在我国已经历了 20 年多年的发展历程，随着学科研究的不断深入和学科内容的不断丰富，药事管理学也日趋成熟，对药学实践活动发挥着日益重要的指导作用。

按我国现行的学科划分，药事管理学属于药学学科的分支，是教育部规定的高等药学教育的专业课程；同时，在我国执业药师资格考试中，"药事管理与法规"独占四大考试科目之一；另外，国家对药品生产、经营企业和医疗机构药剂科具有高级技术职称的专业人员执业药师资格认定时，"药事管理与法规"是唯一需要考核的内容。

药事管理学作为一门应用学科，是药学科学与社会科学相互交叉、渗透而形成的交叉学科，它运用管理学、法学、经济学、社会学等学科的原理和方法研究药学事业各种实践活动及其基本规律。通过本课程的学习，可以使学生了解药事活动的主要环节、内容及其基本规律，掌握我国药品管理的法律、法规和基本政策，熟悉药事管理的体制及组织机构，具备药品研制、生产、经营、使用等方面的管理和监督的能力，并能在实践中运用相关理论和知识，分析和解决实际问题，同时，为学生参加执业药师资格考试奠定基础。

本书在编写上注重药事管理的学科特点，以《中华人民共和国药品管理法》为主线，以药品监督管理为核心，并参照我国执业药师资格考试《药事管理与法规》考试大纲的要求，共分为十四章内容。在编写形式上，在每章之前设"要点导航"，给学生指引每章的学习重点，同时每章设"案例分析"、"知识拓展"帮助学生更深入地理解和运用相关知识。另外，本书的另一个编写特点是"执业药师考点"的编排，即将在与执业药师资格考试内容相关的章节中对执业药师考点予以提示，使本书更具有实用性和可读性。因此，本书既可以作为中药学、药学及相关专业的本科生教材，也可以作为研究生及各类药事管理工作者的参考书和执业药师考试的辅助用书。

本教材编写分工为：第一章曾渝、江德元，第二章何宁、张志国，第三章谌立巍、罗兴洪、杨俊斌，第四章张立明，第五章蒋杰、刘佐仁，第六章胡奇志、刘文民、郭敏，第七章王一硕、高岩，第八章李维涅，第九章胡明，第十章李果果，第十一章金华，第十二章徐文，第十三章钟丽，第十四章邓伟生。

本书是在广泛参阅国内外相关著作、教材和文献的基础上编写而成的，并对有关内容进行了适当的扩充。由于编者水平所限，加之编写时间仓促，教材中难免存在疏漏和不妥之处，恳请各位读者批评指正。

编者
2014 年 6 月

目 录

第一章 绪 论

要点导航

掌握：药事管理的概念与目标；药事管理学的定义。

熟悉：药事的概念；药事管理的重要性；药事管理学科的研究内容。

了解：药事管理学科的形成与发展；药事管理的发展趋势；药事管理学的研究方法。

第一节 药事管理概述

一、药事与药事管理的概念

（一）药事

医药是人类一定历史阶段的产物，其孕育、形成与发展已有数千年的历史，与社会政治、经济、文化、科技等的发展进步密切相关。中国历史典籍记载，早在神农氏时代就有了医药方面的描述。据《淮南子·修务训》所载："神农尝百草之滋味，水泉之甘苦，令民知所避就，当此之时，一日而遇七十毒。"《史记·补三皇本纪》总结为"神农氏……始尝百草，始有医药"。

"药事"一词也源于我国古代医药管理用语。据《册府元龟》中记载："北齐门下省，统尚药局，有典御二人，侍御师二人，尚药监四人，总御药之事。"北周设有"主药"6人，主管药物事宜。由此可见，早在南北朝时期（公元420年~公元589年），医药管理已有明确的分工，设有专职人员掌管药事工作。随着社会的变迁和药学事业的进步，"药事"的含义也在不断变化。

19世纪，"药事"一词成为日本药品管理的法律用语。1948年日本的《药事法》中，将药事定义为"与医药品、用具及化妆品的制造、调剂、销售、配方相关的事项"。

本教材将"药事"定义为：药事泛指一切与药品研发、生产、流通、使用、监督管理等有关的一系列事项与活动，是由与药学相关的若干个部门及其活动所构成的一个完整系统。其中，药学相关部门主要包括药品研发、药品生产、药品经营、药品使用、药品监督管理和药学教育等部门，其活动主要围绕药品领域的研发、生产、流通和使用四个环节展开。药学相关部门及其活动的最终目标是为人类防治疾病提供质量安全有效的药品，促进合理用药，保障公众健康。

（二）药事管理

1. 起源与发展　美国药学教育中的"药事管理"（Pharmacy Administration）一词最早出现在 1950 年。1915 年 8 月，美国药房委员会协会（National Association of Boards of Pharmacy，简称 NABP）与美国药学教师学会（American Conference of Pharmaceutical Faculties，简称 ACPF）联合组建了关于药学考试的专业委员会。1916 年，药学考试专业委员会分化为六个部门，"商业药学与法学"是其中的一个部门，标志着商业药学的地位得到正式确立。商业药学是药事管理学的前身，研究内容和授课内容仅限于与药师密切相关的药房工作实践。1928 年，商业药学与法学分委员会改名为药物经济学分委会。1938 年，《联邦食品、药品和化妆品法》通过，药师的法律意识随之增强。同年召开的药物经济学分委会年会的调查问卷中首次使用"药事管理"一词来表示教师们对"管理"的理解。1950 年，ACPF 将所有专业认可文件中有关药物经济学和药物管理学的称谓统一改为药事管理学。

"Pharmacy Administration"在我国曾被译为"药房管理"、"药学行政"、"药政"等，1985 年，华西医科大学药学院首次将其译为"药事管理"，并成立了药事管理教研室，正式给药学各专业本科生开设《药事管理学》必修课程。1986 年中国药学会成立药事管理学分会。1987 年国家教育部将"药事管理"列入药学专科必修课，同年《中国药事》杂志发行。1988 年原卫生部药政局组织编写的《药事管理学》出版，1989 年原卫生部颁布的《医院药剂管理办法》规定医院需成立药事管理委员会。由此，自 1985 年以来，"药事管理"在我国得到广泛的认可与应用。

2. 药事管理的概念　"药事管理"的概念与"药事"和"管理"这两个概念紧密相关。目前关于药事管理尚无统一和公认的定义，较具代表性的定义是：药事管理是指对药学事业的综合管理，是运用管理科学的基本原理和研究方法对药学事业各部分的活动进行研究，总结其管理活动规律，并用以指导药学事业健康发展的社会活动，是人类管理活动的一部分。

药事管理有宏观和微观之分。宏观的药事管理是指国家对药品及与药品相关事务的管理，国家通过制定、颁布政策法规、管理办法和文件、药品标准等，要求各药学相关部门执行；通过加强对药品的研发、生产、流通和使用等环节的管理，保证公民用药安全、有效、经济、适当；并通过监督检查对违法者进行处罚等手段来加强管理。微观的药事管理是指各药学相关部门内部的管理，包括人员管理、财务管理、物资设备管理、药品质量管理、技术管理、药学信息管理、药学服务管理等工作。

3. 药事管理的目标　药品从无到有、直到作用于人体主要经历四大环节，即研究开发、生产、流通和使用，每个环节依次作为其下一个环节的条件和基础，每个环节都是既相互作用、相互影响又相对独立的子系统，共同构成药事管理系统。药事管理是对上述四个环节的全面系统性管理，因此，药事管理的目标应该涵盖各个子系统的目标。

我国药事管理的最高目标和根本任务是保证公众用药安全、有效、合理，保护和促进公众健康。这就要求不仅要实现药品自身的安全性、有效性、经济性和合理性；还必须确保使用环节分系统目标的实现，即保证用药的安全、有效、经济、适当。此外，在总目标中并没有直接提及质量稳定、可靠、均一性以及价格合理、可及性、可获得性等常见的重要因素，其原因在于药品质量的稳定、可靠、均一是实现安全性、有效性的必然要求，而价格合理、可及性及可获得性是实现经济性和适当性的必然结果。

二、药事管理的重要性

（一）建立基本医疗卫生制度，提高全民健康水平

建立基本医疗卫生制度的目标是让人人享有基本医疗卫生服务。药品供应保障体系是基本医疗卫生制度的组成部分，享有基本医疗卫生服务的公平性问题以及有效控制医疗费用的问题都涉及药品研发、生产、流通和使用的相关政策与具体管理措施。建设药品供应保障体系的重点之一是建立国家基本药物制度，包括制定基本药物目录，对国家基本药物实行招标，定点生产、集中采购和统一配送，保证公众的基本用药等各个方面。这都需要加强药事管理，建立全面系统的药品管理体系。

（二）保证公众用药安全有效

管理的目的是为了实现组织目标。药品是全球公认的特殊商品，世界各国都对其施行比一般商品更加严格的管理。20世纪以来，各国普遍进行药事管理立法，制定了一系列药事法律法规。药事管理是依法管药，其目的就是为了保证人们用药安全、有效、经济、适当，维护公众的身心健康。

（三）增强我国医药经济在全球的竞争力

制药工业始于19世纪，新药的不断发现与规模化的药品生产，大大降低了许多危害人类健康的疾病的发病率及危害性，有力地促进了医学发展。新药研发带来的高额经济效益和持续快速发展，使其成为各国经济领域的重要组成部分，国际药品贸易也一直是竞争激烈的市场。20世纪中后期以来，国际医药经济的竞争逐渐成为医药卫生服务及药事管理的竞争；质量与新药的竞争也逐渐转移为质量管理的竞争、新药的质量和药学服务的竞争、药业道德秩序的竞争。随着全球医药产业格局的不断变化，我国医药企业面临越来越多参与国际竞争的新机遇和新挑战，这给我国的药事管理提出了更高的要求，即不仅要有与国际接轨的药事管理法律法规，还要有更多样化更先进的技术管理手段等。

案例 1-1

"欣弗"事件

"欣弗"，是由安徽一家企业生产的克林霉素磷酸酯葡萄糖注射液。2006年，在广西、浙江、山东等地也相继出现了使用此药所引发的严重不良反应病例。经查，该公司2006年6月至7月生产的克林霉素磷酸酯葡萄糖注射液未按批准的工艺参数灭菌，降低了灭菌温度，缩短了灭菌时间，增加了灭菌柜装载量，影响了灭菌效果。经对相关样品进行检验，结果表明，无菌检查和热原检查均不符合规定。

药品是特殊商品，确保药品质量合格，是企业最基本的职业底线，也是企业的安身立命之本。质量上一个小小的疏漏，很可能会给患者带来致命的伤害。只有一贯保持药品质量的企业，才会被市场所接受，被患者所信任。

第二节 药事管理学科及其发展

一、药事管理学科的定义和性质

（一）药事管理学科的定义

药事管理学是研究药学事业各部分活动及其管理的基本规律和一般方法的科学，是应用管理学、社会学、经济学、法学、行为科学等学科的原理和方法总结药事管理活动的规律，指导药学事业健康发展的科学。

（二）药事管理学科的性质

药事管理学是药学的二级学科，但同时也具有社会科学性质。它的教育与研究除了扎根于药学及其分支学科之外，更集中于社会学、法学、经济学、管理学和心理学等社会科学，全面体现了药品研制、生产、经营、使用、价格、信息等诸多管理与实践。

1. 药事管理学是一门交叉学科 药事管理学是药学与社会科学（管理学、社会学、法学、经济学）交叉渗透而形成的边缘学科，涵盖了药学、管理学、社会学、法学、经济学、心理学等学科的理论和知识，是一门交叉学科。

2. 药事管理学是药学的一个分支学科 药事管理学是药学科学与药学实践的重要组成部分，其运用社会科学的原理和方法研究现代药学事业各部门活动及其管理，探讨药学事业科学管理的规律，促进药学事业的发展，因而是药学学科的一个分支学科。

3. 药事管理学具有社会科学的性质 药事管理学主要探讨与药事有关的人们的行为和社会现象，研究对象是药事活动中的管理组织、管理对象的活动、行为规范以及他们之间的相互关系。因此，药事管理学具有社会科学的性质。

二、我国药事管理学科的形成与发展

（一）我国药事管理学科的形成

我国开设药事管理学始于 20 世纪 30 年代。当时，部分高等药学院系中开设了"药物管理法及药学伦理"、"药房管理"等课程。新中国成立后，1954 年高教部颁布的药学教学计划中，将"药事组织"列为必修课程和生产实习内容。1956 年各药学院校正式成立了药事组织学教研室，开设药事组织学，最高达 136 学时，后改为 54 学时。但"文革"期间各高等药学院校停开此类课程。1980 年，原卫生部药政管理局举办了全国药政干部进修班，正式开设"药事管理"课程。1984 年《药品管理法》颁布后，药事管理学科的发展再度引起广泛重视。从 1985 年秋季开始，华西医科大学给药学、药化专业学生开设了必修课程《药事管理学》，第二军医大学药学院、北京医科大学药学院、西安医科大学药学院也将该课列为必修课程。1987 年，原国家教委将药事管理学列为药学专业的必修课程，并定为该专业的一门主要课程，制订了课程基本要求。1993 年，吴蓬教授主编的规划教材《药事管理学》出版使用，至 2001 年，我国高等药学院（系）普遍开设了药事管理学课程。

（二）我国药事管理学科的发展

近年来，药事管理学科在我国有了较大的发展，取得的成绩主要表现在：

（1）《药事管理学》被国家教育部门列为药学专业的主干课程，从政策上保证了该学科的发展。目前，各高等医药院校均将其列为必修课程。同时，药事管理学系列课程得到了发展。除药事管理课程外，一些高校还为本科生、研究生开设了药事管理学系列课程，如《药学史》、《药品质量管理与监督》、《医院药事管理》、《药品生产经营质量管理》、《药品市场学》、《新药开发管理》、《药事法规》、《药品生产企业管理》、《药物经济学》等。2005 年，四川大学《药事管理学》课程被评为药事管理学科国内首个省级精品课程；2008 年，中国药科大学的《药事法规》被评为药事管理专业首个国家级精品课程。

（2）部分院校指导本科生进行药事管理毕业论文设计，在生产实习中也列入药事管理的内容。

（3）药事管理学教材建设有了较快的发展，供各层次学生使用的药事管理学教材的出版，保证了药事管理教学的需要。

（4）部分院校成立了药事管理学教研室，建立了一支结构较为合理的师资队伍。

（5）中国药科大学、沈阳药科大学等多所高校招收培养药事管理学专业的本科生和药事管理学研究方向的研究生。2005 年，中国药科大学开始招收药事管理专业本科生。1982 年，第二军医大学张紫洞教授开始在药学专业下招收药物情报学方向的硕士研究生。20 世纪 90 年代初，经国务院学位委员会学科评议组评议，批准原华西医科大学在药剂学专业下正式招收药事管理学硕士研究生。之后，华西医科大学、中国药科大学、沈阳药科大学、西安医科大学先后开始招收培养药事管理学方向研究生。2000年，经批准沈阳药科大学成为我国历史上第一个获得药学专业药事管理学方向博士研究生招生资格的大学，该校客座导师苏怀德教授成为我国历史上第一个药事管理学方向的博士研究生导师。2002 年，经教育部批准，中国药科大学首次在药学一级学科下设置了社会与管理药学博士专业，之后，沈阳药科大学、四川大学、天津大学先后设置了药学管理学博士专业。2005 年，中国药科大学获准设立药物经济学博士专业。

（6）成立了学术团体，中国药学会和部分省级药学会组建了药事管理专业委员会，全国高等药学院校也成立了药事管理学科发展协作组。1986 年 10 月，中国药学会成了药事管理分科学会，1992 年后改称药事管理专业委员会，部分省级学会也组建了药事管理专业委员会，吸引了大量的药事管理干部、药学技术人员和教师参加药事管理学科的活动。1994 年 11 月，全国高等药学院校成立了药事管理学科发展协作组，1996年，中国医院管理协会成立了药事管理委员会，也开展了多次学科交流会，并承担了政府部门交办的工作。

（7）创办了《中国药事》等药事管理学杂志，其他一些药学期刊如《中国药房》、《中国药师》也专门开辟了药事管理栏目，为学科交流提供了园地。

（8）国家执业药师资格考试将"药事管理与法规"列为必考科目。执业药师资格制度的实施，使执业药师系统地学习了药事管理和药事法规的内容。经过学习、培训、考试、注册和继续教育，他们熟悉了药事管理的知识，掌握、熟悉了药学专业法律、法规，强化了依法生产、经营药品，保证药品质量的意识和能力。

（9）药事管理科研工作正在健康发展。药事管理科研工作者们申报、主持了省、部级研究课题，发表了大量的学术论文，出版了一批药事管理学专著。

三、药事管理学科的任务和研究内容

（一）药事管理学科的任务

药事管理学科的任务是促进医药学事业的发展，保证公众用药安全、有效、经济、合理，为保护公众健康做出贡献。药事管理学研究的最终目的，是通过对医药学领域各种社会、经济现象的探讨，剖析其影响因素，揭示其内在规律和发展趋势，从而为发展医药学事业提供理论依据和对策建议。

（二）药事管理学科的研究内容

1. 药品监督管理 即研究药品的特殊性及其管理的方法，制定药品质量标准，制定影响药品质量标准的工作标准、制度，制定国家药物政策、基本药物目录，实施药品分类管理制度，药品不良反应监测报告制度，药品质量公报制度，对上市药品进行再评价，提出整顿与淘汰的药品品种，并对药品质量监督、检验进行研究。

2. 药事组织管理 即运用社会科学的理论，进行分析、比较、设计和建立完善的药事组织机构及制度，优化职能配备，减少行业、部门之间重叠的职责设置，提高管理水平。

3. 药学技术人员管理 即研究药师管理的制度、办法，通过立法的手段实施药师管理事务。

4. 药品注册管理 即研究新药的分类、药物临床前研究质量管理、临床研究质量管理及其申报、审批进行规范化、科学化的管理，制定实施管理规范，如 GLP、GCP，建立公平、合理、高效的评审机制，提高我国上市药品在国际市场的竞争力。

5. 药品管理立法 即研究如何根据社会和药学事业的发展，为确保公众用药安全、有效，对不适应社会需求的或过时的法律、法规、规章适时修订。

6. 药品知识产权保护 即研究如何对药品领域的发明创造进行法律保护，涉及药品的注册商标保护、专利保护、中药品种保护等内容。

7. 药品信息管理 即主要研究国家对药品信息的监督管理，包括药品说明书和标签的管理，药品广告管理，互联网药品信息服务管理。

8. 药品生产、经营管理 即运用管理科学的原理和方法，研究国家对药品生产、经营企业的管理和药品企业自身的科学管理，研究制定科学的管理规范，如 GMP、GSP，指导企业生产、经营活动等。

9. 医疗机构药事管理 即研究医疗机构药事管理组织机构、药学专业技术人员配置与管理、调剂和处方管理、制剂管理、药品供应与管理、药物临床应用管理等。

10. 中药管理 即研究如何根据中药的特点对中药进行管理，包括中药品种保护、野生药材资源保护、中药材生产质量管理等内容。

案例 1-2

"反应停"事件

"反应停"是在 1953 年由一家德国公司作为抗生素合成。上世纪 60 年代前后，至少 15 个国家的医生都在使用这种药治疗妇女妊娠反应。但服用过此药的孕妇生产出了被称为"海豹肢畸形"的婴儿。经过进一步披露，人们才发现，这起丑闻的产生是因

为在"反应停"出售之前，有关机构并未仔细核验其可能产生的副作用。

"反应停"致畸事件是药物上市前审批制度不完善的产物，由于厂商急功近利，使全世界诞生了约 1.2 万名畸形儿。这一悲剧增强了人们对药物毒副作用的警觉，也完善了现代药物的审批制度。

第三节 药事管理学的研究方法

药事管理学研究中可以采用的研究方法主要有文献研究法、调查研究法、实验研究法、实地研究法。

一、文献研究法

文献研究法是指通过查阅、收集有关药事管理的科研文献资料，获取所需信息、知识、数据和观点的研究方法。文献是记录信息和知识的载体，文献信息是从事药事管理学学习的基础，只有掌握了大量的文献信息，不断增长学识，才能更好地进行药事管理学的学习。

药事管理学文献信息收集途径较多，可通过查询相关图书、进行网络检索等取得相应的信息，但所得到的信息，往往需要研究者进行二次加工才能更好地为研究服务。

文献研究法的优点在于：适用于研究不可能或不方便直接接触的研究对象，尤其适用于研究药事管理活动发展趋势一类的问题，另外，文献研究法所需费用低、时间短。文献研究如果资料不够充分或不可靠，可以继续查阅或重新分析。

文献研究法的缺点是：获得的文献不一定能满足研究者的需要，文献资料受一定历史阶段的限制，有的评价结论不一定再适用于现在的情况，因为环境已经发生改变。

二、调查研究法

药事管理学的调查研究法主要采用抽样调查法，即从总体中抽取一定数量的样本，根据样本特征推断总体特征的调查方法，主要适用于描述性、解释性或探索性研究。在调查研究法中，问卷往往是不可或缺的研究工具，问卷设计是技术性、专业性很强的工作，设计的样式、问题的方式和难易程度以及题目的顺序等都直接影响到调查的成功与否。

在实施调查研究时，可采用灵活的调查方式，如留置问卷调查、邮寄问卷调查、集中填答问卷、当面访谈填答问卷，电话访问填答问卷等。每种方法都有其各自的优缺点。

三、实验研究法

在药事管理学研究中，实验研究法适用于具有严密、准确的概念和假设的研究，特别适用于解释药事管理学问题的研究，而不适用于描述性研究。

实验研究方法在研究现场中进行，资料搜集与研究过程同步，它对研究环境实行一定的控制或加入一些刺激因素，因此实验不仅可以依据原因去预测结果，而且还可以通过控制原因去发现预期的结果。

实验研究方法有其自身的优势，例如可直接确定因果关系或相关关系，可避免大规模施行某项措施造成的损失，易于反复实验，对实验过程的控制力强等，因此，在药事管理学研究中可用于政策推行之前的小规模测试，在微观药事管理学研究中也可应用，例如测试某种新管理方法、工具的有效性等，但实验过程中主观因素的影响有时很难消除。

四、实地研究法

实地研究法是指研究者直接深入到药事管理活动中，采用观察、访问等方法去收集基本信息或原始资料，然后依靠研究者本人的理解得出一般性结论的方法。

实地研究法的主要特点是研究者作为真实的成员和药事活动参与者参与到药事活动或事件之中。通过尽可能全面的、直接的观察和访谈，收集具体、详细的定性资料，依靠研究者的主观感受来理解其所得到的资料，并在归纳、概括的基础上建立起对这些现象的理论解释。

实地研究法的主要优点是得到的信息效率较高，是被访者真实的态度和情感流露。另外，实地研究方式灵活，操作程序不繁琐，适合研究复杂的药事活动或事件，特别适合为解决某一微观药事管理活动的具体问题而进行的研究。

实地研究法的主要缺点是分析方法只能采用定性分析方法，缺乏对研究结果的准确描述。观察方法的主观性比较强，实地研究过程中容易受到各种外界因素的干扰，有可能中断研究。

第四节　我国药事管理的发展趋势

一、药事管理的法定性将不断提高

随着经济全球化步伐的加快，国外许多药品管理界的学者已提出各国药品管理协调的思想。药品管理的国际协调必然要求药事法规的国际协调，所以国际协调是药事法规的发展趋势。

同时，药事法规的相当一部分内容是技术规范的法律化，其调节对象主要是药品。而药品是高科技产品，一方面，健康需求与医疗质量的提供将促使国家药品标准将越来越高；另一方面，生物技术、基因工程等新技术的出现与发展将会带来许多新的管理问题，将对传统的管理理念产生冲击，进而影响药事法规。因此未来的药事法规将会有越来越多的内容涉及上述问题，药事法规的技术性将越来越强。

因此，综观国内外药事法规，主要有两大宗旨：一是保证药品安全有效，维护公众健康；二是促进医药产业的快速健康发展。这两个组成部分的协调发展将成为国际药事法规的未来发展趋势。

知识链接

药品标准是用以检测药品质量是否达到用药要求并衡量其质量是否稳定、均一的依据，也是药品安全的重要保障。国家药品标准，是指国家为保证药品质量所制定的质量指标、检验方法以及生产工艺等的技术要求，包括国家食品药品监督管理总局颁布的《中华人民共和国药典》、药品注册标准和其他药品标准。国家药品标准是药品质量在法定标准上的客观反映，体现了一个国家的药品质量控制水平，更是国家对药品质量行使监督管理的重要依据。

二、药品监管体系逐步完善，监管人员职业素质提升

自国家药品监督管理局成立以来，药品监管部门在体系构建和体制建设方面取得较快发展。我国正在不断探索完善药品监督管理体系，有序的组织结构、明确的部门职责、切实的保障机制将有利于提高药品监管的效率和水平。

药品监管人员的素质直接决定着监管的效率和水平，提升监管人员的职业素质和执法水平是保证药品安全的关键。药品监管人员培训是保持和提高监管队伍素质的重要途径，因此，药品监管机构的专业性，也体现在监管机构要配备相关领域的专业人员，从而保证监管工作的准确执行。建立和完善药品监管系统教育培训体系，完善从业人员的相关法律法规至关重要。

三、借鉴国际先进管理手段与经验，提高我国药事管理效率

借鉴发达国家药品上市后监管的经验与方法，完善我国药品上市后监管和预警机制。如新加坡的药品上市后监管，包括"产品供应链完整性监测"以及"药师远程用药指导系统"等，能够将上市后监管最大程度地变被动为主动，提高监管效能。此外，药物警戒是保障患者用药安全的重要方式。2013年亚太经济合作组织协调中心药物警戒工作组研讨会首次召开，要求提高各国（地区）政府对药物警戒的重视程度，2020年达到"沟通协调、求真务实"的药物警戒管理目标。

四、管理与实践的结合将更加深入与具体

药事管理学是综合了社会学、经济学、法学和管理学等不同学科，具有综合性的一门学科，然而药事管理离不开实践。许多药事管理的重要法律法规、制度措施等，都是从事药事管理活动的药师、管理人员等在总结实践经验的基础上提出和完善的。随着药物非临床研究质量管理规范（GLP）、药物临床试验质量管理规范（GCP）、药品生产质量管理规范（GMP）、药品经营质量管理规范（GSP）、医疗机构药事管理规定等法律法规的出台，将药事管理的理论、法律法规与相关政策等与药事管理实践更加紧密地结合在一起。法律法规的制定为药事管理活动实践提供了指导原则与要求，而药事管理实践则为法律法规的完善提供了丰富而生动的素材。随着药事管理法制化程度的不断提高，其严谨性也将越来越高，要求将越来越具体，因此与实践的结合也将随之更加深入。

五、执业药师与临床药师队伍将不断壮大

随着公众对合理用药的要求越来越高，药师在整个用药过程中的地位和作用也越来越重要。近年来，国内外药学有了较大的发展，逐步从过去单一的药品供应模式中

脱颖而出，向技术服务型拓展，实现药学服务，对药师提出了更高的要求。

当前我国执业药师数量仍然不足，与发达国家相比，我国每万人口拥有的执业药师总量还比较低。国务院 2012 年颁发的《国家药品安全"十二五"规划》进一步提出完善执业药师制度，严格执业药师准入。

2011 年 1 月我国印发了《医疗机构药事管理规定》，进一步丰富了医院药事管理的内涵。其中，明确提出了"临床治疗团队"的概念，规定了医疗机构应当配备临床药师的数量，以及医疗机构临床药师的工作职责。随着医学的发展，临床专业分工越来越细，临床医生的工作重点更趋向于疾病的诊断，而疾病的治疗趋向于依靠临床治疗团队、各专业分工负责、紧密配合的模式发展。药师的工作也由传统保障药品供应转变到"以病人为中心"，参与临床药物治疗，监测药物不良反应，促进合理用药为主的工作中。临床药师职责的转变，将促使医院药学以临床药学为核心发展，而临床药师全面参与临床用药将是医院临床药物治疗的发展方向。

由此，加强药师队伍的建设与管理，维护药师的合法权益，增强药师的法律、道德和专业素质，提高药师的执业能力，保证药品质量和药学服务质量，促进合理用药成为我国药师人才队伍建设与发展的目标。

◢ 思考题 ◣

1. 怎样理解药事管理的重要性？
2. 药事管理学是一门什么样的学科，具有什么特点？
3. 药事管理学科的研究内容包括哪些？
4. 药事管理未来的主要发展趋势是什么？

（曾　渝、江德元）

第二章 ▶ 药品管理法律

要点导航

1. 掌握：药品的概念与特征，《药品管理法》及《药品管理法实施条例》的主要内容。
2. 熟悉：药品的分类，药品管理法的概念，我国药品管理法律体系的框架。
3. 了解：药品管理法的渊源，药品管理法律体系的概念与特征。

药品是人类防治疾病的特殊商品，其质量关系到人体健康和生命安全。用法律手段对药品实施严格的监督与管理，是世界上大多数国家普遍的做法。建立健全药品管理法律制度，是国家实现对药品的监督管理，确保药品质量，保障居民用药安全和身体健康的重要措施。

第一节 概　述

一、药品的概念及特征

（一）药品的定义

根据《中华人民共和国药品管理法》（以下简称《药品管理法》）的规定，药品是指用于预防、治疗、诊断人的疾病，有目的地调节人的生理机能并规定有适应证或者功能主治、用法和用量的物质，包括中药材、中药饮片、中成药、化学原料药及其制剂、抗生素、生化药品、放射性药品、血清、疫苗、血液制品和诊断药品等。

药品的定义在我国有如下基本点：

首先，在我国药品的概念仅指人用药品，非用于人类疾病的药品如农药和兽药，不属于药品的范畴，不属于《药品管理法》调整的范围。

其次，药品的使用目的与使用方法有严格的限定，即药品的使用必须遵照医嘱或说明书，按照一定方法和数量使用才能达到预防、诊断或治疗人的疾病的目的，从而使药品与食品、保健品相区别。

最后，药品既包括传统药（中药材、中药饮片、中成药）与现代药，也包括药品制剂及原料药（化学原料药、中药材），虽然原料药并不是直接使用的药品，但也作为药品管理。

（二）药品的分类

根据不同的分类标准，药品可分为多种类别。从药品管理的角度可以将药品作以下分类。

1. 根据药物的起源和指导理论，分为现代药和传统药 现代药是指用化学、生物学等现代科学技术手段发现或获得，并按照现代医学、药学理论防治疾病的药品，包括指化学药品、抗生素、生化药品、放射性药品、血清、疫苗、血液制品等。

传统药是指在传统医学、药学理论指导下防治疾病的物质，如我国的中药、蒙药、藏药等，主要包括动物药、植物药和矿物药等。

2. 根据购买与使用是否凭医师处方，分为处方药和非处方药 处方药是指必须凭执业医师或执业助理医师处方方可购买、调配和使用的药品。

非处方药是指由国务院药品监督管理部门公布，不需要执业医师或执业助理医师处方，消费者可自行判断、购买和使用的药品。非处方药由于安全性不同，又被分为甲、乙两类进行管理。

3. 根据药物的创新程度，分为新药和仿制药 新药是指未曾在中国境内上市销售的药品。已上市药品改变剂型、改变给药途径、增加新适应证的，按新药管理。

仿制药是指仿制国家已批准上市并收载于国家药品标准的药品品种。

4. 根据审批机关和使用范围，分为上市药品和医疗机构制剂 上市药品是指经国务院药品监督管理部门审查批准，并发给药品生产（或试生产）批准文号或者进口药品注册证书的药品，可在市场上销售。

医疗机构制剂是指医疗机构根据本单位临床需要经批准而配制、自用的固定处方制剂，其由省级药品监督管理部门审查批准，发给医疗机构制剂批准文号，仅限本医疗机构使用。

5. 根据药品在管理中的地位，分为国家基本药物、基本医疗保险目录药品和国家储备药品 国家基本药物是指国家药品监督管理部门从临床应用的各类药物中，经过科学评价而遴选出的、供临床首选、公众可公平获得的药物，一般按零差率销售，100% 报销。

基本医疗保险目录药品是指列入《基本医疗保险药品目录》的药品。该目录由国家劳动和社会保障部组织制定并发布，分为甲类目录药品和乙类目录药品。甲类目录药品是临床治疗必需、使用广泛、疗效好，同类药品中价格低的药品，它由国家统一制定，各地不得调整，甲类医保目录一般按 100% 报销；乙类目录药品是可供临床治疗选择使用、疗效好，比甲类目录中的同类药品价格略高的药品，它由国家制定，各地（省、自治区、直辖市）可适当（一般是 15%）调整，乙类目录中的药品按一定比例报销。

国家储备药品是指在中央统一政策、统一规划、统一组织实施的原则下，为确保发生灾情、疫情及突发事件时药品、医疗器械的供应，由承担储备任务的企业按照医药储备管理部门下达的计划进行储备的药品，一般由国家财务购买，免费提供给患者使用。

6. 根据管理的严格程度，分为特殊管理药品和一般管理药品 特殊管理药品是指国家采取有别于其他药品管理而实行更加严格管理的药品，我国《药品管理法》规定，国家对麻醉药品、精神药品、医疗用毒性药品、放射性药品实行特殊管理。实践中，对戒毒药品、兴奋剂、药品类易制毒化学品等也采取较为严格的管理措施。

一般管理药品是指除特殊管理药品以外国家对其采取一般管理措施的药品。

（三）药品的特征

药品的特征表现在质量特征和商品特征两方面。

1. 药品的商品特征 药品和其他商品一样，通过交换渠道进入消费领域，具有商品的一般属性。但是由于药品直接关系着人的身体健康和生命安危，因而与一般商品相比，药品又具有其自身的特殊性。

（1）生命关联性 药品与其他消费品相比，其使用价值的不同之处就在于其与人的生命健康密切相关，人们使用药品的目的就在于防治疾病，恢复健康。

（2）作用双重性 药品既可以防病治病，又存在不同程度的毒副作用而危害人身安全。如果药品使用合理、管理得当，就能达到治病救人、保护健康的目的；如果使用不合理、管理失当，则可能影响人体健康甚至危及生命。

（3）专业技术性 一方面，药品质量是否合格只有药学专业技术人员依靠其药学专业知识进行判断，对于药品内在质量，还需要借助于专门的检验方法和检验仪器来判断；另一方面，药品能否正确合理的使用，一般也必须依靠具有专门医学、药学专业知识的执业医师、执业药师指导。

（4）缺乏需求价格弹性 对于患病人群来说，药品属于必需品，为了治疗疾病、恢复健康、维持生命，患者不会因为药品价格的上涨而减少、停止购买或使用药品；对于健康人群来说，药品是无用之物，他们不会因为药品价格的降低而购买、使用药品，药品的需求受价格的影响较小或不明显。

（5）公共福利性 作为商品，药品流通遵循价值规律的基本原则，但在社会发生灾情、疫情、战争等紧急需要药品的特殊情况，药品又具有非商品提供的社会福利性。同时，国家推行基本药物政策、对基本医疗保险中的药品实行政府定价、对药品广告进行审查管理等，旨在通过宏观调控和监督管理，保证人们的用药需求和合法权益，也是药品公共福利性的体现。

2. 药品的质量特征 药品质量是指药品能满足预防、治疗、诊断人的疾病，有目的地调节人的生理机能等使用要求的特征总和，即药品的安全性、有效性、稳定性、均一性等指标符合规定的标准。由于药品直接关系到疾病防治的效果和患者的生命健康，因此，药品的质量至关重要，药品必须符合质量标准要求。为此，国家制定了一系列的法律法规和技术标准，加强对药品质量的监督管理。对于药品而言，只有合格药品和不合格药品之分，不存在低于质量标准的残次品和等外品。

（1）安全性 指药品按规定的适应证、用法、用量使用后，对人体产生毒副作用的程度，如"三致"（致畸、致癌、致突变）作用、毒性和副作用、不良反应、药物相互作用和配伍、使用禁忌等。

（2）有效性 指药品在规定的适应证、用法、用量条件下预防、诊断、治疗疾病的有效程度。有效程度的表示方法，在我国采用"痊愈"、"显效"、"有效"、"无效"

等加以区别；在国外有的采用"完全缓解"、"部分缓解"、"稳定"等来区别。

（3）稳定性　指药品在规定的条件下保持其安全性、有效性的能力，也包括保持其物理、化学、生物药剂学等指标的能力。

（4）均一性　是指药品成分在每一单位（片、粒、瓶、支、袋）药品中的物理、化学、生物药剂学、安全性、有效性、稳定性等指标符合规定要求的同等程度。

二、药品管理法的概念及渊源

（一）药品管理法的概念

药品管理法的概念有广义和狭义之分。广义的药品管理法与药事管理法律体系或者药事管理法同义，是指调整药品研制、生产、流通、使用和监督管理，确保药品质量，增进药品疗效，保障用药安全，维护人体健康活动中产生的各种社会关系的法律规范的总和。狭义的药品管理法仅指1984年六届全国人大常委会七次会议通过，2001年重新修订的《中华人民共和国药品管理法》（以下简称《药品管理法》）。

（二）药品管理法的渊源

药品管理法的渊源，是指药品管理法律规范的具体表现形式，即某种药品法律规范是由何种国家机关制定或认可，具有何种表现形式或效力等级。我国药品管理法的渊源主要有以下几种形式。

1. 宪法　是国家的根本大法，规定国家的根本制度和根本任务，具有最高的法律效力，是其他法律规范的基础。宪法由我国最高权力机关——全国人民代表大会制定和修改。我国《宪法》二十一条规定，"国家发展医疗卫生事业，发展现代医药和我国传统医药，鼓励和支持农村集体经济组织、国家企业事业组织和街道组织举办各种医疗卫生设施，开展群众性的卫生活动，保护人民健康。"这是药品管理法律体系中最根本的法律规范。

2. 药品管理法律　是指由全国人大及其常委会制定的药品管理规范性文件，其地位和效力仅次于宪法。专门的药品管理法律即《药品管理法》，与药品管理有关的其他法律有《中华人民共和国刑法》、《中华人民共和国广告法》、《中华人民共和国价格法》等。

3. 药品管理行政法规　是由最高行政机关——国务院依法制定、修改并发布的药品管理规范性文件，一般以"条例、规定、办法"三种名称发布，其效力低于宪法、法律。与药品管理活动相关的行政法规主要有《中华人民共和国药品管理法实施条例》、《麻醉药品和精神药品管理条例》、《中药品种保护条例》、《野生药材资源保护管理条例》等。

4. 药品管理地方性法规　是由各省（自治区、直辖市）、省会市及国务院批准的较大的市人民代表大会及其常委会依法制定的法律规范，其效力低于宪法、法律且不超出本行政区域。如黑龙江省人大颁布的《黑龙江省野生药材资源保护条例》。

5. 药品管理规章　分为部门规章和地方政府规章两种。部门规章是由国务院所属各部委和直属机构在本部门权限内发布的药品管理规范性法律文件，其地位低于宪法、法律、行政法规，主要为国家药品监督部门制定、修订并发布的行政规章，如《药品注册管理办法》、《处方药与非处方药分类管理办法（试行）》、《药品生产监督管理办法》、《药品不良反应报告和监测管理办法》、《药品召回管理办法》、《药品流通监督管理办法》等等；地方政府规章是指有权制定地方性法规的地方人民政府制定的规范性文件，其效力低于宪法、法律、行政法规、上级和同级地方性法规。如浙江省人民政府颁布的《浙江省医疗机构药品和医疗器械管理办法》。

6. 民族自治地方药品管理法规　即民族自治地方人民代表大会及其常委会根据宪法、民族区域自治法和其他法律的规定，制定的自治条例、单行条例、变通规定和补充规定中的药品管理规范，在民族自治地方具有法律效力。如《玉树藏族自治州藏医药管理条例》、《阿坝藏族羌族自治州野生中药材、菌类植物资源保护条例》等等。

7. 中国政府承认或加入的药品管理国际条约　国际条约一般属于国际法范畴，但经中国政府缔结的双边、多边协议、条约和公约等，在我国也具有约束力，如1985年我国加入《1961年麻醉药品单一公约》和《1971年精神药物公约》。

8. 法律解释　是指有权的国家机关，在药品管理法律实施过程中，对法律的含义以及在实践中如何应用所作的解释，包括全国人大及其常委会对《药品管理法》等涉药法律所做的立法解释，国家行政机关在执行法律中对药品管理法律、法规和规章所做的行政解释以及司法机关对药品管理法律适用问题所做的司法解释。

三、我国药品管理立法概况

我国是世界上最早采用法律手段对药品进行管理的国家之一。早在封建时代，就有对药品管理的规定，如《唐律疏议》中就有关于"合和御药，误不入本方，及题封误，造畜蛊毒以毒药药人，医违方诈疗病，医合药不如方"等方面的刑律。而我国现代意义上的药品管理立法，则最早始于1911年辛亥革命之后，一百多年的发展变迁大体经历了三个阶段。

（一）药品管理立法的萌芽

新中国成立前是药品管理立法的萌芽。辛亥革命胜利后，1912年，中华民国南京临时政府，在内务部下设卫生司（1928年改设卫生部），主管全国卫生工作，其下属第四科主办药政工作，并开始了早期药品管理的立法。至1949年，国民党政府先后发布《药师暂行条例》（1929年1月）、《管理药商规则》（1929年8月）、《麻醉药品管理条例》（1929年11月）、《购用麻醉药品暂行办法》（1935年8月）、《管理成药规则》（1930年4月）、《细菌学免疫学制品管理规则》（1937年5月）和《药师法》（1943年9月）等药品管理法规，形成了我国最早的药品管理立法的框架。但由于刚刚起步，这些药品管理法规立法水平比较低，加之当时政治、经济因素的影响，大多流于纸上，在实践中未得到有效施行。

（二）药品管理立法的初创

新中国成立后至改革开放前是药品管理立法的初创。1949年新中国成立后，一方面，为配合戒烟禁毒工作和清理旧社会遗留下来的伪劣药品充斥市场的问题，原卫生部制定了《关于严禁鸦片烟毒的通令》、《关于管理麻醉药品暂行条例的公布令》、《关于麻醉药品临时登记处理办法的通令》、《关于抗疲劳素药品管理的通知》、《关于由资本主义国家进口西药检验管理问题的指示》等一系列行政规范性文件；另一方面，1958～1965年间随着我国制药工业的发展，国家有关部委制订了《关于综合医院药剂科工作制度和各级人员职责》、《食用合成染料管理暂行办法》、《关于加强药政管理的若干规定》、《管理毒药限制性剧药暂行规定》、《关于药品宣传工作的几点意见》、《管理中药的暂行管理办法》等一系列加强药品生产、经营、使用管理的规章，奠定了我国药品管理法的基础，并在实践中取得了一定的成效。但在此之后的十年"文化大革命"期间，药品管理工作受到严重破坏，相关药品管理立法工作也基本停滞。

（三）药品管理立法的发展

改革开放以来是我国药品管理立法的发展。1978年十一届三中全会后，国家提出建设社会主义法治国家的目标，在药品管理立法领域，1978年国务院颁布了新时期第一个纲领性药品管理文件——《药政管理条例（试行）》，原卫生部和其有关部门也颁布了一系列配套行政法规和部门规章，包括《麻醉药品管理条例》、《新药管理办法（试行）》、《卫生部关于医疗用毒药、限制性剧药管理规定》等。这些法规和规章，对于保证药品质量，维护人体用药安全有效，发挥了极大的作用。但同时也存在着执法主体、法律责任不明确等问题，其效力的发挥受到限制。

鉴于我国医药卫生事业的发展与药品管理立法的相对滞后的矛盾，第六届全国人大常委会从20世纪80年代初开始酝酿起草我国药品管理法，几经审议，1984年9月20日第六届全国人大常委会第七次会议审议通过了《中华人民共和国药品管理法》，自1985年7月1日起施行。《药品管理法》是我国第一部全面的、综合性的药品管理法律，是我国药品管理立法历史上的一个里程碑，标志着我国药品管理进入法制化管理阶段。其后，在《药品管理法》实施十几年间，以《药品管理法》为依据，国家又先后出台配套行政法规多部和部门规章，药品管理立法取得突破性进展。但随着我国政治、经济和社会生活的发展变化，在药品管理方面也出现了许多新情况和新问题，使原《药品管理法》的有些规定难以适应现实需要，如药品管理法的执法主体发生变化，对有些违法行为处罚过轻，实践中已经改变的药品监管制度需要修改有关法律条文等。

为此，20世纪90年代末，《药品管理法》的修订工作提上日程，至2001年2月28日，第九届全国人大常委会第二十次会议审议通过了修订后的《药品管理法》，并于2001年12月1日起施行。2002年8月14日，国务院颁布《中华人民共和国药品管理法实施条例》（以下简称《实施条例》），于2002年9月15日起施行。《药品管理法》的修订和《实施条例》的颁布，是我国药品管理立法又一重大进展，也奠定了加入WTO后我国医药产业发展的法律基础。

为保证《药品管理法》的有效实施，国务院又先后制定颁布了《医疗用毒性药品管理办法》、《放射性药品管理办法》、《麻醉药品和精神药品管理条例》等行政法规，原卫生部和国家药品监督管理部门也先后发布《药品生产质量管理规范》、《药品经营质量管理规范》、《药品注册管理办法》等诸多部门规章。同时，各省、自治区、直辖市也相应制定了一系列有关药品管理的地方性法规和规章，我国药品管理法在不断发展过程中逐渐形成了具有中国特色的药品管理法律体系。

第二节　药品管理法律体系

一、药品管理法律体系的概念与特征

（一）药品管理法律体系的概念

药品管理法律体系是指以宪法为依据，以《药品管理法》为基本法，由数量众多的药品管理法律、法规、规章及其他规范性文件，按照一定的原则和结构组成的相互协调与制约法律规范体系。

（二）药品管理法律体系的特征

药品管理法律体系除了具有法律体系的一般特征外，如系统性、客观性、规范性外，还具有以下几方面特征。

1. 以维护公众健康为目的　药品直接关系到用药者的健康与生命安全，药品管理法律体系对药品的研制、审查、流通、使用的全过程进行严格的法律调整，目的都是保障用药者的合法权益，维护公众的生命健康与安全。

2. 以质量管理为核心　药品能够发挥预防、诊断、治疗人的疾病及维护公众健康的作用的关键在于药品质量。因此药品管理法律体系对药品的研制、生产、流通、使用和监督管理等各个环节的调整均以保证药品质量为核心，从而使药品质量能够在研制和生产中形成，在流通中得以保持，并在使用中顺利实现。

3. 以技术管理为内容　技术性法律规范占重要地位，为保证药品质量，需要一系列药学技术规范指导药品的研制、生产、流通、使用和监督管理，药品管理法律体系中包括一系列的技术性规范，如《药品生产质量管理规范》（GMP）、《药品经营质量管理规范》（GSP）等，对影响药品质量的各个环节进行指导和管理。随着药品管理的规范化、科学化、法制化和国际化，以医药科学技术为内容主体的技术性法律规范将占据越来越重要的地位。这是药品管理法律体系有别于其他法律部门的最显著特征。

4. 以国际化为倾向　因为药品管理法律规范具有极强的技术性，更多体现的是法律的社会管理职能，无论国家的政治制度有何不同，但在药品管理方面均需遵循医药科学的规律，加之药品的国际贸易和技术交流日益频繁，也要求统一标准，因此各国药品管理法律体系趋同化趋势明显。同时，药品管理法律领域国际条约、公约和协议也日益增多，国际合作日益广泛。这是现代药品管理体系的一个明显特征。

二、我国药品管理法律体系的框架和主要内容

按照具体药品法律规范所调整的领域不同，药品管理法律体系可分为药物研制与药品注册法律规范、药品生产法律规范、药品流通法律规范、医疗机构药事管理法律规范、药品上市后安全监管法律规范、特殊管理药品管理法律规范、药品监督管理法律规范等几个主要组成部分。作为药品管理基本法的《药品管理法》及其《实施条例》从宏观上对以上各方面均作了原则性的规定，具体内容见本章第三节。而为贯彻

实施《药品管理法》，国务院、原卫生部、药品监督管理部门等又围绕着《药品管理法》颁布了一系列行政法规、规章，使药品管理法律体系各部分内容得以充实、完善，具有可操作性。本节不再重复《药品管理法》及《实施条例》的内容，主要从整体上概括各部分的法规、规章及其主要内容。

（一）药物研制与药品注册管理法律规范

从狭义上讲，药物研制与药品注册阶段主要包括药物的非临床研究、临床试验和药品上市注册三个阶段。这一阶段是药品质量的确定阶段，直接关系到上市后药品的质量和公众的用药安全，在我国这一阶段的法律规范主要包括以下几种，见表2-1。

表2-1　药物研制与药品注册管理主要法律规范

规范	颁布机关	主要内容	施行日期
《药物非临床研究质量管理规范》（GLP）	原国家食品药品监督管理局	对药物非临床安全性研究的组织机构、实验设施、仪器设备和实验材料、标准操作规程、研究工作的实施、资料档案等方面的标准化规范	2003.9.1
《药物非临床研究质量管理规范认证管理办法》	原国家食品药品监督管理局	GLP认证的申请与受理、资料审查与现场检查、审核与公告、监督管理等	2007.4.16
《药物临床试验质量管理规范》（GCP）	原国家食品药品监督管理局	对临床试验的方案设计、组织实施、监督、稽查、记录、分析总结和报告的标准化规范以及保护受试者和病人在新药研究中的安全和利益的规定	2003.9.1
《药物临床试验机构资格认定办法（试行)》	原国家食品药品监督管理局、原卫生部	申请药物临床试验机构资格应具备的条件、申请与受理、现场检查、审核与公告、监督管理等方面的规定	2004.2.19
《药品注册管理办法》	原国家食品药品监督管理局	临床前研究和临床研究的主要内容、药品注册的分类管理原则、药品注册申报和审批的条件和程序等	2007.10.1
《药品注册现场核查管理规定》	原国家食品药品监督管理局	药品研究和生产现场核查的行政主体、工作流程、文书和表格形式及核查要点	2008.5.23
《中药注册管理补充规定》	原国家食品药品监督管理局	中药研制、注册申请、补充申请、临床试验的补充规定	2008.1.7
《新药注册特殊审批管理规定》	原国家食品药品监督管理局	符合规定的新药注册申请的特殊审批规定	2009.1.7
《药品技术转让注册管理规定》	原国家食品药品监督管理局	药品技术转让注册申请的申报、审评、审批和监督管理	2009.8.19

（二）药品生产管理法律规范

药品生产阶段是药品质量的形成阶段，是决定药品质量的最关键阶段，药品生产管理的规范程度直接影响产出药品的质量。因此，药品生产阶段的法律规范至关重要，在我国主要包括以下几种，见表2-2。

表2-2　药品生产管理主要法律规范

规范	颁布机关	主要内容	施行日期
《药品生产质量管理规范》（GMP）	原卫生部	药品生产的质量风险管理、机构与人员、厂房设施及设备、洁净区级别、物料与产品、文件管理、生产管理、质量控制与质量保证、无菌药品灭菌方式、药品批次划分等方面标准化规范。	2011.3.1
《药品生产质量管理规范认证管理办法》	原国家食品药品监督管理局	GMP认证中的申请、受理与审查、现场检查、审批与发证、跟踪调查、《药品GMP证书》管理等方面的规定	2011.8.2
《药品生产监督管理办法》	原国家食品药品监督管理局	开办药品生产企业的申请与审批，药品生产许可证管理，药品委托生产及药品生产监督检查等方面的规定	2004.8.5
《药品说明书和标签管理规定》	原国家食品药品监督管理局	药品说明书和标签管理的原则、药品说明书和标签内容、格式和书写印制等方面的要求	2006.6.1
《直接接触药品的包装材料和容器管理办法》	原国家食品药品监督管理局	直接接触药品的包装材料和容器的生产、进口、使用注册管理等方面的规定	2004.7.20

（三）药品流通法律管理规范

药品流通阶段一般是指药品从生产者转移到消费者的中间过程，流通阶段的环节众多，涉及储存、运输、经营等多方面主体，存在很多影响药品质量的因素，因此针对这一阶段的法律规范种类多而庞杂，主要包括以下几种，见表2-3。

表2-3　药品流通管理主要法律规范

规范	颁布机关	主要内容	施行日期
《药品经营质量管理规范》（GSP）	原卫生部	药品经营企业在药品采购、储存、销售、运输等环节的质量控制措施	2013.6.1
《药品经营质量管理规范认证管理办法》	原国家食品药品监督管理总局	GSP认证的组织与实施、认证机构、认证检查员、认证程序与监督检查的规定	2003.4.24
《药品流通监督管理办法》	原国家食品药品监督管理局	生产、经营企业购销药品和医疗机构购进、储存药品的规定	2007.5.1
《药品经营许可证管理办法》	原国家食品药品监督管理局	《药品经营许可证》的申领条件和程序、变更与换发、监督检查的规定	2004.4.1
《药品进口管理办法》	原国家食品药品监督管理局	药品进口备案、报关、口岸检验及监督管理的规定	2004.1.1
《零售药店设置暂行规定》	原国家药品监督管理局	零售药店的设置与布局、人员配备、设施环境等方面的规定	2001.2.9
《互联网药品信息服务管理办法》	原国家食品药品监督管理局	互联网药品信息服务的定义与分类、申请条件与审批程序、服务要求、法律责任等规定	2004.7.8
《互联网药品交易服务审批暂行规定》	原国家食品药品监督管理局	互联网药品交易的定义、类别与审批部门、各类别企业应具备的条件、申报审批程序和法律责任等规定	2005.12.1

规范	颁布机关	主要内容	施行日期
《药品广告审查发布标准》	国家工商总局、原国家食品药品监督管理局	药品广告审查的对象、依据和审查机关，药品广告审查的内容及程序，以及对虚假违法药品广告的处理等规定	2007.5.1
《药品广告审查办法》	原国家食品药品监督管理局、国家工商总局	药品广告审查的对象、依据和审查机关，药品广告审查的内容及程序，以及对虚假违法药品广告的处理	2007.5.1
《处方药与非处方药分类管理办法（试行）》	原国家食品药品监督管理局	处方药与非处方药的概念，非处方药的遴选、标签和说明书、销售等方面的规定	2000.1.1
《处方药与非处方药流通管理暂行规定》	原国家药品监督管理局	生产、批发企业的销售药品，零售药店零售与医疗机构处方和使用药品，普通商业企业零售药品的规定	2000.1.1

（四）医疗机构药事管理法律规范

医疗机构药事管理包括两方面重点，一是完善医疗机构的临床合理用药，改善治疗效果；二是对医疗机构配制制剂加强监管。主要包括以下法律规范，见表 2 - 4。

表 2 - 4　医疗机构药事管理主要法律规范

规范	颁布机关	主要内容	施行日期
《医疗机构药事管理规定》	原卫生部、国家中医药管理局、总后卫生部	医疗机构的药事管理组织、药学部门的设置，药品供应、制剂、调剂和研究管理以及医疗机构药学人员管理的规定	2011.3.1
《医疗机构制剂注册管理办法（试行）》	原国家食品药品监督管理局	医疗机构制剂的配制、调剂使用，以及进行相关的审批、检验和监督管理活动的规定	2005.8.1
《医疗机构制剂配制质量管理规范（试行）》	原国家药品监督管理局	医疗机构制剂室的人员机构、房屋和设施设备、物料、卫生、文件、配制管理、质量管理与自检、使用管理等方面规定	2001.3.13
《医疗机构制剂配制监督管理办法（试行）》	原国家食品药品监督管理局	医疗机构制剂室设立、许可证管理、委托配制、监督检查等方面的规定	2005.4.14
《医疗机构药品监督管理办法（试行）》	原国家食品药品监督管理局	医疗机构药品购进、验收、储存、养护、调配和使用的规定	2011.10.11
《医疗机构药品集中采购工作规范》	原卫生部、国家发展和改革委员会等	药品集中采购机构，制度建设，医疗机构，药品生产经营企业，药品集中采购目录，药品集中采购程序，药品集中采购评价方法，专家库建设和管理，监督管理与申诉，不良记录管理等	2010.7.15
《处方管理办法》	原卫生部	处方的开具、调剂、保管等相关方面的监督管理规定	2007.2.14
《抗菌药物临床应用管理办法》	原卫生部	抗菌药物临床应用管理的组织机构和职责、临床应用管理及监督、法律责任等方面的规定	2012.4.24

（五）药品上市后安全监管法律规范

药品上市后监管主要是针对上市药品进行再评价，控制药品危害，及时淘汰不良反应大、疗效不确切的已上市药品，以保证公众用药的安全、有效、经济、合理，主要法律规范有以下几种，见表2-5。

表2-5　药品上市后安全监管主要法律规范

规范	颁布机关	主要内容	施行日期
《药品不良反应报告和监测管理办法》	原卫生部	不良反应相关概念、药品生产企业、药品经营企业、医疗卫生机构应报告所发现的药品不良反应的责任、不良反应的评价与控制、相关责任主体的违法处罚等方面的规定	2011.7.1
《药品召回管理办法》	原国家食品药品监督管理局	药品召回的概念与分类、召回程序与责任主体、法律责任等方面的规定	2007.12.10
《药品安全"黑名单"管理规定（试行）》	原国家食品药品监督管理局	纳入药品安全"黑名单"的情形、处罚措施等规定	2012.10.1

（六）特殊管理药品管理法律规范

麻醉药品、精神药品、医疗用毒性药品和放射性药品在我国属于特殊管理的药品，除此之外，实践中，易制毒化学品、兴奋剂、部分有特殊要求的生物制品也采取特殊管理措施。由于这些药品具有独特的毒副作用，药品本身风险巨大，若管理不当，滥用或流入非法渠道，将极大危害公众的健康和社会的稳定，因此国家颁布了专门的法律规范严加管理，主要包括以下几种，见表2-6。

表2-6　特殊管理药品管理主要法律规范

规范	颁布机关	主要内容	施行日期
《麻醉药品和精神药品管理条例》	国务院	麻醉药品和精神药品的种植、实验研究和生产、经营、使用、储存、运输、审批程序、监督管理和法律责任等的方面规定	2005.11.1
《医疗用毒性药品管理办法》	国务院	医疗用毒性药品的概念和品种、生产管理、经营和使用管理、法律责任等方面的规定	1988.12.27
《放射性药品管理办法》	国务院	放射性新药的研制、临床研究和审批，生产、经营和进出口，包装、运输和使用，以及放射性药品的标准和检验等方面的规定	1989.1.13
《反兴奋剂条例》	国务院	兴奋剂的生产、销售、进出口等方面的规定	2004.3.1
《疫苗流通和预防接种管理条例》	国务院	疫苗流通、疫苗接种、保障措施、预防接种异常反应的处理、监督管理等方面的规定	2005.6.1
《药品类易制毒化学品管理办法》	原卫生部	药品类易制毒化学品生产、经营、购买许可的范围、条件、程序、资料要求和审批时限，药品类易制毒化学品原料药、单方制剂和小包装麻黄素的购销渠道，生产、经营企业和有关使用单位的安全管理制度、条件要求	2010.5.11

续表

规范	颁布机关	主要内容	施行日期
《生物制品批签发管理办法》	原国家食品药品监督管理局	生物制品批签发的概念，批签发的申请，检验、审核与签发、复审监督与处罚的规定。	2004.7.13

（七）药品监督管理法律规范

药品监督是指药品监督管理部门依照法定职权和程序，对药品的研制、生产、流通、使用的单位和个人遵守药品管理法律规范的情况进行监督检查的活动，药品监督管理的法律依据主要有《国家食品药品监督管理局药品特别审批程序》、《国家食品药品监督管理局听证规则（试行)》、《中华人民共和国行政复议法》、《中华人民共和国行政处罚法》等。

（八）其他方面法律规范

药品管理法律体系除上述几方面法律规范外，还包括一些调整专项问题的法律规范，主要包括以下几方面，见表2-7。

表2-7　药品管理其他方面法律规范

调整范围	规范	颁布机构	主要内容	实施日期
中药管理	《野生药材资源保护管理条例》	国务院	重点野生药材保护分级及品种、保护管理办法等方面的规定	1987.12.1
	《中药品种保护条例》	国务院	中药保护品种的范围和登记划分、申请保护程序、保护措施等方面的规定	1993.1.1
	《中药材生产质量管理规范（试行)》（GAP）	原国家药品监督管理局	中药材产地、栽培、药用动物养殖、采收与加工、包装运输与贮藏、人员设备、文件管理等方面的规定	2002.6.1
	《中药材生产质量管理规范认证管理办法（试行)》	原国家食品药品监督管理局	中药材GAP认证管理部门、认证程序等方面的规定	2003.11.1
执业药师管理	《执业药师资格制度暂行规定》	人事部、国家药品监督管理局	执业药师的定义，执业药师考试、注册，执业药师的职责、权利与义务，执业药师的继续教育等方面的规定	1999.4.1
	《执业药师资格考试实施办法》	人事部、原国家药品监督管理局		1999.4.1
	《执业药师注册管理暂行办法》	人事部、原国家药品监督管理局		2000.4.14
	《执业药师继续教育管理暂行办法》	原国家药品监督管理局		2003.11.3
药品知识产权保护	《药品行政保护条例》	原国家医药管理局	药品行政保护的申请与审批程序、保护内容和期限等方面的规定	1992.12.19
	《药品行政保护条例实施细则》	原国家药品监督管理局		2000.10.24
	《专利法》	全国人大常委会	药品专利权、商标权、著作权的获得与条件、保护等方面的规定	1985.4.1 （2008.12.27 修改）

续表

调整范围	规范	颁布机构	主要内容	实施日期
	《商标法》	全国人大常委会		1983.3.1（2013.8.30 修订）
	《著作权法》	全国人大常委会		1991.6.1（2010.2.26 修订）
	《知识产权海关保护条例》	国务院	知识产权的备案、扣留侵权嫌疑货物的申请及其处理等方面的规定	2009.7.1（2010.3.24 修订）

第三节 《药品管理法》及其实施条例的主要内容

《药品管理法》是我国药品管理领域的基本法，其对我国药品管理领域作了全面的规定，它是衡量在药品研究、生产、流通、使用全过程中，各种活动及行为合法性的纲领性标准。

一、立法宗旨与适用范围

1. 立法宗旨 《药品管理法》的立法宗旨是为加强药品监督管理，保证药品质量，保障人体用药安全，维护公众身体健康和用药的合法权益，包括相辅相成的两个方面，一方面要保障药品质量，使药品真正发挥其预防、治疗、诊断作用；另一方面还要保证公众能够在合理、公平的条件下最大限度地享受到安全、有效的药品。

2. 适用范围 在中华人民共和国境内从事药品的研制、生产、经营、使用和监督管理的单位或者个人，必须遵守《药品管理法》。在《药品管理法》的适用范围上，需注意以下三点，首先，"中华人民共和国境内"不包括香港、澳门地区，这两个地区按照其特别行政区基本法的规定执行；其次，"研制"仅指为药品上市的研制；最后，"使用"是指医疗机构为临床治疗使用药品的活动，不包括患者个人自主的用药行为。

二、药品生产和经营的管理

（一）药品生产管理

开办药品生产企业应符合国家药品行业发展规划和产业政策，具备技术人员、设施与环境、质量管理与检验机构、人员、文件等五方面相应的条件，并经企业所在地省级药品监督管理部门批准并发给《药品生产许可证》；省级以上药品监督管理部门对药品生产企业是否符合《药品生产质量管理规范》的要求进行认证，认证合格的，发给认证证书；药品生产企业必须按照《药品生产质量管理规范》组织生产，药品必须按国家药品标准和批准的工艺进行生产；生产药品的原料、辅料必须符合药用要求；药品生产企业必须对生产的药品进行质量检验，不合格的不得出厂；符合相关规定，经批准药品生产企业可以接受委托生产药品。

上述内容，详见本书第六章。

（二）药品经营管理

开办药品经营企业应遵循合理布局和方便公众购药的原则，具备技术人员、场所与设施环境、质量管理机构与人员、规章制度等四方面相应的条件，并经企业所在地省级药品监督管理部门或设区的市级药品监督管理部门批准并发给《药品经营许可证》；省级药品监督管理部门对药品经营企业是否符合《药品经营质量管理规范》的要求进行认证，认证合格的，发给认证证书；药品经营企业必须按照《药品经营质量管理规范》经营药品，购进药品必须建立并执行进货检查验收制度，购销药品必须要有真实完整的购销记录，并制定和执行药品保管制度；城乡集市贸易市场不得出售中药材以外的药品。

上述内容，详见本书第七章。

三、医疗机构药剂管理

医疗机构必须配备依法经过资格认定的药学技术人员，非药学技术人员不得直接从事药剂技术工作。

医疗机构设立制剂室配制制剂，必须具有能够保证制剂质量的设施、管理制度、检验仪器和卫生条件，经所在地省级卫生行政部门审核同意后，由同级人民政府药品监督管理部门审批并验收合格的，发给《医疗机构制剂许可证》。

医疗机构配制的制剂，应当是本单位临床需要而市场上没有供应的品种，并经所在地省级药品监督管理部门批准，发给制剂批准文号后，方可配制；配制的制剂必须按照规定进行质量检验合格的，凭医师处方在本医疗机构使用，特殊情况下，经国务院或者省级药品监督管理部门批准，在规定期限内，医疗机构配制的制剂可以在指定的医疗机构之间调剂使用。医疗机构配制的制剂不得在市场上销售或者变相销售，不得发布医疗机构制剂广告。

医疗机构购进药品，必须建立并执行进货检查验收制度，必须有真实、完整的药品购进记录；必须制定和执行药品保管制度。

医疗机构的药剂人员调配处方，必须经过核对；医疗机构审核和调配处方的药剂人员必须是依法经资格认定的药学技术人员。对处方所列药品不得擅自更改或者代用。对有配伍禁忌或者超剂量的处方，应当拒绝调配；必要时，经处方医师更正或者重新签字，方可调配。

上述内容，详见本书第八章。

四、药品管理

《药品管理法》及《实施条例》第五章"药品管理"涉及药品管理工作的诸多方面，包括新药的研制与药品注册管理（详见本书第五章）、药品批准文号管理（详见本书第五章）、药品标准管理（详见本书第三章）、药品再评价管理（详见本书第九章）、特殊药品管理制度（详见本书第十章）、中药品种保护制度（详见本书第十一章）、处方药与非处方药分类管理制度（详见本书第七章）等。除此之外还包括以下几方面的内容。

（一）药品储备制度

国家实行药品储备制度。

国内发生重大灾情、疫情及其他突发事件时，国务院规定的部门可以紧急调用企业药品。

（二）药品进出口管理

1. 药品进口管理

（1）进口药品应具备的条件　申请进口的药品，应当是在生产国家或者地区获得上市许可的药品；未在生产国家或者地区获得上市许可的，经国务院药品监督管理部门确认该药品品种安全、有效而且临床需要的，可以依照规定批准进口。

禁止进口疗效不确、不良反应大或者其他原因危害人体健康的药品。

（2）进口药品的程序　进口药品，应当按照国务院药品监督管理部门的规定申请注册。经国务院药品监督部门组织审查确认符合质量标准、安全有效的，国外企业生产的药品取得《进口药品注册证》，中国香港、澳门和台湾地区企业生产的药品取得《医药产品注册证》后，方可进口。

药品必须从允许药品进口的口岸进口，并由进口药品的企业向口岸所在地药品监督管理部门登记备案。进口药品到岸后，进口单位应当持《进口药品注册证》或者《医药产品注册证》以及产地证明原件、购货合同副本、装箱单、运单、货运发票、出厂检验报告书、说明书等材料，向口岸所在地药品监督管理部门备案。

口岸所在地药品监督管理部门应当通知药品检验机构对进口药品逐批进行抽查检验，并依照规定收取检验费；但是，有《药品管理法》第四十一条规定情形的除外，即国务院药品监督管理部门规定的生物制品、首次在中国销售的药品和国务院规定的其他药品应当由国务院药品监督管理部门指定药品检验机构进行检验；检验不合格的，不得销售或者进口。

口岸所在地药品监督管理部门经审查，提交的材料符合要求的，发给《进口药品通关单》。进口单位凭《进口药品通关单》向海关办理报关验放手续。无《进口药品通关单》的，海关不得放行。

（3）医疗机构临床急需少量药品进口　医疗机构因临床急需进口少量药品的，应当持《医疗机构执业许可证》向国务院药品监督管理部门提出申请；经批准后，方可进口。进口的药品应当在指定医疗机构内用于特定医疗目的。

（4）特殊药品的进口　疫苗类制品、血液制品、用于血源筛查的体外诊断试剂以及国务院药品监督管理部门规定的其他生物制品在销售前或者进口时，应当按照国务院药品监督管理部门的规定进行检验或者审核批准；检验不合格或者未获批准的，不得销售或者进口。

2. 药品出口管理　对国内供应不足的药品，国务院有权限制或者禁止出口。

进口、出口麻醉药品和国家规定范围内的精神药品，必须持有国务院药品监督管理部门发给的《进口准许证》、《出口准许证》。

（三）新发现和从国外引种的药材的管理

新发现和从国外引种的药材，经国务院药品监督管理部门审核批准后，方可销售。

（四）禁止生产（包括配制）、销售假药、劣药

1. 假药和劣药的概念

（1）假药　有下列情形之一的，为假药：①药品所含成分与国家药品标准规定的成分不符的；②以非药品冒充药品或者以他种药品冒充此种药品的。

有下列情形之一的药品，按假药论处：①国务院药品监督管理部门规定禁止使用

的；②依照本法必须批准而未经批准生产、进口，或者依照本法必须检验而未经检验即销售的；③变质的；④被污染的；⑤使用依照本法必须取得批准文号而未取得批准文号的原料药生产的；⑥所标明的适应证或者功能主治超出规定范围的。

（2）**劣药** 药品成分的含量不符合国家药品标准的，为劣药。有下列情形之一的药品，按劣药论处：①未标明有效期或者更改有效期的；②不注明或者更改生产批号的；③超过有效期的；④直接接触药品的包装材料和容器未经批准的；⑤擅自添加着色剂、防腐剂、香料、矫味剂及辅料的；⑥其他不符合药品标准规定的。

2. 假药与劣药的区别 从《药品管理法》规定看，假药是药品成分在"质"的方面存在问题；劣药则是药品成分在"量"的方面存在问题。因此，假药对人体健康的危害比劣药的危害要严重得多，因此对生产、销售假药行为的处罚也比生产、销售劣药行为的处罚要严厉得多。假药与劣药概念的比较见表2-8。

表2-8 假药与劣药的比较

名称	假药	劣药
定义	（1）药品所含成分与国家药品标准规定的成分不符的； （2）以非药品冒充药品或者以他种药品冒充此种药品的。	药品成分的含量不符合国家药品标准的
论处情形	（1）国务院药品监督管理部门规定禁止使用的； （2）依照本法必须批准而未经批准生产、进口，或者依照本法必须检验而未经检验即销售的； （3）变质的； （4）被污染的； （5）使用依照本法必须取得批准文号而未取得批准文号的原料药生产的； （6）所标明的适应证或者功能主治超出规定范围的。	（1）未标明有效期或者更改有效期的； （2）不注明或者更改生产批号的； （3）超过有效期的； （4）直接接触药品的包装材料和容器未经批准的； （5）擅自添加着色剂、防腐剂、香料、矫味剂及辅料的； （6）其他不符合药品标准规定的。

案例 2-1

2008年3月，某药业股份有限公司（以下简称药业公司）经某物流公司（以下简称物流公司）发给张某某×××注射液共110件。货到A市后，因部分外包装及药瓶破损，张某某拒收了其中的6件。拒收药品被物流公司A市分公司运走，存于该公司仓库，后应物流公司请求，张某某向药业公司申请了12套外包装箱，物流公司更换外包装后，再次送交被告人张某某，因未达成赔偿协议，张某某再次拒收。该批拒收药品经物流公司运回B市，在物流公司B市分公司进行了全套包材更换，换好后再次发往A市。同年5月底，由物流公司与张某某协商达成赔偿协议，张某某明知该批药品已两次被更换包材，但在获得物流公司人民币7670元赔偿的情况下，同年7月1日接收了该批药品，并存入A市某医药公司（以下简称医药公司）仓库。

当晚，因下雨，医药公司仓库进水，存放在仓库的部分药品被淹，其中包括这批被更换包装的×××注射液。7月4日，张某某向药业公司书面报告了药品被淹情况，申请更换91套全套药品包材。药业公司质量保证部主任王某某接到张某某的书面报告和关于更换药品包材的申请后，于7月7日申请表上批示：请生产部办理。7月10日及8月4日，药业公司营销中心副总经理卢某某、董事长兼营销中心总经理车某某先后在报告上签批同意免费更换包材。张某某收到包材后，在医药公司仓库进行了更换。同年8月1日，张某某将更换过包材的5件×××注射液销售给曾向其要过×××注射液且无任何经营资质的社会闲散人员候某某，候某某通过林某（某药品批发公司业务员）以某药品批发公司名义将该5件×××注射液销售给某市人民医院。

某市人民医院先后给7名患者使用该批×××注射液，均不同程度地出现周身不适、寒颤、恶心、胸闷、胸痛、血压下降等不良反应，3名患者死亡。经A市医学院司法鉴定中心、A市公安局刑事科学技术研究所鉴定，3名死亡患者均系因注射生物毒素污染的刺五加注射液中毒死亡；2名患者损伤程度为重伤，1名患者的损伤程度为轻伤。

问：1. 该批被更换包装的×××注射液应如何定性？

2. 本案中，有哪些违法主体？其有哪些违法行为？

3. 违法者应承担什么法律责任？

（五）药品名称管理

列入国家药品标准的药品名称为药品通用名称。已经作为药品通用名称的，该名称不得作为药品商标使用。

（六）直接接触药品工作人员的健康检查

药品生产企业、药品经营企业和医疗机构直接接触药品的工作人员，必须每年进行健康检查。患有传染病或者其他可能污染药品的疾病的，不得从事直接接触药品的工作。

五、药品包装管理

（一）直接接触药品的包装材料和容器

直接接触药品的包装材料和容器，必须符合药用要求，符合保障人体健康、安全的标准，并由药品监督管理部门在审批药品时一并审批。

药品生产企业不得使用未经批准的直接接触药品的包装材料和容器。

对不合格的直接接触药品的包装材料和容器，由药品监督管理部门责令停止使用。

生产中药饮片，应当选用与药品性质相适应的包装材料和容器；包装不符合规定的中药饮片，不得销售。

（二）药品包装

药品包装必须适合药品质量的要求，方便储存、运输和医疗使用。

发运中药材必须有包装。在每件包装上，必须注明品名、产地、日期、调出单位，并附有质量合格的标志。

（三）药品标签、说明书

药品包装必须按照规定印有或者贴有标签并附有说明书。

标签或者说明书上必须注明药品的通用名称、成分、规格、生产企业、批准文号、产品批号、生产日期、有效期、适应证或者功能主治、用法、用量、禁忌、不良反应和注意事项。

麻醉药品、精神药品、医疗用毒性药品、放射性药品、外用药品和非处方药的标签，必须印有规定的标志。

中药饮片包装必须印有或者贴有标签。中药饮片的标签必须注明品名、规格、产地、生产企业、产品批号、生产日期，实施批准文号管理的中药饮片还必须注明药品批准文号。

上述内容，详见本书第十二章。

（四）医疗机构制剂的包装材料和容器、标签和说明书

医疗机构配制制剂所使用的直接接触药品的包装材料和容器、制剂的标签和说明书应当符合《药品管理法》和《实施条例》的有关规定，并经省、自治区、直辖市人民政府药品监督管理部门批准。

上述内容，详见本书第八章。

六、药品价格与广告管理

（一）药品价格管理

1. 我国的药品价格形式及品种范围划分　国家对药品价格实行政府定价、政府指导价或者市场调节价。列入国家《基本医疗保险药品目录》的药品以及国家《基本医疗保险药品目录》以外具有垄断性生产、经营的药品，实行政府定价或者政府指导价；对其他药品，实行市场调节价。

2. 药品价格制定和调整　依法实行政府定价、政府指导价的药品，由政府价格主管部门依照《药品管理法》第五十五条规定的原则，制定和调整价格；其中，制定和调整药品销售价格时，应当体现对药品社会平均销售费用率、销售利润率和流通差率的控制。政府价格主管部门制定和调整药品价格时，应当组织药学、医学、经济学等方面专家进行评审和论证；必要时，应当听取药品生产企业、药品经营企业、医疗机构、公民以及其他有关单位及人员的意见。

依法实行市场调节价的药品，药品的生产企业、经营企业和医疗机构应当按照公平、合理和诚实信用、质价相符的原则制定价格，为用药者提供价格合理的药品。

3. 价格管理　药品的生产企业、经营企业和医疗机构必须执行政府定价、政府指导价，不得以任何形式擅自提高价格；药品生产企业应当依法向政府价格主管部门如实提供药品的生产经营成本，不得拒报、虚报、瞒报；药品的生产企业、经营企业和医疗机构应当遵守国务院价格主管部门关于药价管理的规定，制定和标明药品零售价格，禁止暴利和损害用药者利益的价格欺诈行为；药品生产、经营企业、医疗机构应当依法向政府价格主管部门提供其药品的实际购销价格和购销数量等资料；医疗机构应当向患者提供所用药品的价格清单，医疗保险定点医疗机构还应当按照规定的办法如实公布其常用药品的价格，加强合理用药的管理。

（二）禁止药品购销中违法行为

禁止药品的生产企业、经营企业和医疗机构在药品购销中账外暗中给予、收受回扣或者其他利益。

禁止药品的生产企业、经营企业或者其代理人以任何名义给予使用其药品的医疗

机构的负责人、药品采购人员、医师等有关人员以财物或者其他利益。禁止医疗机构的负责人、药品采购人员、医师等有关人员以任何名义收受药品的生产企业、经营企业或者其代理人给予的财物或者其他利益。

（三）药品广告管理

1. 药品广告的审批

（1）药品广告须经企业所在地省、自治区、直辖市人民政府药品监督管理部门批准，并发给药品广告批准文号；未取得药品广告批准文号的，不得发布。

（2）发布进口药品广告，应当依照规定向进口药品代理机构所在地省、自治区、直辖市人民政府药品监督管理部门申请药品广告批准文号。

（3）在药品生产企业所在地和进口药品代理机构所在地以外的省、自治区、直辖市发布药品广告的，发布广告的企业应当在发布前向发布地省、自治区、直辖 市人民政府药品监督管理部门备案。接受备案的省、自治区、直辖市人民政府药品监督管理部门发现药品广告批准内容不符合药品广告管理规定的，应当交由原核发部门处理。

2. 处方药广告媒介限制　处方药可以在国务院卫生行政部门和国务院药品监督管理部门共同指定的医学、药学专业刊物上介绍，但不得在大众传播媒介发布广告或者以其他方式进行以公众为对象的广告宣传。

3. 药品广告内容的限制　药品广告的内容必须真实、合法，以国务院药品监督管理部门批准的说明书为准，不得含有虚假的内容。药品广告不得含有不科学的表示功效的断言或者保证；不得利用国家机关、医药科研单位、学术机构或者专家、学者、医师、患者的名义和形象作证明。

非药品广告不得有涉及药品的宣传。

4. 不得发布和立即停止发布的药品广告　经国务院或者省、自治区、直辖市人民政府的药品监督管理部门决定，责令暂停生产、销售和使用的药品，在暂停期间不得发布该品种药品广告；已经发布广告的，必须立即停止。

未经省、自治区、直辖市人民政府药品监督管理部门批准的药品广告，使用伪造、冒用、失效的药品广告批准文号的广告，或者因其他广告违法活动被撤销药品广告批准文号的广告，发布广告的企业、广告经营者、广告发布者必须立即停止该药品广告的发布。

上述内容，详见本书第十二章。

七、药品监督

（一）药品监督管理机构及其职责

国务院药品监督管理部门主管全国药品监督管理工作。国务院有关部门在各自的职责范围内负责与药品有关的监督管理工作。

省、自治区、直辖市人民政府药品监督管理部门负责本行政区域内的药品监督管理工作。省、自治区、直辖市人民政府有关部门在各自的职责范围内负责与药品有关的监督管理工作。

国务院药品监督管理部门应当配合国务院经济综合主管部门，执行国家制定的药品行业发展规划和产业政策。

（二）药品质量抽查检验

药品抽样必须由两名以上药品监督检查人员实施，并按照规定进行抽样；被抽检方应当提供抽检样品，不得拒绝。药品被抽检单位没有正当理由，拒绝抽查检验的，药品监督管理部门可以宣布停止该单位拒绝抽检的药品上市销售和使用。

对有掺杂、掺假嫌疑的药品，在国家药品标准规定的检验方法和检验项目不能检验时，药品检验机构可以补充检验方法和检验项目进行药品检验。

国务院和省级药品监督管理部门应当根据药品质量抽查检验结果，定期发布药品质量公告。当事人对药品检验机构的检验结果有异议，申请复验的，应当向负责复验的药品检验机构提交书面申请、原药品检验报告书。复验的样品从原药品检验机构留样中抽取。

药品抽查检验，不得收取任何费用。当事人对药品检验结果有异议，申请复验的，应当按照国务院有关部门或者省级人民政府有关部门的规定，向复验机构预先支付药品检验费用。复验结论与原检验结论不一致的，复验检验费用由原药品检验机构承担。

上述内容，详见本书第三章。

（二）药品不良反应报告制度

国家实行药品不良反应报告制度。药品生产企业、药品经营企业和医疗机构必须经常考察本单位所生产、经营、使用的药品质量、疗效和反应。发现可能与用药有关的严重不良反应，必须及时向当地省、自治区、直辖市人民政府药品监督管理部门和卫生行政部门报告。具体办法由国务院药品监督管理部门会同国务院卫生行政部门制定。

对已确认发生严重不良反应的药品，国务院或者省、自治区、直辖市人民政府的药品监督管理部门可以采取停止生产、销售、使用的紧急控制措施，并应当在五日内组织鉴定，自鉴定结论作出之日起十五日内依法作出行政处理决定。

上述内容，详见本书第九章。

第四节　法律责任

一、法律责任的概念与分类

（一）法律责任的概念

法律责任，是指行为人由于违法行为、违约行为或者由于法律规定而应承担的某种不利法律后果。

（二）法律责任的分类

根据行为人违反法律规范的性质和社会危害程度，法律责任分为民事责任、行政责任和刑事责任三种。

1. 民事法律责任　民事责任，是指行为人因违反民事法律、违约或者由于法律规定所应承担的一种法律责任。药品管理法上的民事责任则是指因使用不合格药品或假药、劣药造成他人人身伤害时，药品的生产者、经营者及药品检验机构应当承担的损害赔偿责任。

承担民事责任的方式有很多种，《药品管理法》所确定的民事责任形式主要是损害赔偿。《药品管理法》规定需要承担民事责任的行为主要有两种，一是药品检验机构出具的检验结果不实，造成损失的，应当承担相应的赔偿责任；一是药品的生产企业、经营企业、医疗机构违反规定，给药品使用者造成损害的，依法承担赔偿责任。

2. 行政法律责任 行政责任，是指行为人违反行政法律规范但尚未构成犯罪所应承担的法律后果，主要包括行政处罚和行政处分两类。

行政处罚是由特定国家行政执法机关对违反国家经济、行政管理法律、法规，尚不够犯罪的公民、法人给予的一种行政制裁，《药品管理法》规定的行政处罚主要有警告、罚款、没收药品和违法所得、停产停业整顿、吊销许可证或撤销药品批准证明文件等 5 种形式。

行政处分是国家行政机关、企事业单位或其他组织依照行政隶属关系对违法失职的国家公务员或所属人员实施的惩戒措施，主要包括警告、记过、记大过、降级、降职、撤职、开除留用察看、开除等 8 种形式，《药品管理法》规定的承担行政责任的违法行为是最多的。

3. 刑事法律责任 刑事责任，是指行为人因其犯罪行为所必须承受的，由司法机关代表国家所确定的否定性法律后果。《药品管理法》中规定多种违法行为要依照《中华人民共和国刑法》（以下简称《刑法》）追究刑事责任，其中特别需要注意的是《刑法》中关于生产销售假药罪、生产销售劣药罪的规定。

《刑法》第 141 条规定，生产、销售假药，足以严重危害人体健康的，处三年以下有期徒刑或者拘役，并处或者单处销售金额 50% 以上二倍以下罚金；对人体健康造成严重危害的，处三年以上十年以下有期徒刑，并处销售金额 50% 以上二倍以下罚金；致人死亡或者对人体健康造成特别严重危害的，处十年以上有期徒刑、无期徒刑或者死刑，并处销售金额 50% 以上二倍以下罚金或者没收财产。

《刑法》第 142 条规定，生产、销售劣药，对人体健康造成严重危害的，处三年以上十年以下有期徒刑，并处销售金额 50% 以上二倍以下罚金；后果特别严重的，处十年以上有期徒刑或者无期徒刑，并处销售金额 50% 以上二倍以下罚金或者没收财产。

第一，"足以严重危害人体健康"的情形有：①依照国家药品标准不应含有有毒有害物质而含有，或者含有的有毒有害物质超过国家药品标准规定的；②属于麻醉药品、精神药品、医疗用毒性药品、放射性药品、避孕药品、血液制品或者疫苗的；③以孕产妇、婴幼儿、儿童或者危重病人为主要使用对象的；④属于注射剂药品、急救药品的；⑤没有或者伪造药品生产许可证或者批准文号，且属于处方药的；⑥其他足以严重危害人体健康的情形。

第二，"对人体健康造成严重危害"的情形有：①生产、销售的假药被使用后，造成轻伤以上伤害，或者轻度残疾、中度残疾，或者器官组织损伤导致一般功能障碍或者严重功能障碍，或者有其他严重危害人体健康情形的；②生产、销售的劣药被使用后，造成轻伤以上伤害，或者轻度残疾、中度残疾，或者器官组织损伤导致一般功能障碍或者严重功能障碍，或者有其他严重危害人体健康情形的。

第三，"对人体健康造成特别严重危害"的情形，即生产、销售的假药被使用后，造成重度残疾、三人以上重伤、三人以上中度残疾或者器官组织损伤导致严重功能障碍、十人以上轻伤、五人以上轻度残疾或者器官组织损伤导致一般功能障碍，或者有其他特别严重危害人体健康情形的。

第四，"后果特别严重"的情形，即生产、销售的劣药被使用后，致人死亡、重度残疾、三人以上重伤、三人以上中度残疾或者器官组织损伤导致严重功能障碍、十人以上轻伤、五人以上轻度残疾或者器官组织损伤导致一般功能障碍，或者有其他特别严重危害人体健康情形。

第五，医疗机构知道或者应当知道是假药或者劣药而使用或者销售，以销售假药罪或者销售劣药罪追究刑事责任。

第六，知道或者应当知道他人生产、销售假药、劣药，而有下列情形之一的，以生产、销售假药罪或者生产、销售劣药罪等犯罪的共犯论处：①提供资金、贷款、账号、发票、证明、许可证件的；②提供生产、经营场所、设备或者运输、仓储、保管、邮寄等便利条件的；③提供生产技术，或者提供原料、辅料、包装材料的；④）提供广告等宣传的。

二、违反药品管理法的法律责任

《药品管理法》及《实施条例》规定违反药品管理法的法律责任可分为以下几种情形。

（一）违反有关许可证、药品批准证明文件规定的法律责任

违反有关许可证、药品批准证明文件规定的法律责任见表2-9。

表2-9　违反许可证、批准证明文件规定的法律责任

法律条款	行为主体	违法行为	法律责任	
			行政责任	民事或刑事责任
《药品管理法》第73条 《实施条例》第65、67、74条（按《药品管理法》第73条处罚）	单位或个人	没有许可证生产、经营药品或配制制剂 1. 未经批准，擅自在城乡集市贸易市场设点销售药品或者在城乡集市贸易市场设点销售的药品超出批准范围的 2. 个人设置的门诊部、诊所等医疗机构向患者提供的药品超出规定范围的 3. 药品生产、经营企业和医疗机构变更许可事项，应当办理变更登记手续而未办理的，应给予警告，责令限期补办，逾期不补办的，宣布其许可证无效；但其仍然从事药品生产经营活动的	1. 依法予以取缔 2. 没收药品、没收违法所得 3. 并处罚款：药品货值金额2～5倍	构成犯罪的，依法追究刑事责任
《药品管理法》第80条 《实施条例》第66条（按《药品管理法》第80条处罚）	药品生产、经营企业、医疗机构	从没有许可证的企业购进药品 未经批准，医疗机构擅自使用其他医疗机构配制的制剂的	1. 责令改正，没收购进药品及违法所得 2. 并处罚款：购进药品货值金额2～5倍 3. 情节严重的吊销许可证或者医疗机构执业许可证	

续表

法律条款	行为主体	违法行为	法律责任	
			行政责任	民事或刑事责任
《药品管理法》第82条	单位或个人	伪造、变造、买卖、出租、出借许可证或药品批准证明文件	1. 没收违法所得 2. 并处罚款:违法所得1~3倍或2万~10万 3. 情节严重吊销许可证或药品批准证明文件	
《药品管理法》第83条	单位或个人	以欺骗手段取得许可证或者药品批准证明文件	1. 吊销许可证或者撤销药品批准证明文件 2. 5年内不受理其申请 3. 并处罚款1万~3万元	构成犯罪的,依法追究刑事责任

（二）生产销售假药、劣药的法律责任

生产销售假药、劣药的法律责任见表2-10。

表2-10 生产、销售假药、劣药的法律责任

法律条款	行为主体	违法行为	法律责任	
			行政责任	民事或刑事责任
《药品管理法》第74条 《实施条例》第64、68条（按《药品管理法》第74条处罚）	单位或个人	生产、销售假药的 1. 擅自委托或者接受委托生产药品的 2. 医疗机构使用假药的	1. 没收假药和违法所得 2. 并处罚款:药品货值金额2~5倍 3. 撤销药品批准证明文件 4. 并责令停产、停业整顿 5. 情节严重的吊销许可证	构成犯罪的,依法追究刑事责任
《药品管理法》第75条 《实施条例》第68、71条（按《药品管理法》第75条处罚）	单位或个人	生产、销售劣药的 1. 生产没有国家药品标准的中药饮片,不符合省级药品监督管理部门制定的炮制规范的 2. 医疗机构不按照省级药品监督管理部门批准的标准配置制剂的 3. 医疗机构使用劣药的	1. 没收劣药和违法所得 2. 并处罚款:药品货值金额1~3倍 3. 情节严重,责令停产、停业整顿或撤销药品批准证明文件、吊销许可证	构成犯罪的,依法追究刑事责任
《药品管理法》第76条	单位	生产、销售假药及生产、销售劣药情节严重	1. 直接负责的主管人员和其他直接责任人员,10年内不得从事药品生产、经营活动 2. 对生产者专门用于假、劣药的原辅料、包装材料予以没收	

续表

法律条款	行为主体	违法行为	法律责任	
			行政责任	民事或刑事责任
《药品管理法》第77条	单位或个人	为假、劣药提供运输、保管、仓储等便利条件	1. 没收违法收入 2. 并处罚款：违法收入的50%~3倍	构成犯罪的，依法追究刑事责任

（三）违反《药品管理法》其他有关规定的法律责任

违反《药品管理法》其他有关规定的法律责任见表2-11。

表2-11　违反《药品管理法》其他有关规定的法律责任

法律条款	行为主体	违法行为	法律责任	
			行政责任	民事或刑事责任
《药品管理法》第79条 《实施条例》第63、69条（按《药品管理法》第79条处罚）	药品生产、经营企业、临床试验机构、非临床安全性研究机构	未按照 GMP、GSP、GLP、GCP 实施相应的质量管理规范 1. 开办药品生产企业、药品生产企业新建药品生产车间、新增生产剂型，在国务院药品监督管理部门规定的时间内未通过 GMP 认证，仍进行药品生产的 2. 开办药品经营企业，在国务院药品监督管理部门规定的时间内未通过 GSP 认证，仍进行药品经营的 3. 擅自进行临床试验的	1. 给予警告，责令限期改正逾期不改正的 2. 逾期不改正的，责令停产、停业整顿，并处罚款5000元~2万元 3. 情节严重的吊销许可证和临床试验资格	
《药品管理法》第81条	药品进口者	没有向允许药品进口的口岸所在地药品监督管理局登记备案	1. 警告、限期改正 2. 逾期不改正者，撤销进口药品注册证	
《药品管理法》第84条	医疗机构	将其配制的制剂在市场销售	1. 没收制剂、没收违法所得 2. 并处罚款：制剂货值金额1~3倍	
《药品管理法》第85条	药品经营企业	1. 购销记录不真实或不完整 2. 销售药品、调配处方、销售中药材不符合《药品管理法》第19条规定	1. 责令改正，警告 2. 情节严重者吊销药品经营许可证	
《药品管理法》第86条 《实施条例》第73条（按《药品管理法》第86条处罚）	单位或者个人	药品标识不符合规定 药品生产企业、药品经营企业生产、经营的药品及医疗机构配制的制剂，其包装、标签、说明书违反《药品管理法》及《实施条例》规定的	除依法按假、劣药论处的外： 1. 责令改正、警告 2. 情节严重，撤销药品批准证明文件	

续表

法律条款	行为主体	违法行为	法律责任	
			行政责任	民事或刑事责任
《药品管理法》第90条	药品生产、经营企业及医疗机构	在药品购销中给予、收受回扣、其他利益	1. 罚款1万~20万元 2. 情节严重的吊销许可证及营业执照	构成犯罪的,依法追究刑事责任
	药品生产、经营企业或其代理人	在药品购销活动中受贿		
《药品管理法》第91条	药品生产、经营企业负责人、采购人员	在药品购销中收受财物、其他利益	1. 给予处分 2. 没收违法所得	构成犯罪的,依法追究刑事责任
	医疗机构的负责人、采购人员、医师	收受财物、其他利益	1. 给予处分 2. 没收违法所得 3. 情节严重,吊销医师执业证书	
《药品管理法》第92条	单位或个人	药品广告审批及广告内容有违法行为	1. 按《广告法》规定处罚 2. 撤销广告批准文号 3. 一年内不受理该品种广告审批申请	构成犯罪的,依法追究刑事责任
《实施条例》第76条	单位或个人	篡改经批准的药品广告内容的	1. 责令立即停止发布广告 2. 按《广告法》规定处罚 3. 撤销广告批准文号 4. 一年内不受理该品种广告审批申请	
《实施条例》第77条	发布药品广告的企业	在药品生产企业所在地或者进口药品代理机构所在地以外的省、自治区、直辖市发布药品广告,未按照规定向发布地省、自治区、直辖市人民政府药品监督管理部门备案的。	1. 责令限期改正 2. 逾期不改正的,停止该药品品种在发布地的广告发布活动	
《药品管理法》第93条	药品生产、经营企业、医疗机构	给药品使用者造成损害的		依法承担赔偿责任

（四）药品监督管理部门、药品检验机构违法的法律责任

药品监督管理部门、药品检验机构违法的法律责任见表2-12。

表 2-12　药品监督管理部门、药品检验机构违法的法律责任

法律条款	行为主体	违法行为	法律责任	
			行政责任	民事或刑事责任
《药品管理法》第87条	药品检验机构和个人（指直接负责的主管人员和其他直接责任人员）	药品检验机构出具虚假检验报告	1. 责令改正、给予警告 2. 罚款：单位3万~5万元 3. 个人：降级、撤职、开除、罚款3万元以下 4. 没收违法所得 5. 情节严重的撤销检验资格	构成犯罪的依法追究刑事责任；造成损失的，依法承担赔偿责任
《药品管理法》第92条	药品监督管理部门	不履行药品广告审查职责造成虚假广告等	对直接负责的主管人员和其他责任人员给予行政处分	构成犯罪的依法追究刑事责任
《药品管理法》第94条	药品监督管理部门	违法发给 GMP、GSP 认证证书、许可证、进口药品注册证、新药证书、药品批准文号等违法审批、违法许可行为	1. 责令收回违法发给的证书、撤销药品批准证明文件 2. 对责任人给予行政处分	构成犯罪的依法追究刑事责任
《药品管理法》第95条	药品监督管理部门、药品检验机构及其工作人员	参与药品生产、经营活动	1. 责令改正 2. 没收违法所得 3. 个人给予行政处分	
《药品管理法》第96条	药品监督管理部门、药品检验机构	在药品监督检验中违法收费	1. 责令退还 2. 个人给予行政处分 3. 情节严重的撤销其检验资格	
《药品管理法》第97条	药品监督管理部门及其有关人员	失职、渎职行为	个人给予行政处分	构成犯罪的依法追究刑事责任
《药品管理法》第98条	药品监督管理部门	下级药监部门的违反《药品管理法》的行政行为	1. 责令限期改正 2. 逾期不改正的，有权予以改变或撤销	
《药品管理法》第99条	药品监督管理人员	滥用职权、徇私舞弊、玩忽职守	行政处分	构成犯罪的依法追究刑事责任
《实施条例》第72条	药品监督管理部门及其工作人员	泄露生产者、销售者为获得生产、销售含有新型化学成分药品许可而提交的未披露试验数据或者其他数据，造成申请人损失的	对直接责任人员依法给予行政处分	1. 药品监督管理部门依法承担赔偿责任 2. 药品监督管理部门赔偿损失后，应当责令故意或者有重大过失的工作人员承担部分或者全部赔偿费用

（五）违反其他法律规定的法律责任

违反其他法律规定的法律责任见表 2-13。

表 2 – 13 违反其他法律规定的法律责任

法律条款	行为主体	违法行为	法律责任	
			行政责任	民事或刑事责任
《药品管理法》第 89 条	药品生产、经营企业医疗机构	不执行政府定价、政府指导价	《价格法》第 39 条：责令改正 1. 没收违法所得，可以并处违法所得 5 倍以下的罚款。 2. 没有违法所得的，可以处以罚款 3. 情节严重的，责令停业整顿。	
《药品管理法》第 89 条	药品生产、经营企业、医疗机构	1. 生产企业拒报、虚报、瞒报生产经营成本 2. 不依法向价格部门提供实际购销价格、购销数量资料	《价格法》第 44 条：拒绝按照规定提供监督检查所需资料提供虚假资料的，责令改正，予以警告；逾期不改正的，可以处以罚款。	
《药品管理法》第 89 条	药品生产、经营企业、医疗机构	1. 不依法制定合理药价 2. 存在暴利和损害用药者利益的价格欺诈行为	《价格法》第 40 条：责令改正，没收违法所得，可以并处违法所得 5 倍以下的罚款；没有违法所得的，予以警告，可以并处罚款；情节严重的，责令停业整顿，或者由工商行政管理机关吊销营业执照	
《药品管理法》第 89 条	药品生产、经营企业、医疗机构	不标明药品零售价格	《价格法》第 42 条：经营者违反明码标价规定的，责令改正，没收违法所得，可以并处 5 千元以下的罚款	
《实施条例》第 70 条	药品申报者	申报临床试验时，报送虚假研制方法、质量标准、药理及毒理试验结果等有关资料和样品的	1. 对该申报药品的临床试验不予批准 2. 对药品申报者给予警告 3. 三年内不受理该药品申报者申报	

（六）从重处罚的违法行为

违反《药品管理法》和《实施条例》的规定，有下列行为之一的，由药品监督管理部门在《药品管理法》和《实施条例》规定的处罚幅度内从重处罚：

1. 以麻醉药品、精神药品、医疗用毒性药品、放射性药品冒充其他药品，或者以其他药品冒充上述药品的；

2. 生产、销售以孕产妇、婴幼儿及儿童为主要使用对象的假药、劣药的；

3. 生产、销售的生物制品、血液制品属于假药、劣药的；

4. 生产、销售、使用假药、劣药，造成人员伤害后果的；

5. 生产、销售、使用假药、劣药，经处理后重犯的；

6. 拒绝、逃避监督检查，或者伪造、销毁、隐匿有关证据材料的，或者擅自动用查封、扣押物品的。

（七）减轻或免除处罚

药品经营企业、医疗机构未违反《药品管理法》和《实施条例》的有关规定，并有充分证据证明其不知道所销售或者使用的药品是假药、劣药的，应当没收其销售或者使用的假药、劣药和违法所得；但是，可以免除其他行政处罚。

执业药师 考点

1. 药品的概念，药品的质量特征，药品的商品特征。

2. 《药品管理法》和《药品管理法实施条例》中总则、药品生产企业管理、药品经营企业管理、医疗机构药剂管理、药品管理、药品价格与广告管理、药品监督和法律责任的相关内容。

思考题

1. 简述药品的定义及其特征。

2. 简述药品的分类。

3. 概述我国药品管理法律体系的框架结构。

4. 简述医疗机构药剂管理的主要规定。

5. 简述药品进出口管理的主要规定。

6. 什么是假药？按假药论处的情形有哪些？

7. 什么是劣药？按劣药论处的情形有哪些？

（何　宁、张志国）

第三章 ▶ 药品监督管理

要点导航

　　掌握：我国药品监督管理体系、药品管理相关部门的主要职责、药品质量监督检验分类、药品标准定义；

　　熟悉：药品监督管理的概念、主要行政手段、基本药物的定义和国家基本药物制度；

　　了解：美国、欧盟、日本及世界卫生组织药品监督管理体系。

第一节　概　述

一、药品监督管理概念与原则

　　药品是特殊的商品，药品的质量关系到公众的健康甚至生命。因此世界各国政府对药品的监督管理均极为重视，纷纷采用法律、行政等手段对药事活动进行监督管理，以保证药品质量，保障公众的用药安全，维护公众的身体健康。

　　（一）药品监督管理的概念

　　药品监督管理是指药品监督管理机关，依据相关法律法规的规定，对药品的研制、生产、流通和使用环节进行监督管理的过程。药品监督管理属行政监督管理，其核心是对药品质量的监督管理。

　　1. 药品监督管理的主体　《中华人民共和国药品管理法》规定国务院药品监督管理部门主管全国药品监督管理工作。2013 年 3 月 14 日，根据十二届全国人大一次会议通过的国务院机构改革和职能转变方案，新组建的国家食品药品监督管理总局承担全国药品监督管理工作，省、自治区、直辖市人民政府药品监督管理部门负责本行政区域内的药品监督管理工作。另外国务院有关部门在各自的职责范围内负责与药品有关的监督管理工作，省、自治区、直辖市人民政府有关部门在各自的职责范围内负责本行政区域与药品有关的监督管理工作。同时，国务院药品监督管理部门应当配合国务院经济综合主管部门，执行国家制定的药品行业发展规划和产业政策。行政主体依法被赋予相应的职能与权利，同样，主体的违法行为也会承担相应的法律责任。

　　2. 药品监督管理的对象　药品监督管理是主体对行政相对方的监督，其对象是主体管辖范围内从事药品的研制、生产、流通、使用的单位或者个人。如制药企业、医药公司、医疗机构、中药材种植户等等。国家对药品监督管理部门的要求是转变管理理念，创新管理方式，充分发挥市场机制、社会监督和行业自律作用，建立让生产经营者成为药品安全第一责任人的有效机制。

3. 药品监督管理的内容　药品监督管理的内容是监督检查行政相对方遵循药品管理法和与药品管理相关的法律、法规、规章制度的情况，主要是针对药品研制、生产、流通、使用全过程中的药事活动，如药品研发、药品生产、药品流通、医疗机构药事活动、特殊管理药品等内容进行监督管理，其核心是对药品质量、保证体系、过程管理的监督管理。

（二）我国药品监督管理的原则

1. 依法实施监督管理的原则　依法实施监督管理，即行政行为的做出必须有法律根据，是国家药品监督管理的最基本原则，也是依法行政的体现。主要包括三个方面，一是任何药品监督管理行为必须有法律、法规、规章制度的依据；二是药品的监督管理应在法律、法规、规章制度规定的权限范围内实施；三是药品的监督管理适用的法律、法规、规章制度应准确无误。

2. 遵循合法监督管理的原则　药品监督管理作为行政管理，应当遵循行政合法的原则，主要包括两个方面：一是主体合法，任何行政职权都必须基于法律的授予才能存在，药品监督管理也不例外。《中华人民共和国药品管理法》对药品监督管理的主体作了规定，任何行政主体都不得自己设立行政权力，也不得超越自己的职权范围行事。二是遵守实体规范、程序规范。任何行政职权的行使都应依据法律、遵守法律，不得与法律相抵触。如药品管理的行政主体对自身立法程序的规定，如 2013 年 10 月 24 日国家食品药品监督管理总局令发布的《国家食品药品监督管理总局立法程序规定》。

3. 以事实为依据，以法律为准绳的原则　对药品监督管理过程中违法违规行为的处理，要求遵循我国社会主义法律适用的基本原则，以事实为依据，以法律为准绳，在进行处理时要求证据确凿充分，即作出行政行为必须以客观事实为依据。如处理行政复议案件中，《国家食品药品监督管理总局行政复议办法》明确规定，被申请人要对其做出的具体行政行为承担举证责任，负责证明做出具体行政行为的事实根据和法律依据。

二、药品监督管理的行政手段与作用

（一）药品监督管理的行政手段

药品监督管理的行政手段是指国家通过药品监督管理的行政部门，采取带强制性的行政命令、指示、规定等措施进行行政管理的方法。其目的是通过权威的手段将国家药品监督管理的各项方针、政策准确无误、坚决有力地推行和落实。目前我国对药品监督管理的行政手段主要有以下几种。

1. 药品行政许可　药品行政许可，是指药品监督管理行政机关根据公民、法人或者其他组织的申请，经依法审查，准予其从事特定活动的行为。行政许可分为行为许可和资格许可。这里的特定活动，主要包括药品研制、生产、流通、使用过程中的有关行为。按国家食品药品监督管理局关于施行行政许可项目的公告，其负责组织施行的行政许可涉及各类注册、审批、审查、审核、批准、核发、核准、认证、认定、保护、备案等项目共计 67 项主要内容，如药品注册、临床实验审批、各类规范认证，中药的品种保护、药品类易制毒化学品、特殊管理药品的生产、经营的审批工作、处方药与非处方药转换评价等内容。药品的行政许可和其他行政许可一样，主要目的是为了维护公共利益和社会秩序，保障和监督药品监督管理部门有效实施行政管理。

2. 药品行政监督检查 各级药品监督管理部门可在法律规定的权限范围内对药品的研制、生产、流通、使用等领域实施监督检查，接受检查的对象应主动配合，不得拒绝与隐瞒，同时还应向药品监督管理部门提供真实情况。如研制的原始资料、生产记录、购销凭证、处方登记等。除此之外，药品的监督检查还包括对生产、流通领域规范认证后的跟踪检查等内容及贯彻规范后的动态监督检查。如对 GMP 的飞行检查等等。

3. 药品行政处罚 药品行政处罚是国家食品药品监督管理部门对违反行政管理法律法规的公民、法人或者其他组织依法给予的制裁。药品行政处罚的形式主要有警告、罚款、吊销许可证和执照、责令停产停业、没收财物、禁止从事药品相关活动、不受理申请等。

药品监督管理部门由违法行为发生地的药品监督管理部门管辖。实施行政处罚必须坚持①法定依据的原则；②法定程序的原则；③公正、公开的原则；④处罚与教育相结合的原则；⑤保护公民、法人及保护公民、法人及其他组织合法权益的原则。

4. 药品行政强制措施 我国现行与药品监督有关的行政强制措施主要为限制药品流通的行政强制措施，如查封、扣押、冻结等。采取行政强制措施的主要目的是为制止违法行为、防止证据损毁、避免危害发生、控制危险扩大等。

目前，我国对药品监督管理采取的行政强制措施主要有药品责令召回、对药品不良反应采取必要的控制措施等。其中，药品责令召回是指药品监督管理部门经过调查评估，认为存在安全隐患，药品生产企业应当召回药品而未主动召回的，应当责令药品生产企业召回药品。对发生不良反应的药品采取必要的控制措施主要是通过药品不良反应报告制度，及时发现新的、严重的药品不良反应，对疗效不确切、不良反应大或者其他原因危害人体健康的药品，国家和省级药品监督管理部门可以采取停止生产、销售、使用的紧急控制措施，并于 5 日内组织鉴定，自鉴定结论做出之日起 15 日内依法做出行政处理决定。

（二）药品监督管理的作用

1. 保证药品质量 药品是特殊的商品，保证药品质量至关重要。在市场经济条件下，许多不法分子为了牟取暴利，常常采用假药、劣药冒充合格药品，或是不具备条件而擅自研制、生产、流通、使用药品，但药品的质量好坏消费者大多难以鉴别。因此，国家必须加强涉及药品的各个环节的监督管理，以保证药品质量，确保使药品达到满足规定的要求和需要。

2. 保障人体用药安全，维护公众身体健康及用药的合法权益 随着社会的发展，合理用药越来越受到公众的关注，药物的合理使用涉及医生、药师、患者等各个方面。同时，安全用药也是人们的合法权益。因此政府和相关行业、企业应加强药品的监督管理，以保障人体用药安全，防止出现药害事件，以达到药品使用的目的。

3. 促进药品的研制、生产、流通、使用等环节的规范化运行，提升相关领域的国际竞争力　随着社会的发展，国家之间、企业之间的竞争不断加剧，一方面，一个国家的监督管理的水平如何，提供的政策环境怎样，都会对企业核心竞争力的培育与发展起到关键作用。另一方面，评价国际核心竞争力要素中所指的政府行为，主要是指政府对相关领域的监督管理作用和为行业、企业创造的政策环境。如制定各种规范，提供各类支撑，形成各类标准，进行各类管理等等，促进规范运行，可提升相关领域的国际竞争力。

第二节　我国药品监督管理体系

药事管理组织体制是指一定社会制度下药事工作的组织方式、管理方法和管理制度，是国家关于药事管理的机构设置、职能配置和运行机制等方面的制度。而药事管理体系主要是指药事管理的组织制度与管理制度，一般来说，药事管理组织体系大体可分为国家药事管理组织体系和药学机构自身的药事管理组织体系两个部分，而药品监督管理组织体系属于国家药事管理组织体系范畴，主要由药品行政监督管理组织体系和技术监督管理组织体系两部分组成。

一、药品行政监督管理体系

我国的药品行政监督管理组织体系主要是指国家设置的药品监督管理部门以及省、市、县级政府设置的药品监督管理部门。

（一）药品行政监督管理机构的职责

1. 国家药品监督管理部门　我国国家药品监督管理机构设置与体制历经多年发展，几经变化，其过程见表 3 - 1。

表 3 - 1　国家药品监督管理部门发展历程

时间	药品监管部门	职能	隶属
1949	药政处	药品监督管理	原卫生部
1953	药政司	药品监督管理	原卫生部
1957	药政管理局	药品监督管理	原卫生部
1984	药政管理局	《药品管理法》	原卫生部
1998	国家药品监督管理局	药品监督管理	国务院
2003	国家食品药品监督管理局（SFDA）	食品、保健食品、化妆品的监管	国务院
2008	国家食品药品监督管理局	职能调整	原卫生部
2013	国家食品药品监督管理总局（CFDA）	职能调整	国务院

①1978 年成立国家医药管理总局，隶属国务院，由卫生部代管，统一行使中西药品及医疗器械生产、供应和使用行业管理职能；
②1982 年成立国家医药管理局，隶属国家经济贸易委员会，职能同上。

2013 年，十二届全国人大一次会议通过的国务院机构改革和职能转变方案确定，国家食品药品监督管理总局（CFDA）主管全国药品监督管理工作，其主要职责为：

（1）负责起草食品（含食品添加剂、保健食品，下同）安全、药品（含中药、民族药，下同）、医疗器械、化妆品监督管理的法律法规草案，拟订政策规划，制定部门规章，推动建立落实食品安全企业主体责任、地方人民政府负总责的机制，建立食品药品重大信息直报制度，并组织实施和监督检查，着力防范区域性、系统性食品药品安全风险。

（2）负责制定食品行政许可的实施办法并监督实施。建立食品安全隐患排查治理机制，制定全国食品安全检查年度计划、重大整顿治理方案并组织落实。负责建立食品安全信息统一公布制度，公布重大食品安全信息。参与制定食品安全风险监测计划、食品安全标准，根据食品安全风险监测计划开展食品安全风险监测工作。

（3）负责组织制定、公布国家药典等药品和医疗器械标准、分类管理制度并监督实施。负责制定药品和医疗器械研制、生产、经营、使用质量管理规范并监督实施。负责药品、医疗器械注册并监督检查。建立药品不良反应、医疗器械不良事件监测体系，并开展监测和处置工作。拟订并完善执业药师资格准入制度，指导监督执业药师注册工作。参与制定国家基本药物目录，配合实施国家基本药物制度。制定化妆品监督管理办法并监督实施。

（4）负责制定食品、药品、医疗器械、化妆品监督管理的稽查制度并组织实施，组织查处重大违法行为。建立问题产品召回和处置制度并监督实施。

（5）负责食品药品安全事故应急体系建设，组织和指导食品药品安全事故应急处置和调查处理工作，监督事故查处落实情况。

（6）负责制定食品药品安全科技发展规划并组织实施，推动食品药品检验检测体系、电子监管追溯体系和信息化建设。

（7）负责开展食品药品安全宣传、教育培训、国际交流与合作。推进诚信体系建设。

（8）指导地方食品药品监督管理工作，规范行政执法行为，完善行政执法与刑事司法衔接机制。

（9）承担国务院食品安全委员会日常工作。负责食品安全监督管理综合协调，推动健全协调联动机制。督促检查省级人民政府履行食品安全监督管理职责并负责考核评价。

（10）承办国务院以及国务院食品安全委员会交办的其他事项。

2. 省和省以下药品监督管理部门 省级药品监督管理部门是省级人民政府的工作机构，由同级卫生部门管理，履行法定的药品监督管理职能，在本辖区内履行法定的药品监督管理职能。市、县食品药品监督管理机构作为同级政府的工作机构，可根据需要设置，保证其相对独立的依法履行职责，保证其对消费食品安全和药品研究、生产、流通、使用全过程的有效监管。

二、药品技术监督管理体系

药品技术监督管理机构是药品监督管理体系的组成部分，为药品行政监督提供技术支持与保障。我国的药品技术监督管理机构主要包括药品检验机构及国家食品药品监督管理总局直属事业单位等。

（一）药品检验机构

药品检验机构为同级药品监督管理机构的直属事业机构，其中中国食品药品检定研究院（NIFDC）是国家食品药品监督管理总局的直属事业单位，是国家检验药品生物制品质量的法定机构和最高技术仲裁机构。

中国食品药品检定研究院的主要职责为：

（1）承担依法实施药品和质量监督检查所需的检验和复验工作。

（2）负责标定和管理国家药品标准、对照品。

（3）负责组织药品、医疗器械的质量抽查检验工作并提供质量公告的技术数据；综合上报药品质量信息和技术分析报告。

（4）受国家食品药品监督管理局委托，对省、自治区、直辖市药品检验所及口岸药品检验所进行实验室技术考核及业务指导；对药品生产企业、药品经营企业和医疗机构中的药品检验机构或人员进行业务指导。

（5）受国家食品药品监督管理局委托，承担生物制品批签发的具体业务工作。

（6）对有关直接接触药品的包装材料和容器、药用辅料的药用要求与标准进行实验室复核并提出复核意见。

（7）承担司法机构委托的对涉嫌"足以危害人体健康"的假药进行药品含量和杂质成分等的技术鉴定。

（8）承担药品、生物制品、医疗器械注册检验；协助国家食品药品监督管理局参与药品、医疗器械行政监督。

（9）受国家食品药品监督管理局委托，承担有关药品、医疗器械、保健食品广告的技术监督。

（10）对有关药品、生物制品注册标准进行实验室复核并提出复核意见。

（11）受国家食品药品监督管理局委托，承担药学研究、工程类高级技术职称的评审；受国家食品药品监督管理局委托，承担国家食品药品监督管理局科技管理办公室的工作。

（12）承担国家委托的检定、生产用菌种、细胞株和医用标准菌株的收集、鉴定、保存、管理和分发。

（13）承担国家啮齿实验动物保种、育种、供种和实验动物质量检测工作。

（14）承担国家药物安全评价工作。

（15）承办国家食品药品监督管理局和相关部门交办的其他事项。

省级药品监督管理机构设置药品检验机构，市级一般也设有药品检验机构，县级药品检验机构根据工作需要设置。

（二）国家药典委员会

中华人民共和国药典委员会，简称国家药典委员会，其任务和职责包括，审议修订国家药典委员会章程；审议新版《中国药典》设计方案；授权执行委员会审查并通过新版《中国药典》；审查并通过国家药典委员会的工作报告；讨论审议国家药品标准化工作范畴内的其他有关重大问题。

（三）国家食品药品监督管理总局药品审评中心

药品审评中心是国家总局的直属事业单位，主要职责为组织对药品注册申请进行技术审评和承办国家局交办的其他事项。

（四）国家食品药品监督管理总局药品评价中心（国家药品不良反应监测中心）

药品评价中心（国家药品不良反应监测中心）是国家食品药品监督管理总局的直属事业单位，其主要职责包括，承担国家基本药物目录的制定与调整；非处方药目录的制定与调整；药品再评价和淘汰药品；全国药品不良反应监测等技术工作及相关业务组织工作。

（五）国家食品药品监督管理总局食品药品审核查验中心

食品药品审核查验中心是国家食品药品监督管理总局的直属事业单位，其主要职责包括，制定并修订 GLP、GCP、GMP、GAP、GSP 和医疗器械 GMP 以及其相应的实施办法；对提出认证申请的企业进行现场检查和跟踪检查；承担进口药品 GMP 认证及国际药品认证互认等工作。

（六）国家食品药品监督管理总局执业药师资格认证中心

执业药师资格认证中心是国家食品药品监督管理总局的直属事业单位，其主要职责包括，承担执业药师资格考试、注册等专业技术业务组织工作；起草执业药师业务规范及承办国家食品药品监督管理局交办的其他事项。

（七）国家中药品种保护审评委员会（国家食品药品监督管理总局保健食品审评中心）

中药品种保护审评委员会（国家食品药品监督管理总局保健食品审评中心）是国家食品药品监督管理总局的直属单位，其主要职责包括，组织国家中药保护品种、保健食品的技术审查和审评工作；配合国家局制定或修订中药品种保护、保健食品技术以及化妆品的审评标准、要求和工作程序等。

案例 3-1

顺应药品抽验模式发展，快筛快检优势日益显现

药品监督抽验模式随着药品质量问题的发展而变化。快筛快检方法应运而生并日益凸显其地位和作用。根据药品检验实践来分析，我国药品监督抽验模式经历了三次演进：

模式一：检验监督。其基本流程是：监督检查——监督抽样——标准检验。

模式二：监检分离。其基本流程是：监督检查——监督抽样——标准检验——补充检验。

模式三：监检结合。其基本流程是：监督检查——快筛快检——监督抽样——标准检验——补充检验。补充检验项目与方法虽然能够使非法添加行为原形毕露，但其研究滞后性和审批、检验周期长。从 2003 年开始，以中检所的检测车项目和广东省药检所的快筛项目为代表的快筛方法应运而生，成为打击药品非法添加的利器。

2004 年，广东省局在全省开展补肾壮阳专项，快筛样品 1083 个，抽取阳性样品 350 个，经过液质确证含有"伟哥"成分 347 个，假阳性 3 个，假阴性 0 个，正确率为 99.1%。

2009 年 10 月，广东省局与省公安机关捣毁了广州市一非法生产"中华伟哥"窝点，查获市场总值超过 1 亿元人民币非法产品的大案。在案件侦破中，广东省药检所发

明的"伟哥"快速检测技术发挥了显著作用，技术人员在快速检测车中，不到3分钟就作出样品可能添加"伟哥"的判断，为案件的成功侦破提供了直接的证据、节约了宝贵的时间。

2011年，美国食品药品管理局（FDA）圣路易斯实验室目前与广东省药品检验所签署采购和合作协议，购买其自主研发的快筛试剂盒，标志着广东药品快速筛查技术迈出了国际化的重要一步。

本例表明：快筛快检技术受到了越来越广泛的关注，一方面反映了广东省药品检验所的检测技术已向国际化迈出了重要的一步，另一方面也表明，随着社会与环境的不断变化，药品的监督管理与监督检验也应随之发生变化，才能顺应时代发展的需要。

谢志浩. 药品监督抽验模式的模式演进. 中国中医药报. 2008 – 9 – 25 A3.

张雅馨. 广东药品快速筛查技术迈向国际化. 中国中医药报 2011 – 2 – 17 A1.

三、其他涉及药品监督的管理部门及其职责

根据现行法律、法规和国务院办公厅印发相关部委的主要职责、内设机构和人员编制规定（简称"三定方案"），药品监督管理工作涉及多个政府职能部门，除药品监督管理部门外还涉及以下行政管理部门。

（一）卫生行政部门

推进医药卫生体制改革，拟订卫生改革与发展战略目标、规划和方针政策，起草卫生、食品安全、药品、医疗器械相关法律法规草案，制定卫生、食品安全、药品、医疗器械规章，依法制定有关标准和技术规范；负责建立国家基本药物制度并组织实施，组织制定药品法典和国家基本药物目录，组织制定国家药物政策，拟订国家基本药物采购、配送、使用的政策措施，会同有关部门提出国家基本药物目录内药品生产的鼓励扶持政策，提出国家基本药物价格政策的建议；统筹规划与协调全国卫生资源配置，指导区域卫生规划的编制和实施；起草促进中医药事业发展的法律法规草案，制定有关规章和政策，指导制定中医药中长期发展规划，并纳入卫生事业发展总体规划和战略目标；负责医疗机构（含中医院、民族医院等）医疗服务的全行业监督管理等。

（二）中医药管理部门

拟订中医药和民族医药事业发展的战略、规划、政策和相关标准，起草有关法律法规和部门规章草案，参与国家重大中医药项目的规划和组织实施；负责指导民族医药的理论、医术、药物的发掘、整理、总结和提高工作，拟订民族医疗机构管理规范和技术标准并监督执行；组织开展中药资源普查，促进中药资源的保护、开发和合理利用，参与制定中药产业发展规划、产业政策和中医药的扶持政策，参与国家基本药物制度建设；组织拟订中医药人才发展规划；拟订和组织实施中医药科学研究、技术开发规划；承担保护濒临消亡的中医诊疗技术和中药生产加工技术的责任；组织开展中医药国际推广、应用和传播工作等。

（三）发展和改革宏观调控部门

监测和管理药品宏观经济，监督管理药品价格；依法制定和调整药品政府定价目

录；拟定和调整纳入政府定价目录的药品价格。

（四）人力资源和社会保障部门

负责统筹拟定医疗保险、生育保险政策、规划和标准；负责拟定医疗保险、生育保险基金管理办法；负责组织拟定定点医疗机构、药店的医疗保险服务和生育保险服务管理、结算办法及支付范围等工作，包括制定并发布《国家基本医疗保险、工伤保险和生育保险药品目录》。

（五）工商行政管理部门

药品生产、经营企业的工商登记、注册；查处无照生产、经营药品的行为；监督药品广告并处罚发布虚假违法药品广告的行为；监督管理药品市场交易行为和网络商品交易行为。

（六）工业和信息化管理部门

拟定和实施生物制药产业的规划、政策和标准；承担医药行业管理工作；承担中药材生产扶持项目管理和国家药品储备管理工作；配合药品监督管理部门加强对互联网药品广告的整治。

（七）商务管理部门

负责研究拟定药品流通行业发展的规划、政策和相关标准，推进药品流通行业结构调整，指导药品流通企业改革，推动现代药品流通方式的发展等。

（八）海关

负责药品进出口口岸的设置；药品进口与出口的监管、统计与分析。

（九）公安部门

负责涉药刑事案件的受理和立案侦查；协同药监部门打击违法制售假劣药品以及毒、麻、精、放射性药品中的违法犯罪行为。

（十）监察部门

负责调查处理药品监督管理人员的违反行政纪律的行为；依法加强监督，对拒不执行国家法律法规、违法违规审批，以及制售假劣药品和医疗器械问题严重的地区和部门，严肃追究有关领导和人员的责任。

第三节　国外药品监督管理体系

一、美国药品监督管理体系

美国的药品监管体系由美国食品药品监督管理局（FDA）和美国缉毒局（DEA）、全国药房委员会协会（NABP）、州药房理事会（SBP）、联邦贸易委员会（FTC）等监管部门通力合作与协调统一而构成。各部门相互支撑，保证了整个机构决策的科学性、工作的统一性、行动的快速性和监管的有效性。

（一）美国食品药品监督管理局（Food and Drug Administration，简称 FDA）

美国食品药品监督管理局是美国管理食品、药品以及化妆品等的主要行政监管部门，它是美国人类健康服务部（Health and Human Services，简称 HHS）的下属机构。同时，它是美国《联邦食品、药品和化妆品法案》等重要药政法规的主要执法机构。

FDA 由 13 个部门（7 个中心和 6 个办公室）组成，它们的主要职责是：

（1）局长办公室（Office of the Commissioner Organization，简称 OC）：指引 FDA 项目的方向，有效地管理 FDA，并在其监管框架内保护消费者，同时优化、合理利用可支配资源。

（2）国家毒理学研究中心（National Center for Toxicological Research Organization，简称 NCTR）：专门从事 FDA 监管的产品对人类的毒性研究。其拥有 3 个战略目标：①改善支持公众健康所需的科学方法和工具；②促进全球在 FDA 监管范围内的科学领域的交流；③改善管理，并开发新的交流材料和方法以实现 HHS/FDA 的科学目标。

（3）执行办公室（Office of Operations Organization 简称 OO）：负责监督 FDA 的日常事务和各中心、办事处、地区及局长办公室项目的执行情况。

（4）食品与兽药办公室（Office of Foods and Veterinary Medicine Organization，简称 OFVM）：负责领导 FDA 功能统一食品项目。该项目致力于解决食品安全、营养及其他重要的公共健康领域的问题。

（5）食品安全和应用营养中心（Center for Food Safety and Applied Nutrition Organization，简称 CFSAN）：负责确保国内食品供应安全、卫生、健康，标签真实，同时负责确保化妆品的安全和标签合理。

（6）兽药中心（Center for Veterinary Medicine Organization，简称 CVM）：负责评审、监测兽药的安全有效，确保动物用食品的安全有效、卫生、标签合理及评审动物用食品添加剂，开展有助于确保兽药、动物用食品、动物制食品安全的研究。

（7）医药产品与烟草办公室（Office of Medical Products and Tobacco Organization，简称 OMPT）

（8）医疗器械和放射健康中心（Center for Devices and Radiological Health Organization，简称 CDRH）：确保患者和供应商能及时持续地获得安全、有效、高质量的医疗器械和安全放射性产品。

（9）生物制品审评和研究中心（Center for Biologics Evaluation and Research Organization，简称 CBER）：确保生物制品的安全、有效、可及性，并向公众提供信息以促进生物制品的安全和合理使用。

（10）药品审评和研究中心（Center for Drug Evaluation and Research Organization，简称 CDER）：负责评审处方药和非处方药，确保药品的安全有效。

（11）烟草产品中心（Center for Tobacco Products Organization，简称 CTP）：负责监督家庭吸烟预防和烟草控制法案（Family Smoking Prevention and Tobacco Control Act）的实施情况。

（12）全球监管执法与政策办公室（Office of Global Regulatory Operations and Policy Organization，简称 OGROP）：负责为 FDA 国内和国际产品质量和安全提供执行监管、战略领导和政策指引。

（13）执法办公室（Office of Regulatory Affairs Organization，简称 ORA）：负责检查监管产品及其生产商，分析样品并审核进口产品。

（二）美国缉毒局（Drug Enforcement Administration，简称 DEA）

DEA 是负责对管制药物进行强制管理的一个联邦机构，它是美国司法部联邦调查局（FBI）的下属单位，成立于 1973 年 7 月，其前身是麻醉药物和危险药物管理局。它是美国管制药物法律法规的执法机构，其主要任务是打击美国境内的管制药物的非法交易。

（三）全国药房委员会协会（National Association of Boards of Pharmacy，简称NABP）

NABP 于 1904 年成立，是一个独立的、国际性的、公正的协会。药房委员会的成员分布于世界 8 个地区，包括美国的 50 个州、关岛、波多黎各、维京群岛、澳大利亚、加拿大的 8 个省和新西兰。该协会主要是帮助委员会成员制定、推行、执行一些旨在确保公众健康的行业标准。

（四）州药房理事会（State Board of Pharmacy，简称 SBP）

SBP 依据美国各州的法律成立，根据各州大小的不同，大致由 7 – 9 人组成。主要负责管理本州的药房工作等。

（五）联邦贸易委员会（Federal Trade Commission，简称 FTC）

FTC 对药品的监管非常有限，主要负责监管除处方药以外的所有药品广告，以确保这些广告内容真实，不使人产生误导。而处方药广告则是由 FDA 直接监管。FTC 和FDA 通过协商达成了"联络协议"，实行联络员制度，会定期召开会议讨论两个部门的相关事项，对监管职责进行了具体分工。

二、欧盟药品监督管理体系

欧盟药品管理局（European Medicines Agency，简称 EMA）是一个分散的机构，始建于 1995 年。EMA 是欧盟管理人用药品、兽药等健康产品的主要机构，它是依据欧洲经济共同体（EEC）No. 2309/93 而成立的。通常，EMA 的管理委员会将任命执行董事，由执行董事负责 EMA 的日常管理。EMA 的组织分为 8 个大部门，分别是人用药品研究与开发支持部门、人用药品评价部门、流程管理和商业支持部门、检查和人用药品药物警戒部门、兽药部门、参与者和交流部门、信息技术部门和行政部门。除此之外，EMA 还有管理委员会和七个科学委员会，它们分别是人用药品委员会（CHMP）、药物警戒风险评价委员会（PRAC）、兽用药品委员会（CVMP）、罕见病药品委员会（COMP）、草药委员会（HMPC）、儿科委员会（PDCO）、先进疗法委员会（CAT）。

EMA 的主要职责为通过评价和监管人用药品和兽药来保障和提高公众和动物的健康，具体表现为：

（1）严格科学地对欧盟内的药品上市申请进行审评。在集中审评程序下，企业需要提交单一的上市申请给 EMA。对规定范围内药品通过集中程序进行认证。如果生产的产品不在规定范围之内，企业可选择向 EMA 提交一份要求通过集中程序来进行认证的申请，但是必须证明：该药物产品有显著疗效，或有科学技术上的革新，或在其他任何方面对公众或动物有益。

（2）通过结合欧盟的安全监测或者药物警戒系统来监测药品的安全。EMA 将进行持续性的药品安全监测。如果药品不良反应报告显示某种上市后药品的收益和风险的平衡发生了变化，EMA 将采取适当的措施来保证公众的安全。

（3）参与特殊议题中的药品推荐程序，即根据欧盟委员会或者某一成员国的推荐进行药品评价，以解决特殊议题中关于药品安全或者收益风险平衡的问题。

（4）负责委员会要求的关于药品上市或者药品推荐相关检查，例如 GMP、GCP、GLP 等检查。

（5）负责实施欧盟的远程信息处理项目。

（6）鼓励药品的创新和研发，为制药企业研制新药提供科学的建议和帮助，发布一系列指导药品满足安全、有效、质量可控性测验要求的指南等。

三、日本药品监督管理体系

（一）厚生劳动省（Ministry of Health，Labour and Welfare，简称 MHLW）

作为日本政府进行政府部门重组计划的一部分，厚生劳动省（MHLW）于 2001 年 1 月 6 日由厚生省和劳动省合并而建立。MHLW 是日本药品监管的核心机构。厚生劳动省由本部、附属研究院、委员会、地方分支机构和外部组织组成。MHLW 下设的药品与食品安全局是药品的主要管理部门，负责临床研究、注册审查、上市药品安全性事务，是药品管理的核心机构。药品与医疗器械代理处（Pharmaceuticals and Medical Devices Agency，简称 PMDA）是日本主要的药品审评部门，该机构统一管理所有与药品和医疗器械安全性、疗效性和质量相关的事务。MHLW 和 PMDA 采取分工合作的模式。

1. 药品与食品安全局（Pharmaceutical and Food Safety Bureau，简称 PFSB） MHLW 本部中有 11 个局，药品与食品安全局（PFSB）是其中之一。PFSB 承担 MHLW 的主要职责和功能，负责处理临床试验与上市审评以及上市后安全性监测，即审批与核发许可证。PFSB 除负责执行保证药品、类药品（quasi‑drug）、化妆品和医疗器械的有效性和安全性的相关政策以及医疗机构安全政策外，还负责处理与公众生活和健康直接相关的问题，包括执行与血液供给和血液制品、麻醉品和兴奋剂相关的政策。

2. 卫生政策局（Health Policy Bureau，简称 HPB） MHLW 本部中有 11 个局，卫生政策局是其中之一。卫生政策局负责促进研究与开发以及生产和销售政策，即与制药公司相关的职能。随着老龄社会的到来，疾病结构的改变，以及公众对卫生保健质量要求的不断提高，卫生政策局正在起草有关政策，旨在为 21 世纪建立获得高质量、充足的卫生保健的保障系统。经济事务处和研究与发展处，是与医药工业最为密切相关的两个处。

3. 国立健康科学研究所（National Institute of Health Science，简称 NIHS） 该研究所长期进行药品、食品和许多生活环境中化学制品的评价试验和研究。评价试验和研究的结果用以确保和改善日本民众的健康和环境。

4. 药事与食品卫生委员会（Pharmaceutical Affairs and Food Sanitation Council，简称 PAFSC） 药事与食品卫生委员会（PAFSC）是 MHLW 的一个顾问机构，评估和讨论重要的药品与食品卫生相关的事务。

（二）药品与医疗器械代理处

根据 2001 年 12 月内阁通过的特殊社团合理化计划，以及 2002 年 12 月制定的《药品与医疗器械代理处法》，药品与医疗器械代理处（PMDA）于 2004 年 4 月成立，整合了国立健康科学研究所的药品与医疗器械审评中心、药品安全性与研究组织（OPSR/KIKO）以及医疗器械中心的一部分，成为一个新的独立的管理性机构。PMDA 的职能是审核药品和医疗器械的上市申请、进行上市后的安全监测、并向遭受不良反应和传染病的患者提供药品或者生物制品等救济补偿。在 PMDA 成立之后，MHLW 与 PMDA 共同负责管理自临床研究至审评各个环节、上市后阶段的评价、安全性监测等广泛事务。

（三）国立生物医学创新研究所

根据国立生物医学创新研究所法（第 135 号法），2005 年 4 月国立生物医学创新研究所成立，为一个独立的管理机构。由 PMDA 承担的研究促进与罕见病药物开发促进工作，转移到了该研究所。

四、世界卫生组织

世界卫生组织（World Health Organization，简称 WHO）是联合国系统内卫生问题的指导和协调机构。它负责领导全球卫生事务，拟定卫生研究议程，制定规范和标准，阐明以证据为基础的政策方案，向各国提供技术支持，以及监测和评估卫生趋势。WHO 在药品领域开展的工作涉及到标准制定、药品质量控制、药品安全监测、基本药物遴选、国际药品监督管理当局大会、打击假药、资格预审查和 ICH 观察员等。WHO 主要的药品监管机构有：

（一）基本药物和药物政策司（Essential Medicines and Health Products，简称 EMP）

在 WHO 总部，基本药物和药物政策司（EMP）规划和执行相关药品活动，EMP 归属于 WHO 健康系统和服务部（Health Systems and Services，简称 HSS）。EMP 的组织结构主要由三个技术团队、解决部门内交叉需求问题的两个支持团队和国际医疗产品打假特别工作组秘书处构成。三个技术团队的职能分别是：①药品获得和合理使用部门（MAR）：促进合理用药。②药品质量和安全部门（QSM）：保障药品安全、有效和质量可控。③传统药物部门（TRM）：促进传统药物在卫生保健上的应用。

（二）WHO 药品标准专家委员会

该委员会最初的作用是起草和编纂《国际药典》，目前工作范围在不断扩大，涉及药品生产质量管理规范（GMP）、药品管理方面的法规性指导文件（比如药品的可替代性、固定剂量复方制剂和药品的稳定性研究）、假药和类药的处理等。另外，该专家委员会还制定了大量的关于质量控制和质量保证体系方面的专门指导意见。

（三）WHO 药品管理当局国际会议（WHO – ICDRA）

WHO – ICDRA 通过论坛的形式为 WHO 成员国的药品管理当局提供会谈和讨论问题的平台，以加强各成员国之间的交流。WHO – ICDRA 是指导管理当局、WHO 和利益相关者的工具，为药品、疫苗、生物制品和草药的国家和国际重点监管药品、疫苗、生物制品和草药的国家和国际重点监管行动提供决策。

第四节　药品质量监督检验与药品标准

一、药品质量监督检验

药品质量监督检验是药品监督管理的技术基础，作为药品质量监督管理的重要手段，药品质量监督检验为各类药事活动的定性及药品监督管理部门执法提供必要的技术依据，其结果的正确与否，直接关系到具体行政行为的科学性与准确性。

（一）药品质量监督检验的概念

药品质量监督检验是国家药品检验机构按照药品标准，对需要进行质量监督的药品进行抽样、检查和验证并发出质量检验报告的药物分析活动，是药品质量监督的重要组成部分。

（二）药品质量监督检验的性质

药品质量监督检验，不同于各类药事组织对药品的检验。它具有以下性质：①公正性，具有第三方检验的公正性，不涉及买卖双方的经济利益，不以营利为目的；②权威性，是代表国家对研制、生产、流通、使用的药品质量进行检验，具有比其他检验更高的权威性；③仲裁性，是根据国家的法律法规进行的检验，具有更强的仲裁性。

（三）药品质量监督检验的类型

1. 抽查性检验　国家的药品检验机构依法对药品生产、经营、使用的药品进行抽查检验。抽查检验是药品监督管理部门通过技术方法对药品质量合格与否做出判断的一种重要手段，包括评价抽验和监督抽验。

（1）评价抽验：是药品监督管理部门为掌握药品质量总体水平与状态而进行的抽验。它是以数理统计为手段，评价药品的质量状况的药品质量评价抽验方式。国家药品抽验以评价抽验为主。

（2）监督抽验：是药品监督管理部门在药品监督管理过程中，为保证用药安全而对监督检查中发现的质量可疑药品进行的抽验。省级药品抽验以监督抽验为主。

2. 注册检验　包括样品检验和药品标准符合。

（1）样品检验：药品检验机构按照申请人或 CFDA 核定的药品标准对样品进行检验。

（2）药品标准复核：药品检验机构对申请药品标准检验方法的可行性、科学性、设定的项目和指标能否控制药品质量等进行的实验室检验和审核工作。其目的是为了证明原检验数据和结果的可靠性和真实性，以确保药品质量。

3. 指定检验　国务院药品监督管理部门对下列药品在销售前或者进口时，指定药品检验机构进行检验；检验不合格的，不得销售或者进口。

（1）国务院药品监督管理部门规定的生物制品；

（2）首次在中国销售的药品；

（3）国务院规定的其他药品。

4. 其他类型

（1）复验　当事人对药品检验机构的检验结果有异议的，可以自收到药品检验结果之日起 7 日内向原药品检验机构或者上一级药品监督管理部门设置或者确定的药品检验机构申请复验，也可以直接向国务院药品监督管理部门设置或者确定的药品检验机构申请复验。复验的样品必须是原药品检验机构的同一样品的留样，除此之外的同品种、同批次的产品不能作为复检的样品。受理复验的药品检验机构必须在国务院药品监督管理部门规定的时间内作出复验结论。如果复验结果与原检验结果不一致，复验费用由原检验机构承担。

（2）委托检验 药品生产企业因不具备检验技术和检验条件而委托有相应的检测能力，并通过国家（省）计量认证的食品药品检验机构，或者依法取得资质认定的其他检验机构；或者集团公司内通过 GMP 认证的药品生产企业进行的检验。委托检验前，企业需要向所在地省级药品监督管理部门备案。各省、自治区、直辖市根据本行政区域特点制定委托检验的相关细则。

二、药品标准

（一）药品标准的概念

药品标准是指国家对药品的质量、规格、检验方法等所作的技术规定，是药品研制、生产、流通、使用、检验和管理部门共同遵循的法定依据。《药品管理法》规定，药品标准与药事管理的其他行为法律规范具有同样的法律效力。它是药品监督管理的法定技术依据，也是药品生产经营者和医疗机构承担质量保证义务的最基本标准。

（二）药品标准的构成

1. 国家药品标准 《药品注册管理办法》规定，国家药品标准是指国家食品药品监督管理总局颁布的《中华人民共和国药典》、药品注册标准和其他药品标准，其内容包括质量指标、检验方法以及生产工艺等技术要求。

（1）《中华人民共和国药典》（简称《中国药典》）：《中国药典》是由国家药典委员会主持编写，经国家药品监督管理部门批准颁布并实施的有关药品质量标准的法典。药典在保持科学性、先进性、规范性和权威性的基础上，着力解决制约药品质量与安全的突出问题，着力提高药品标准质量控制水平，充分借鉴国际先进技术和经验，客观反映中国当前医药工业、临床用药及检验技术的水平，是药品监督检验的技术法规。

从 1985 年起，每隔 5 年修订一次。现行《中国药典》于 2010 年颁布，经第九届药典委员会执行委员会审议通过，为中华人民共和国第九版药典。2010 年版药典分一部、二部和三部，收载品种总计 4567 种，其中新增 1386 种。药典一部收载药材和饮片、植物油脂和提取物、成方制剂和单味制剂等，品种共计 2165 种，其中新增 1019 种（包括 439 个饮片标准）、修订 634 种；药典二部收载化学药品、抗生素、生化药品、放射性药品以及药用辅料等，品种共计 2271 种，其中新增 330 种、修订 1500 种；药典三部收载生物制品，品种共计 131 种，其中新增 37 种、修订 94 种。2010 年版药典收载的附录亦有变化，其中药典一部新增 14 个、修订 47 个；药典二部新增 15 个、修订 69 个；药典三部新增 18 个、修订 39 个。一、二、三部共同采用的附录分别在各部中予以收载，并尽可能做到统一协调、求同存异。

《中国药典》收载范围：防治疾病必需、疗效肯定、不良反应少、优先推广使用，并有具体的标准，能控制或检定质量的品种；工艺成熟、质量稳定、可成批生产的品种；常用的医疗辅料、基质等。

（2）局（部）颁药品标准：是指未列入《中国药典》而由国家食品药品监督管理总局（或国务院卫生行政部门）批准并颁布实施的药品标准，同样具有法律约束力。其收载范围为：国家药品监督管理部门批准的新药；疗效肯定，但质量标准仍需进一步改进的药品；上版药典收载，而新版药典未收入，疗效肯定，国内仍在生产使用，需要统一标准的药品。

（3）注册标准：是指国家食品药品监督管理总局批准给申请人特定药品的标准，生产该药品的药品生产企业必须执行该注册标准。药品注册标准不得低于《中国药典》的规定，而《中国药典》的质量标准是该药品应达到的最低标准。

2. 其他药品标准

（1）中药饮片炮制规范：中药饮片必须按照国家药品标准炮制。目前，我国只对部分中药材和中药饮片品种制定了国家药品标准。国家药品标准没有规定的，必须按照省、自治区、直辖市药品监督管理部门制定的炮制规范炮制。省级中药饮片炮制规范也成为国家药品标准的补充，具有法律效力。

（2）医疗机构制剂：医疗机构制剂的质量标准由各省、自治区、直辖市药品监督管理部门制定和审核批准。

知识拓展

药品试行标准

2007 年 10 月 1 日起，根据新的《药品注册管理办法》获得生产批准的品种，其药品标准即为正式标准。此前已批准的药品试行标准，仍按照原《药品注册管理办法》关于药品试行标准转正的程序和要求，申报和办理药品试行标准转正。根据《中华人民共和国药品管理法实施条例》的有关规定，国家食品药品监督管理总局组织国家药典委员会开展药品试行标准的转正审查工作。截至 2013 年 7 月，已完成部分药品试行标准的转正工作，但仍有部分试行标准没有完成转正审查，一些品种甚至尚未申报转正。为加快药品试行标准转正审查工作，全面取消药品试行标准，依据《中华人民共和国药品管理法实施条例》等有关规定，国家总局要求相关药品生产企业必须于 2013 年 8 月 31 日前提出转正申请。要求各省级药品监督管理部门于 2013 年 9 月 30 日前将所受理的申报资料送交国家药典委员会，逾期未提出申请的品种 清单报送总局药品化妆品注册管理司的，依法撤销试行标准和依据该试行标准生产药品的批准文号。

第五节　国家基本药物制度

国家药物政策的重要基础是基本药物与基本药物目录，许多国家是在实施基本药物政策的基础上，发展国家药物政策。WHO 于 1975 年向一些国家推荐制定基本药物做法，并于 1977 年正式提出基本药物概念、基本药物示范目录（第一版）和基本药物政策。并将这些作为各个国家药物政策重要组成部分，在全球范围积极推广，得到了广泛响应，取得举世瞩目的成就。

一、基本药物和国家基本药物制度

（一）基本药物

1. 基本药物的定义　世界卫生组织（WHO）的定义：基本药物是指能满足人们卫生保健需求优先选择的药物，是按照一定的遴选原则，经过认真筛选确定的、数量有限的药物。

我国对基本药物的定义：基本药物是适应我国基本医疗卫生需求，剂型适宜，价格合理，能够保障供应，公众可公平获得的药品。国家将基本药物全部纳入基本医疗保障药品目录，报销比例明显高于非基本药物，降低个人自付比例，用经济手段引导公众首先使用基本药物。

2. 基本药物的要点

（1）基本药物是满足绝大多数民众基本医疗卫生需求的最必需的药物；

（2）选择哪些药物为基本药物应因地制宜；

（3）基本药物应按照遴选原则，认真筛选确定；

（4）基本药物数量有限。

（二）国家基本药物制度

国家基本药物制度是对基本药物目录制定、生产供应、采购配送、合理使用、价格管理、支付报销、质量监管、监测评价等多个环节实施有效管理的制度。

1. 政策框架 国家基本药物制度政策框架主要包括国家基本药物目录遴选调整管理；保障基本药物生产供应；合理制定基本药物价格及零差率销售；促进基本药物优先和合理使用；完善基本药物的医保报销政策；加强基本药物质量安全监管；健全完善基本药物制度绩效评估等。

2. 国家基本药物制度的主要内容

（1）完善国家基本药物目录管理。围绕公共卫生和公众常见病、多发病和重点疾病，以及基本医疗卫生保健需求，积极组织开展以循证医学证据为基础的药品成本效益和药物经济学等分析评估，遴选国家基本药物，保证公众基本用药。

（2）建立基本药物生产供应保障机制。加强政府宏观调控和指导，积极运用国家产业政策，引导科研机构及制药企业开发并生产疗效好、不良反应小、质量稳定、价格合理的基本药物，避免低水平重复生产和盲目生产。完善基本药物生产供应保障措施，采取各种措施，保证基本药物正常生产供应。

（3）建立基本药物集中生产配送机制。鼓励药品生产企业按照规定采用简易包装和大包装，降低基本药物的生产成本；引导基本药物生产供应的公平有序竞争，不断提高医药产业的集中度；建立基本药物集中配送系统，减少基本药物流通环节。

（4）建立医疗机构基本药物配备和使用制度。根据诊疗范围优先配备和使用基本药物，制定治疗指南和处方集，建立基本药物使用和合理用药监测评估制度，加强临床用药行为的监督管理，促进药品的合理使用。

（5）强化基本药物质量保障体系。加强基本药物质量监管，强化医药企业质量安全意识，明确企业是药品质量第一责任人，督促企业完善质量管理体系，建立基本药物质量考核评估制度，严格生产经营管理，保证公众用药安全。

（6）完善基本药物支付报销机制。政府卫生投入优先用于基本药物的支付，不断扩大医疗保障覆盖范围，逐步提高基本药物的支付报销比例，提高公众对基本药物的可及性。

（7）完善基本药物的价格管理机制。完善基本药物价格形成机制，健全基本药物价格监测管理体系，降低公众负担。国家发展改革委制定基本药物全国零售指导价格，在保持生产企业合理盈利的基础上压缩不合理营销费用。基本药物零售指导价格原则上按药品通用名称制定公布，不分具体生产地、企业。实行基本药物制度的县市区，政府举办的医疗卫生机构配备使用的基本药物实行零差利销售。

3. 建立国家基本药物制度的意义　保证基本药物足量供应和合理使用，有利于保障公众基本用药权益，转变"以药补医"机制，也有利于促进药品生产流通企业资源优化整合，对于实现人人享有基本医疗卫生服务，维护公众健康，体现社会公平，减轻公众用药负担，推动卫生事业发展，具有十分重要的意义。

二、基本药物目录

（一）世界卫生组织基本药物目录

基本药物目录（简称基药目录）是基本药物的具体体现，是指包含所有经过科学评价而遴选出的具有代表性、可供疾病预防和治疗时选择的基本药物清单。

1. WHO 基药目录状况　WHO 基药目录是为各国制定国家基本药物目录提供一个基础。由于基本药物选择是动态的、连续的，故 WHO 的示范目录原则上 2～3 年要修订一次，但变动幅度小。

1977 年，WHO 经过广泛咨询后，基本药物遴选专家委员会提出了 WHO 第一个基本药物示范目录（或称第一版）。以后大体 2 年修订一次。至 1997 年，有 156 个国家在 WHO 基本药物示范目录的基础上，制定了本国的国家药物目录，占 WHO 成员国的 81%，获得基本药物的绝对受益人口数也从 1977 年的 21 亿增至 2013 年的 50 亿。

2. WHO 对各国制定国家基本药物目录的建议

（1）到底把哪些药物确定为基本药物是一项国家责任，也就是说应该由中央政府而不是地方政府来制定基本药物目录。

（2）大多数国家基本药物目录是分层次的。

（3）在为大城市和地区医院制定一份全面的、药物品种较多的基本药物目录的同时，应该为社区医疗机构制定一个药物品种数少的基本药物目录。

（4）一个药物品种数较少的、经认可的药物目录在紧急情况下具有特殊价值，并常常就足以满足初级卫生保健的需要。

（5）应当任命一个由卫生保健专业人员组成的常务委员会，其首要任务就是提出基本药物目录。

3. 选择基本药物的准则（WHO）

（1）临床研究可以为其有效性和安全性提供可靠而充分的数据，并在各种医疗环境的应用中得到证实。

（2）能保证该药物的质量和生物利用度。

（3）通过储藏和使用效果能确定该药物的稳定性。

（4）比较价格和可得性，在不同药物进行价格比较时，不仅仅考虑单位价格，必须考虑整个治疗费用。

（5）大多数基本药物都应当是单一化合物制剂，而不是复方制剂。

（6）应使用国际非专有名称，并应向处方者提供非专有名称和专有名称（商标名）的混合索引。

（二）我国国家基本药物制度

1. 我国基本药物目录发展　1979 年，我国政府响应 WHO 的倡导，组织有关医药工作者成立了"国家基本药物遴选小组"。1982 年 1 月，我国正式颁布了《国家基本药物目录》，只收选了以原料药为主的 28 类 278 个品种的化学药，未收选中药。

1992 年 3 月 9 日，卫生部颁布了《制订国家基本药物工作方案》，决定自 1992 年起将基本药物制订工作与我国医疗制度改革相结合，在此基础上制订公费报销药物目录，并成立了国家基本药物领导小组。1996 年 3 月，我国颁布了《国家基本药物目录》第二版。在原有入选原则上增加"中化学药并重"内容，第一次加入中药品种，中药的加入成为我国基本药物的一大特色。

2009 年 8 月 18 日，正式启动国家基本药物制度实施工作，并先后发布《关于建立国家基本药物制度的实施意见》《国家基本药物目录管理办法（暂行）》和《国家基本药物目录（基层医疗卫生机构配备使用部分）》等，至 2012 年我国共公布基本药物目录 8 版，具体情况见表 3 - 2。

表 3 - 2　各版基本药物目录情况表

发布调整时间	化学药品种数量	中药品种数量	品种总数
1982 年	278	未遴选	278
1996 年	699	1699	2398
1998 年	740	1333	2073
2000 年	770	1249	2019
2002 年	759	1242	2001
2004 年	773	1260	2033
2009 年	205	102	307
2012 年	317	203	520

2. 基本药物目录的组成　我国《国家基本药物目录（基层医疗卫生机构配备使用部分）》（2009 版）共分为四部分：第一部分是化学药品和生物制品，第二部分是中成药，第三部分是中药饮片（颁布国家标准的中药饮片为国家基本药物，国家另有规定的除外），最后一部分是有关说明。

3. 国家基本药物遴选的原则　国家基本药物遴选应当按照防治必需、安全有效、价格合理、使用方便、中化学药并重、基本保障、临床首选和基层能够配备的原则，结合我国用药特点，参照国际经验，合理确定品种（剂型）和数量。

4. 基本药物目录调整　国家基本药物目录在保持数量相对稳定的基础上，实行动态管理，原则上 3 年调整一次。必要时，经国家基本药物工作委员会审核同意，可适时组织调整。调整的品种和数量应当根据以下因素确定：①我国基本医疗卫生需求和基本医疗保障水平变化；②我国疾病谱变化；③药品不良反应监测评价；④国家基本药物应用情况监测和评估；⑤已上市药品循证医学、药物经济学评价；⑥国家基本药物工作委员会规定的其他情况。

三、我国基本药物制度实施情况

1. 国家基本药物制度的目标 2009 年每个省（区、市）在 30% 的政府办城市社区卫生服务机构和县（基层医疗卫生机构）实施基本药物制度，包括实行省级集中网上公开招标采购、统一配送，全部配备使用基本药物并实现零差率销售。基本药物全部纳入基本医疗保障药品报销目录，报销比例明显高于非基本药物。到 2011 年，初步建立国家基本药物制度；到 2020 年，全面实施规范的、覆盖城乡的国家基本药物制度。

2. 国家基本药物制度的实施

（1）基层医疗机构基本全覆盖 目前国家基本药物制度已实现政府办基层医疗卫生机构、村卫生室全覆盖，各省乡镇卫生院、社区卫生服务机构和村卫生室实施国家基本药物制度，全部配备和使用基本药物，基本药物实行集中采购、统一配送和零差率销售。

（2）以省为单位进行基本药物招标，基本药物实行集中采购是为了降低药品价格、确保及时供应采取的通行做法。主要的措施：一是稳固基本药物集中采购机制。坚持以省为单位网上集中采购，落实招采合一、量价挂钩、"双信封"制、集中支付、全程监控等制度；二是保障基本药物供应配送和资金支付。三是严格执行诚信记录和市场清退制度。

（3）实行零差率销售 基本药物在医院销售，实行以中标价格不加成的零差率销售，确保患者能购买到低价格的基本药物。

（4）全程电子监管 实行从生产出厂到使用全程电子监管，强化政府监管责任，严格基本药物研究、生产、流通、使用、价格、广告监管，依法查处不合格生产企业，规范流通秩序，严厉打击制售假冒伪劣药品行为。加快药品（疫苗）电子监管系统建设，对基本药物实行全品种覆盖抽验和从生产出厂到使用全程电子监管，加大对重点品种的监督抽验力度，抽验结果定期向社会发布。

执业药师 考点

国家食品药品监督管理总局的职责及内设机构；省和省以下药品监督管理体制；药品监督管理相关部门的职责；国家食品药品监督管理总局直属事业单位的主要职责；药品质量监督检验的性质、类型；药品标准的定义及分类。

思考题

1. 试比较我国药品监督管理行政体系与美国药品监督管理行政体系的异同？
2. CFDA 的主要职能有哪些？
3. 药品质量监督检验共分为几类？依据是什么？
4. 同一企业的同一中药饮片会不会存在因地方标准不同而按不同要求进行生产的情况？
5. 概述基本药物的定义及其基本要点。我国基本药物遴选的原则是什么？

（谌立巍、罗兴洪、杨俊斌）

第四章 ▶ 药学技术人员管理

要点导航

掌握：药师的概念，药师的分类；执业药师的职责；药学职业道德原则和职业道德规范；执业药师职业道德准则。

熟悉：药学技术人员的概念；执业药师的定义；执业药师考试、注册、继续教育。

了解：我国药学技术人员配备；药师法规。

第一节 概 述

一、药学技术人员的相关概念

（一）药学技术人员的概念

药学技术人员是指取得药学类专业学历，依法经过国家有关部门考试考核合格，取得专业技术职务证书或执业药师资格，遵循药事法规和职业道德规范，从事与药品的生产、经营、使用、科研、检验和管理有关实践活动的技术人员。

（二）药师的概念、分类与功能

1. 药师的定义 药师的概念内涵比较广泛，既具有药学职业的概念，又具有药学专业职称的概念。美国韦氏字典对药师的定义是"从事药房工作的人"。美国《药房法》则认为"药师系指州药房理事会正式发给执照并准予从事药房工作的人"。英国药师的定义是指领有执照，可从事调剂或独立开业的人。我国《辞海》中关于药师的定义是"指受过高等药学教育或在医疗预防机构，药事机构和制药企业从事药品调剂、制备、检定和生产等工作并经卫生部门审核合格的高级药学人员"。综上所述，广义的药师是泛指受过药学专业或相关专业高等教育，经过行业管理部门及人事部门资格审核同意，从事药学方向技术工作的人。

2. 药师的分类 药师根据不同的划分依据，可分为以下几类。

（1）根据专业不同可分为：西药师、中药师、临床药师。

（2）根据职称职务不同可分为：（中）药师、主管（中）药师、副主任（中）药师、主任（中）药师。

（3）根据工作单位性质不同可分为：药房药师、药品生产企业药师、药品经营企业药师、药物研究单位药师、药检所药师、药品监督管理部门药师。

3. 药师的功能　药师的职责是运用药学及药事管理、药品法规、医疗保健等知识，保证药品质量，保障公众用药安全有效，同时提供药学服务，指导合理用药。药师的基本职责是保证所提供药品和药学服务的质量。不同性质的岗位，其岗位职责范围不同。

（1）医疗机构药师的功能：包括医疗机构药房药师和医疗机构临床药师职责。

医疗机构药房药师的功能：①负责药品采购供应、处方调配、静脉用药集中调配和医院制剂配制；②向医疗专业人员提供有关药学专业知识和信息，向病人提供用药咨询和指导；③负责药品储存养护，药品质量检查，特殊药品的管理以及药品使用的统计和经济分析等；④开展药品质量监测，药品严重不良反应和药品损害的收集、整理、报告等工作；⑤提供用药信息与药学咨询服务，掌握与临床用药相关的药物信息，向公众宣传合理用药知识。

临床药师的主要功能：①参与临床药物治疗工作，审核用药医嘱或处方，与临床医师共同进行药物治疗方案设计、实施与监护；②参与日常性医疗查房和会诊，参加危重患者的救治和病案讨论，协助临床医师做好药物鉴别遴选工作。对用药难度大的患者，应实施药学监护、查房和书写药历；③根据临床药物治疗的需要进行治疗药物的监测，并依据其临床诊断和药动学、药效学的特点设计个体化给药方案；④开展合理用药教育，宣传用药知识，指导患者安全用药，为医务人员和患者提供及时、准确、完整的用药信息及咨询服务；⑤协助临床医师共同做好各类药物临床观察，特别是新药上市后的安全性和有效性监测，并进行相关资料的收集、整理、分析、评估和反馈工作；⑥结合临床药物治疗实践，进行用药调查，开展合理用药、药物评价和药物利用的研究。

（2）药品生产领域药师的功能：①制定药品生产工艺规程，岗位操作法，标准操作规程等生产管理文件并严格实施，推行 GMP 管理，保证生产出的药品合格；②制定药品生产计划，保证药品供应；③依据药品标准，承担药品检验和质量控制工作，出具检验报告；④负责药品质量稳定性考察，确立物料贮存期、药品有效期；⑤从事新产品的研制，质量标准制定及申报工作；⑥销售药品；⑦负责药品不良反应的监测和报告等工作。

（3）药品流通领域药师的功能：流通领域药师包括药品生产企业市场和销售部门的药师以及在药品经营公司从事药品批发工作的药师。流通领域药师的主要职责包括：①严格遵守药品管理的法律、法规，构建药品流通渠道；②制定并监督实施企业质量管理制度，推行 GSP 管理；③参与编制购货计划，负责进货企业的资格审定；④负责首营企业和首营品种的审核，验收；⑤指导药品保管人员和养护人员对药品进行合理储存和养护；⑥建立企业经营药品的质量档案；⑦提供用药咨询服务，对药品的购买和使用进行指导；⑧负责处方的审核和监督调配处方药；⑨负责本单位药品分类管理的实施；⑩对单位职工开展药品知识、药事法规的宣传教育，承担培训等工作。

（4）药物研究领域药师功能：①根据新药管理要求研究确定药品的物理化学性质、

处方、生产工艺和剂型；确保药品的安全有效。②改进现有处方和生产过程；评价新原料，如赋形剂、溶剂、防腐剂等在药物剂型中潜在的价值；③临床试验新药的制备、包装和质量控制；④新药的稳定性研究，并提出贮藏的条件要求；⑤在常规生产中初次使用的新设备的优缺点方面的科学研究；⑥对提出的包装材料和容器的稳定性的调查研究；⑦新药质量标准的研究。

（三）我国药学技术人员的配备

1. 我国药学技术人员配备的相关规定 我国《医疗机构药事管理规定》要求医疗机构药学专业技术人员按照有关规定取得相应的药学专业技术职务任职资格；医疗机构药学专业技术人员不得少于本机构卫生专业技术人员的8%。建立静脉用药调配中心（室）的，医疗机构应当根据实际需要另行增加药学专业技术人员数量。医疗机构应当根据本机构性质、任务、规模配备适当数量临床药师，三级医院临床药师不少于5名，二级医院临床药师不少于3名。

综合医院药剂科基本标准规定药剂科人员岗位设置和药学人员配备，应当能够保障药学专业技术发挥职能，并确保药师完成工作职责及任务；药学专业技术人员数量不得少于医院卫生专业技术人员总数的8%。其中二级综合医院药剂科药学人员中具有高等医药院校临床药学专业或者药学专业全日制本科毕业以上学历的，应当不低于药学专业技术人员总数的20%；药学专业技术人员中具有副高级以上药学专业技术职务任职资格的应当不低于6%。三级综合医院具有高等医药院校临床药学专业或者药学专业全日制本科毕业以上学历的，应当不低于药学专业技术人员的30%；药学专业技术人员中具有副高级以上药学专业技术职务任职资格的，应当不低于13%，教学医院应当不低于15%；承担教学和科研任务的三级医院，应当根据其任务和工作量适当增加药学专业技术人员数量。

《药品经营质量管理规范》规定企业质量负责人应当具有大学本科以上学历、执业药师资格和3年以上药品经营质量管理工作经历，在质量管理工作中具备正确判断和保障实施的能力；企业质量管理部门负责人应当具有执业药师资格和3年以上药品经营质量管理工作经历，能独立解决经营过程中的质量问题。

《药品生产质量管理规范》规定生产管理负责人应当至少具有药学或相关专业本科学历（或中级专业技术职称或执业药师资格），具有至少三年从事药品生产和质量管理的实践经验，其中至少有一年的药品生产管理经验，接受过与所生产产品相关的专业知识培训。质量管理负责人应当至少具有药学或相关专业本科学历（或中级专业技术职称或执业药师资格），具有至少五年从事药品生产和质量管理的实践经验，其中至少一年的药品质量管理经验，接受过与所生产产品相关的专业知识培训。

2. 我国药学技术人员的配备情况 我国药师主要分布在医疗机构、药品生产企业、药品批发企业以及药品零售企业。据《2013中国卫生和计划生育统计年鉴》数据，2012年我国医疗卫生机构药剂师（士）约为37.7万名，药师人口密度为3名药师/万人，低于中等收入国家平均水平，也低于全球平均水平。截止2013年底持有执业药师资格证者全国共有27.8万名，已注册的有10.8万人；其中在药品零售单位有7.65万名，批发单位有2.54万名，药品生产企业有0.35万名、医院药房有0.29万名。

二、药师法规

（一）概念

很多国家通过立法对药师的准入资格、知识技能、职责权利、继续教育等进行严格的规定，形成了药师法。药师法是指为加强对药师的管理，提高药师的业务素质，规范药师的职业行为而制定的规范性文件。目前一些国家颁布的《药师法》或《药房法》，主要内容包括：①从事药师职业必须获得许可，领取药师执照；②必须通过药师考试才能获得药师执照；③有关药师的职责和业务工作的规定；④罚则，对违反《药师法》的处罚规定。我国现执行的是执业药师资格管理制度。

（二）立法概况

1. 国外药师立法的概况

（1）美国的药房法　在美国，各州均有自己的《药房法》，由各州药房理事会执行。美国药房理事会全国联合会（NABP）制定了《标准州药房法》（MSPPA），统一全国药师执业的基本要求，各州以《标准州药房法》为蓝本制定和修订本州的药房法。但指标不得低于《标准州药房法》。《标准州药房法》共分为6部分：①法的名称、目的和意义；②药房委员会；③发许可证；④惩罚；⑤药事单位注册；⑥其他。

（2）日本的药师法　日本最早的《药剂师法》于1898年颁布实施。1960年日本国会修订颁布了新的《药剂师法》，并制定了相应的《药剂师法施行令》和《药剂师法施行规则》。此后近四十年间，药师法及相关法规又经过七次修订。日本现行《药剂师法》共五章33条，分别为总则、许可、考试、业务和罚则，另有附则。

（3）德国的药师法　1725年德国提出药师考试的学科标准。此后，随着欧洲国家高等药学学校的建立，药师的学历条件逐渐成为《药师法》对药师资格规定的主要内容之一。

2. 我国药师立法的概况

20世纪以前，我国有关药品的事务隶属于医务管理范畴，没有独立的药事法规。19世纪末叶，受西方科学技术、社会文化的影响，我国药师才作为一个独立的职业开展工作。1911年辛亥革命后，国民党政府采用欧美和日本管理体制，制定了一些药政管理法规。1929年，国民党政府颁布了《药师暂行条例》，1944年颁布了《药师法》，1951年中华人民共和国卫生部颁布了《药师暂行条例》和《医生、药剂士、助产士、护士、牙科技士暂行条例》。20世纪60年代后，我国借鉴苏联等国经验，结合我国情况制定和颁布了一系列有关医药卫生人员的行政法规和规章，如《综合医院药剂科工作制度和各级人员职责》、《卫生技术人员职称及晋升条例（试行）》、《医院工作制度与工作人员职责》、《医院工作人员职责》等，1984年第一部《中华人民共和国药品管理法》颁布，其中明确规定在药品生产、经营、使用部门必须配备药学人员，并对药学人员条件作了规定。1994年国家人事部和原国家医药管理局联合颁布了《执业药师资格制度暂行规定》。1999年人事部和国家药品监督管理局颁布了修订的《执业药师资格制度暂行规定》，进一步扩大了执业药师的管理范围。以此为基础修订出台了《执业药师资格考试实施办法》、《执业药师注册管理暂行办法》、《执业药师继续教育管理暂行办法》。2001年2月，全国人大修订了《药品管理法》，明确了各部门药学人员的要求及配备规定，2002年原卫生部颁布了《医疗机构药事管理暂行规定》，2011 年 3 月 1 日又颁布实施了《医疗机构药事管理规定》，对药学人员资格、职称、职责等作了具体规定，逐渐形成了我国药师法规管理体系。

第二节 执业药师资格制度

一、执业药师的定义

执业药师是指经全国统一考试合格，取得《执业药师资格证书》并经注册登记，在药品生产、经营、使用单位中执业的药学技术人员。具体来讲，执业药师就是人事部门认定的取得了国家资格的药师，是一种执业资格准入，由实行《药师法》管理的国家和地区，实行统一的药师资格考试，合格后按规定要求注册并执业的"药师"，亦称作"执照药师"或"注册药师"。我国的执业药师分为执业（西）药师和执业中药师两类。

二、执业药师资格考试与注册

（一）考试管理

1. 考试性质 执业药师资格考试属于职业准入性考试。经过全国统一考试成绩合格者，国家发给《执业药师资格证书》，表明其具备执业药师的水平和能力，可以在药品生产、经营、使用单位执业。《执业药师资格证书》在全国范围内有效。

2. 报考条件

（1）国籍条件 中华人民共和国公民和获准在我国境内就业的其他国籍的人员。

（2）专业要求 ①药学、中药学专业毕业；②相关专业毕业：包括医学、化学、生物。

（3）工作年限要求 中专学历毕业后工作满 7 年；大专学历毕业后工作满 5 年；本科学历毕业后工作满 3 年；双学位、研究生班毕业后工作满 1 年；硕士学位，从事药学或中药学专业工作满 1 年；取得博士学位（药学、中药学或相关专业）可当年报考。上述条件见表 4 - 1。

表 4 - 1 参加执业药师考试的条件

专业	学历或学位	工作年限（年）
	博士	0
药学、中药学	硕士	1
医学、化学、生物	本科	3
	大专	5
	中专	7

（4）考试科目（共 4 个科目）

执业药师考试科目：药事管理与法规；药学专业知识（一）：药理学、药物分析；药学专业知识（二）：药剂学、药物化学；药学综合知识与技能。

执业中药师考试科目：药事管理与法规；中药学专业知识（一）：中药学、中药药剂学（含中药炮制）；中药学专业知识（二）：中药鉴定学、中药化学；中药综合知识与技能。见表4-2。

表4-2　执业药师资格考试考试科目

考试类别	考试科目
执业药师	药事管理与法规
	药学专业知识（一）：药理学、药物分析
	药学专业知识（二）：药剂学、药物化学
	药学综合知识与技能
执业中药师	药事管理与法规
	中药学专业知识（一）：中药学、中药药剂学（含中药炮制）
	中药学专业知识（二）：中药鉴定学、中药化学
	中药学综合知识与技能

3. 考试周期　以两年为一个周期，参加全部科目考试的人员需在连续两个考试年度内通过全部科目的考试，方可取得执业药师资格。

（二）注册管理

我国执业药师资格实行注册制度。持有《执业药师资格证书》的人员，需向执业药师注册机构申请并取得《执业药师注册证》后，才能以执业药师身份按注册的执业范围从事执业活动。

1. 注册管理机构和注册机构　国家药品监督管理局为全国执业药师资格注册管理机构，各省、自治区、直辖市药品监督管理局为注册机构。

2. 申请注册　申请注册分为首次注册、再次注册、变更注册和注销注册。

（1）首次注册　申请人必须同时具备以下4项条件方可注册：①取得《执业药师资格证书》；②遵纪守法，遵守职业道德；③身体健康，能坚持在执业药师岗位工作；④经执业单位同意。

有下列情况之一者不予注册：①不具有完全民事行为能力者；②因受刑事处罚，自处罚执行完毕之日到申请之日不满2年的；③受过取消执业药师资格处分不满2年的；④国家规定不宜从事执业药师业务的其他情形的。

（2）再次注册　执业药师注册有效期为3年，有效期满前3个月，持证者须到原注册机构申请办理再次注册。再次注册的，须每年完成继续教育必修、选修、自修内容15学分。

（3）变更注册　执业药师需变更执业地区和执业单位的，应填写《执业药师再次注册申请表》，并提交《执业药师资格证书》和《执业药师注册证》等材料，注册机构受理执业药师变更注册手续，做出变更注册许可。

（4）注销注册　有下列情况之一的，予以注销注册：①死亡或被宣告失踪的；②受刑事处罚的；③被吊销《执业药师资格证书》的；④受开除行政处分的；⑤因健康或其他原因不能从事执业药师业务的。

三、执业药师的职责和义务

（一）执业药师的职责

1. 基本准则　执业药师必须遵守职业道德，忠于职守，以对药品质量负责，保证公众用药安全有效为基本准则。

2. 依法、执法的责任　执业药师必须严格执行《药品管理法》及相关法规及政策。执业药师对违法行为或决定，有责任提出劝告、制止、拒绝执行并向上级报告。

3. 药品质量监督责任　执业药师在执业范围内负责对药品质量的监督和管理，参与制定、实施药品全面质量管理及对本单位违反规定的处理。

4. 促进合理用药的责任　执业药师负责处方的审核及监督调配，提供用药咨询与信息，指导合理用药，开展治疗药物的监测及药品疗效的评价等临床药学工作。

（二）执业药师的义务

（1）为病患者提供质量保证的药品和安全、有效、经济、合理的药学服务。

（2）遵守法律、职业道德和相应的技术和管理规范。

（3）拒绝违法的指令，抵制违法行为，维护病患者的健康利益和其他合法权益。

（4）及时了解与执业相关的法律变化，并积极参与相关法律、法规、规章的制定、修订过程。

（5）指导其技术助理和药学实习生的药学技术业务工作。

（6）向公众宣传医药保健及法律知识。

（7）不断提高自身的药学专业素质、法律和道德素质，不断增强全面履行职责和正确行使权力的能力。

四、执业药师的继续教育

《执业药师继续教育管理暂行办法》中规定，接受继续教育是执业药师的义务和权利。取得《执业药师资格证书》的人员每年须自觉参加继续教育，并完成规定学分。执业药师继续教育实行学分制和登记制度。每年获取的学分不少于 15 学分，注册 3 年内累计不得少于 45 学分。其中必修和选修内容每年不得少于 10 学分，自修内容学习可累计获取学分。学分登记内容包括继续教育内容、分类、形式、学分、考核结果、日期、施教机构等。《执业药师继续教育登记证书》由国家食品药品监督管理总局统一印制，由执业药师本人保存。

原定由国家食品药品监督管理局负责全国执业药师继续教育管理工作，由各省、自治区、直辖市食品药品监督管理部门负责本辖区执业药师继续教育管理工作。2013年，国家食品药品监督管理总局职能转变，由中国执业药师协会（现更名为药师协会）负责执业药师继续教育的具体技术业务工作。

第三节　药学职业道德

职业道德是指所有从业人员在职业活动中应该遵循的行为准则，是一定职业范围内的特殊道德要求。药学职业道德是在药学漫长的发展过程中逐渐形成的调节药学人员与病人、社会、其他专业人员及药学人员自身之间的关系，处理药学实践工作中各种矛盾的一种特殊的行为准则与规范。药学职业道德水平的高低关系公众用药安全有效和身体健康。

一、药学职业道德原则

药学职业道德的基本原则是调整药学工作者与患者、药学工作者与社会和药学工作者之间关系的行为根本指导原则。其基本原则可概括为"提高药品质量，保证药品安全有效，实行社会主义人道主义，全心全意为人民服务"。

（一）提高药品质量，保证药品安全有效

提高药品质量，保证药品安全有效是维护公众身体健康的前提，是医药事业的根本目的。所以，药学人员的各项工作都必须一切以患者为出发点，一切围绕治愈疾病和提高病患者活质量开展工作。树立药品质量第一的理念，对公众生命健康负责。

（二）实行社会主义人道主义

人道主义的核心是尊重人的生命，在我国提倡人道主义，是主张对个人的尊重，对大众健康的关怀，贯穿于整个药学事业之中。

（三）全心全意为公众服务

全心全意为公众服务，是药学职业道德的根本宗旨。药学工作者应当以患者为中心，确保合理用药，努力用自己所学专业知识为患者、社会服务。药学人员应把救死扶伤、防病治病，提供优质高效的药学服务作为一生的理想追求，应为自己从事这个神圣职业而自豪。

二、药学职业道德规范

职业道德规范是从业人员处理职业活动中各种关系、矛盾行为的准则，是从业人员在职业活动中必须遵守的道德规范。药师职业道德规范主要内容包括以下几部分。

（一）药师与病人的关系

（1）药师必须把病人的健康和安全放在首位；

（2）药师应向病人提供专业的、真实、全面的信息，绝不能调配、推销不符合法定药品标准以及疗效差的药品和保健品给病人；

（3）在病人利益和商业利益之间要做到充分考虑病人利益，药师不能利用专业服务性质在费用和价值方面欺骗病人；

（4）药师要为病人保密，必须严守病历中的个人秘密，除非法律要求不得将病人的病情和治疗泄露给第三者；

（5）药师对病人一视同仁，尊重人们的生命和尊严；

（6）药师应不断更新和拓宽自己的专业知识，提供更好地药学服务。

（二）药师与社会的关系

（1）药师应维护其职业的高尚品质和荣誉　药师绝不能从事任何可能败坏职业荣誉的活动，不允许他人利用他的名字、资格、地址或照片用于面向公众的任何药品广告或表述。同时敢于揭露本行业中非法的、不道德的行为。

（2）药师在任何时候都只能为自己的服务索取公正合理的报酬。

（三）药师与同事的关系

（1）药师应与共事的药师及医务人员合作，保持良好的业务关系，通力合作，以提供完善的药学服务。

（2）药师应尊重同事，不应以错误方式与病人或他人讨论处方的治疗作用，以免有损开方者威信。

（3）药师绝不能同意或参与利用职业上的便利进行私下的钱财交易等行为。除非是公众提出请求，药师不应主动推荐医生或医疗服务项目。

三、药学领域职业道德要求

（一）药品生产的职业道德要求

1. 保证生产，社会效益与经济效益并重 药品生产企业要急患者之急、想患者之所想，保证药品的生产和供应，及时为临床和社会提供数量足够的合格药品。

2. 质量第一，自觉遵守规范 药品质量关系人们生命安全，为保证药品质量，药品生产的全过程必须自觉遵守和执行药品 GMP 的规范，这既是法律责任，也是道德的根本要求。

3. 保护环境，保护药品生产者的健康 药品生产过程中的"三废"对环境极易造成污染，环境保护已经成为药品生产企业不可推卸的社会责任。

4. 规范包装，如实宣传 药品包装应具备保护药物、便于储存和运输、便于使用等功能。药品包装所附的说明书应实事求是，并将相应的警示语或忠告语印制在药品包装或药品使用说明书上。通过包装设计夸大药品的作用、过度包装，或采用劣质包装等行为都是不道德的，也是违法的。

5. 依法促销，诚信推广 药品促销应符合国家的政策、法律或一般道德规范。所有药品的促销策略必须真实合法、准确可信。促销宣传资料应有科学依据，没有误导或不实语言，也不会导致药品的不正确使用。为医师提供药学资料，不能以经济或物质利益促销。药品广告中不得含有不科学的表示功效的断言或者保证用词，不得含有其他不恰当的语言、名义和形象。

（二）药品经营的职业道德要求

1. 药品批发的道德要求

（1）规范采购，维护质量在全面审核供货商合法性的基础上，有选择地与质量信誉好的企业订立采购合同，在必要时，进行深入细致的现场考察。采购的药品要逐一验收，并有完备的验收记录。在库药品应当按规定储存，按要求设置温、湿度与色标管理，药品仓库应当具备冷藏、避光、通风、防火、防鼠和防盗的设备和措施，并准确发货。

（2）热情周到，服务客户面对医疗机构或社会药店，必须认真负责，服务热情周到，实事求是，信誉第一，依法营销的道德责任，以保证公众防病治病的安全有效。

2. 药品零售的道德要求

（1）诚实守信，确保销售质量 布置明亮整洁的店堂环境，药品按规定陈列，明码标识药价。销售药品时，不夸大药效，不虚高定价，实事求是地介绍药品的疗效、副作用与不良反应。注意保护消费者的隐私。对于不能进行自我药疗的患者，提供寻求医师帮助的建议。

（2）指导用药，做好药学服务 坚持执业药师在岗，严格自觉按照药品分类管理的规定，耐心向用药者进行用药指导。在有条件的地方，建立有私密空间的咨询室（台），并为购药者建立药历。随时注意收集并记录药品不良反应，建立不良反应报告制度和台账，并按规定上报，做到时时把消费者的利益放在首位。

案例 4 - 1

"挂职"药师多次不在岗，药店销售处方药如何处理

2012 年 3 月 9 日，A 县食品药品监管局在 GSP 专项检查中，发现辖区内 B 药店在执业药师陈某不在岗的情况下，未悬挂警示牌告知消费者，也未停止销售处方药和甲类非处方药。检查结束后，执法人员依据《药品流通监督管理办法》第十八条第二款规定，给 B 药店下达了《责令改正通知书》，责令该药店执业药师陈某要在 7 日内到岗履职；同时，要求 B 药店在药师不在岗时，要悬挂警示牌告知消费者和停止销售处方药、甲类非处方药。同年 3 月 19 日，该局对 B 药店改正措施落实情况进行复查，发现 B 药店执业药师陈某已到岗履职。10 月 15 日，该局在日常监督检查中又发现 B 药店在执业药师陈某不在岗的情况下，未悬挂警示牌告知消费者，也未停止销售处方药和甲类非处方药。执法人员随即根据《药品流通监督管理办法》第三十八条第二款的规定，对 B 药店下达了当场行政处罚决定书，给予了警告的行政处罚。2013 年 2 月 8 日，A 县食品药品监管局接到举报称，B 药店陈某为"挂职"药师，长期不在岗。接到举报后，执法人员立即到现场检查，发现 B 药店执业药师陈某不在岗，药店内也未悬挂警示牌告知消费者和停止销售处方药、甲类非处方药。

问题：结合本案例，理解执业药师的义务和药品零售的道德要求。

（三）医院药学工作的职业道德要求

1. 合法采购，规范进药 医院药品采购要坚持质量第一的原则，按照国家有关规定，从合法的企业采购药品，对采购的药品严格执行验收制度；在药效相同的情况下，选择质量保证、价格合理的药品，坚决杜绝不正之风。

2. 精心调剂，热心服务 处方调剂的道德规范包括：审方仔细认真，调配准确无误；配药后配药人与审核人认真核对；发药时，要耐心向患者讲明服用方法与注意事项，回答患者的咨询，语言通俗易懂，语气亲切。

3. 精益求精，确保质量 在库的药品应当精心保管和定期养护，对于有特殊储存要求的药品应当严格按规定储存，并认真作好记录。医院配制的制剂也要确保质量，制剂室要符合相关的规定。

4. 维护患者利益，提高生活质量 医院药师要具有高度的社会道德责任感，从维护人类生命健康的角度，主动地报告药品不良反应。在深入临床的过程中，始终以患者为本，维护患者的利益，真诚地、主动地、热情地为患者提供药学服务；以精湛的专业知识参与临床实践，帮助临床医师正确选择药品，指导患者合理用药，为患者解除痛苦，提高生活质量。

四、我国执业药师职业道德准则

中国执业药师协会章程中明确，制定执业药师职业道德准则，规范执业行为，加强执业药师职业道德准则建设是协会的主要职能之一。2006 年 10 月 18 日 中国执业药师协会公布了《中国执业药师职业道德准则》（简称《准则》）。此后，又在 2009 年 6 月 5 日，对该《准则》进行了修订。2007 年 3 月 13 日中国执业药师协会在《准则》基础上又发布了《中国执业药师职业道德准则适用指导》（《指导》），并于 2009 年 6 月 5 日进行修订。

《准则》包含以下五条职业道德准则：

（一）救死扶伤，不辱使命；

（二）尊重患者，一视同仁；

（三）依法执业，质量第一；

（四）进德修业，珍视声誉；

（五）尊重同仁，密切协作。

执业药师 考点

药学职业道德的基本原则；药学职业道德规范的具体内容；药学领域职业道德要求；药品生产的职业道德要求；药品经营的职业道德要求；医院药学工作的职业道德要求；我国执业药师职业道德准则。

思考题

1. 药师、执业药师的定义。
2. 简述我国取得执业药师资格的条件。
3. 执业药师的职责有哪些？
4. 简述药品经营的职业道德要求。

（张立明）

第五章 ▶ 药品注册管理

要点导航

掌握：药品注册管理的基本概念；药物临床前研究和临床研究的内容和要求；新药注册申报与审批的要求；药品注册检验与标准。

熟悉：新药监测期和技术转让的内容和要求；进口药品注册管理的内容和要求；仿制药品注册管理的内容和要求。

了解：药品注册管理的必要性和发展过程；新药的定义、命名和注册分类；新药、进口药品、仿制药品的注册程序；药品补充申请与再注册的管理内容；新药注册特殊审批申请；国际药物注册概况。

第一节 概 述

一、我国药品注册管理概况

新中国成立以来，我国药品注册管理模式经历了从分散审批到集中审批的过程，从审评、审批一体化到受理、审评、审批三分离的过程，药品注册管理工作不断科学化、法制化。

新中国成立以来，我国先后制定了《药品新产品管理暂时条例》（1965 年）、《药政管理条例（试行）》（1978 年）、《新药管理办法（试行）》（1979 年）等一系列药品注册管理规定、办法。1984 年颁布的《药品管理法》首次以法律的形式确认了药品审批制度。1985 年 7 月原卫生部颁布了《新药审批办法》、《新生物制品审批办法》、《进口药品管理办法》。

1998 年国家药品监督管理局成立并相继修订了《药品管理法》及《新药审批办法》，随后出台了一系列法律法规，集中统一了新药的审批程序，加强了国家对药品的监督管理，并逐步与国际接轨。

2001 年 12 月我国正式加入世界贸易组织（WTO）。根据 WTO 协议之一《与贸易有关的知识产权协定》的规定，国家药品监督管理部门于 2002 年 10 月发布了《药品注册管理办法（试行）》及其附件，同年 12 月 1 日起开始实施。为了解决该法在实施过程中暴露的一些薄弱环节，国家食品药品监督管理局于 2005 年、2007 年先后两次修订《药品注册管理办法》。

现行《药品注册管理办法》于 2007 年 7 月 10 日国家食品药品监督管理局局令第 28 号修订发布，2007 年 10 月 1 日起施行。其内容包括 15 章，6 个附件。

二、国际药品注册管理概述

（一）美国药品注册

美国新药审评是在美国《联邦食品、药品和化妆品法案》（Federal Food，Drug and Cosmetic Act，FDCA）中规定的，任何新药在上市前一定要证明它是安全、有效的且必须经过审批。FDCA 仅对新药的评审做出了框架性的规定，而现行较为系统、全面的新药审评过程还是由 FDA 在实践中不断出台的指南性文件来规定的。

美国药品注册分为新药临床研究申请（Investigation New Drug，IND）和新药上市申请（New Drug application，NDA）两个阶段，与国内分为临床前研究与临床研究相当：

1. IND 阶段　当药品申报者认为其已具有足够的数据证明该药是安全时可准备向 FDA 提交新药临床研究申请。本质上美国 IND 与我国新药临床试验批件是有区别的，美国 IND 只是一个建议，通过这个建议，药品申办者获得 FDA 的许可，可开始进行临床试验。

2. NDA 阶段　FDA 将根据 NDA 中的数据决定是否批准药品上市，因此，NDA 在新药评审中尤为重要。药品申报者应提交数以万计的研究数据（药物化学数据、药物生产数据、临床前研究数据、临床研究数据）证明该药在预定用途上是安全、有效的。

NDA 的评审同 IND 的评审有点类似，如一般情况下他们会在同一个评审组进行评审，评审人员也是相同的。但二者之间明显的区别在于：首先，NDA 的法律意义较 IND 的法律意义更加重要，因为 IND 只在一定的受试者身上使用，而 NDA 所提出的使用建议将涉及无数的患者；其次，NDA 审评更为复杂，需要评审的资料既多又复杂，所以 NDA 的评审非常耗时。

（二）欧盟药品注册

欧盟药品局（EMA）是根据部长委员会条例（EEC）No. 2309/93 成立的，负责欧盟药品的技术审查和批准上市工作。

欧盟药品注册分为集中审批程序和分散审批程序两种：

1. 集中审批程序（Centralized Procedure，CP）　是药品在欧盟各国都能获得批准上市的重要注册审批程序之一。负责集中审批的机构是 EMA。集中审批程序是药品迅速在欧盟范围内上市销售的最有效率与迅捷的途径。通过欧盟集中审评程序的药品上市许可在任何一个成员国的市场自由流通和销售。但如果药品经集中审批程序未获得上市许可，该产品将很难通过其他审批程序获得上市许可。

2. 非集中审批程序　非集中审批程序又分为成员国审批程序（Independent National Procedure，INP）、分权程序（Decentralized Procedure，DCP）和互认可程序（Mutual Recognized Procedure，MRP）几种。

INP 是指欧盟各成员国各自的药品管理机构根据特定成员国的药品管理法规和技术要求对药品进行审批的过程，其适用范围是除了必须经过集中审批程序之外的药品。

经过 INP 批准或注册的药品将只获得申请国家的上市许可。

DCP 是指尚未在任何一个欧盟国家获得许可且不再集中审批程序范围内的产品，可在至少两个欧盟国家同时为该药品申请上市许可。

MRP 是指药品首先在一个欧盟成员国上市，随后通过相互认可程序在其他国家申请上市许可。

（三）我国药品出口的国际注册途径

随着我国制药工业的快速发展和面临跨国制药企业带来的国内药品市场的竞争压力日益加大，国内制药企业也有必要通过国际药物注册打入欧美主流医药市场以提高自身国际竞争力。

国际药品注册分为两类：一类是新药注册，一类是已上市产品国际再注册。

新药注册是指直接参照目标市场国家的注册要求完成相应研究数据后提交申请，经申请国批准后上市销售。由于国际创新药物研发难度更大、风险更高、投入更大，国内制药企业目前的科研实力和能力尚不适宜全面出击，目前我国企业在 FDA 注册的新药申请只有 10 项左右，且大都为中成药。

已上市药品注册分为原料药注册和制剂注册两类。我国是原料药生产大国，我国制药企业过去十几年里对原料出口比较熟悉，DMF（Drug Master File, DMF）申请已经成为程序性工作，但制剂出口目前只有几家国内制药企业十几个品种获得 FDA 批准的原料药国际注册（Abbreviated New Drug Application, ANDA）。

1. 原料药国际注册（DMF） 美国药物主控文件（Drug Master File, DMF）是提交给 FDA 的包含有关一种或多种人用药品的生产设备、工艺、制造用物品、流程、包装及存储要求的文件材料。该文件的提交并不是有法律或 FDA 规则强制规定的，而完全基于药品所有人的自愿行为。DMF 是国内制药企业原料药出口美国时必须提交的文件资料。EDMF 是向欧盟出口必须提交的药物主控文件。

2. 制剂国际注册（ANDA） 简化新药申请（Abbreviated New Drug Application, ANDA）是药品申报者为获得 FDA 对仿制药品批准所需要提交的文件材料。负责审评 ANDA 是 FDA 药品评价和研究中心（CDER）下设的仿制药品办公室（Office of Generic Drug, OGD）。

仿制药品申请被冠以"简化"是因为一般不要求提交证明安全性和有效性的临床前和临床试验的数据。ANDA 的评审重点是生物等效性审查、化学/微生物审查和标签审查。

三、药品注册的有关概念

（一）药品注册

药品注册是指国家食品药品监督管理部门据药品注册申请人的申请，依照法定程序，对拟上市销售药品的安全性、有效性、质量可控性等进行系统评价，并决定是否同意其申请的审批过程。

药品注册是世界各国通用的药品管理模式之一，它是对药品市场准入进行的一种前置性管理，其出发点与核心在于采用规范的法定程序控制药品的市场准入，从而保障上市药品的安全性、有效性和质量可控性。

药品注册在法律上是一种行政许可行为，即基于当事人的申请，行政主体经过对申请的审查而决定是否准许或者认可当事人所申请的活动或资格的行政行为。药品注册的表现形式为发放药品批准文件，包括新药证书、药品批准文号以及进口药品注册证书，或药品补充申请批件。

（二）药品注册分类

药品按其来源和标准分为新药、仿制药和进口药，按种类分为中药、化学药和生物制品。药品品种范畴差别很大，对其研究的内容、技术要求和审评重点也各不相同。为了保证药品研究质量，同时又能提高新药研制的投入和产出的效率，我国采用药品注册分类审批管理的办法。《药品注册管理办法》附件中将药品按照中药和天然药物、化学药品、生物制品进行分类，对各类药品申请注册时应提交的研究资料分门别类地做出规定. 其中中药、天然药物注册分为9类，化学药品注册分为6类，生物制品注册分为15类。详见下表5-1。

表5-1 药品注册分类

药物类别	注册分类
中药、天然药物	1. 未在国内上市销售的从植物、动物、矿物等物质中提取的有效成分及其制剂
	2. 新发现的药材及其制剂
	3. 新的中药材代用品
	4. 药材新的药用部位及其制剂
	5. 未在国内上市销售的从植物、动物、矿物等物质中提取的有效部位及其制剂
	6. 未在国内上市销售的中药、天然药物复方制剂。包括：①中药复方制剂；②天然药物复方制剂；③中药、天然药物和化学药物组成的复方制剂
	7. 改变国内已上市销售中药、天然药物给药途径的制剂
	8. 改变国内已上市销售中药、天然药物剂型的制剂
	9. 已有国家标准的中药、天然药物
化学药品	1. 未在国内外上市销售的药品，包括： ①通过合成或者半合成的方法制得的原料药及其制剂； ②从天然物质中提取或者通过发酵提取的新的有效单体及其制剂； ③用拆分或者合成等方法制得的已知药物中的光学异构体及其制剂； ④由已上市销售的多组分药物制备为较少组分的药物外均未批准的新适应证； ⑤新的复方制剂； ⑥已在国内上市销售的制剂增加国内外均未批准的新适应证
	2. 改变给药途径且尚未在国内外上市销售的药品
	3. 已在国外上市销售但尚未在国内上市销售的药品。包括： ①已在国外上市销售的制剂及其原料药，和（或）改变该制剂剂型，但不改变给药途径的制剂； ②已在国外上市销售的复方制剂，和（或）改变该制剂剂型，但不改变给药途径的制剂； ③改变给药途径并已在国外上市销售的制剂； ④国内上市销售的制剂增加已在国外批准的新适应证
	4. 改变已上市销售盐类药物的酸根、碱基（或者金属元素），但不改变其药理作用的原料药及其制剂
	5. 改变国内已上市销售药品的剂型，但不改变给药途径的制剂
	6. 已有国家标准的原料药或制剂

续表

药物类别	注册分类
治疗用生物制品	1. 未在国内外上市销售的生物制品 2. 单克隆抗体 3. 基因治疗、体细胞治疗及其制品 4. 变态反应原制品 5. 由人、动物的组织或者体液提取的，或者通过发酵制备的具有生物活性的多组分制品 6. 由已上市销售的生物制品组成新的复方制品 7. 已在国外上市销售但尚未在国内上市销售的生物制品 8. 含未经批准菌种制备的微生态制品 9. 与已上市销售制品结构不完全相同且国内外均未上市销售的制品（包括氨基酸位点突变、缺失，因表达系统不同而产生、消除或者改变翻译后修饰，对产物进行化学修饰等） 10. 与已上市销售制品制备方法不同的制品（例如采用不同表达系统、宿主细胞等） 11. 首次采用 DNA 重组技术制备的制品（例如以重组技术替代合成技术、生物组织提取或者发酵技术等） 12. 国内外尚未上市销售的由非注射途径改为注射途径给药，或者由局部用药改为全身给药的制品 13. 改变已上市销售制品的剂型但不改变给药途径的生物制品 14. 改变给药途径的生物制品（不包括上述第 12 项） 15. 已有国家标准的生物制品
预防用生物制品	1. 未在国内外上市销售的疫苗 2. DNA 疫苗 3. 已上市销售疫苗变更新的佐剂，偶合疫苗变更新的载体 4. 由非纯化或全细胞（细菌、病毒等）疫苗改为纯化或者组分疫苗 5. 采用未经国内批准的菌毒种生产的疫苗（流感疫苗、钩端螺旋体疫苗等除外） 6. 已在国外上市销售但未在国内上市销售的疫苗 7. 采用国内已上市销售的疫苗制备的结合疫苗或者联合疫苗 8. 与已上市销售疫苗保护性抗原谱不同的重组疫苗 9. 更换其他已批准表达体系或者已批准细胞基质生产的疫苗；采用新工艺制备并且实验室研究资料证明产品安全性和有效性明显提高的疫苗 10. 改变灭活剂（方法）或者脱毒剂（方法）的疫苗 11. 改变给药途径的疫苗 12. 改变国内已上市销售疫苗的剂型，但不改变给药途径的疫苗 13. 改变免疫剂量或者免疫程序的疫苗 14. 扩大使用人群（增加年龄组）的疫苗 15. 已有国家药品标准的疫苗

（三）药品注册申请

药品注册申请包括新药申请、仿制药申请、进口药品申请、补充申请和再注册申请。

1. 新药申请 是指未曾在中国境内上市销售的药品的注册申请。已上市药品改变剂型、改变给药途径、增加新适应证的药品注册按照新药申请程序申报。

2. 仿制药品申请 是指生产国家食品药品监督管理局已批准上市的已有国家标准的药品的注册申请，但是生物制品按照新药申请程序申报。

3. 进口药品申请 是指境外生产的药品在中国境内上市销售的注册申请。

4. 补充申请 是指新药申请、仿制药的申请或者进口药品申请经批准后，改变、增加或取消原批准事项或内容的注册申请。

5. 再注册申请 是指当药品批准证明文件有效期满后，申请人拟继续生产或进口该药品的注册申请。

（四）药品注册申请人

药品注册申请人（以下简称申请人），是指提出药品注册申请，承担相应法律责任，并在该申请获得批准后持有药品批准证明文件的机构。与国外药品注册申请人不同的是，我国药品注册申请人只能是机构而不能是个人。

药品注册申请人包括境内申请人和境外申请人。境内申请人应当是在中国境内合法登记并能独立承担民事责任的机构，境外申请人应当是境外合法制药厂商。境内申请人申请药品注册按照新药或仿制药品申请的程序和要求办理，境外申请人申请药品注册按照进口药品申请程序和要求办理。境外申请人办理进口药品注册，应当由其驻中国境内的办事机构或者由其委托的中国境内代理机构办理。

（五）药品注册管理机构

1. 国家食品药品监督管理总局 国家食品药品监督管理总局主管全国药品注册工作，负责对药物临床试验、药品生产和进口进行审批。国家食品药品监督管理总局依法行使许可权，审批新药、仿制药、进口药品、药品补充申请和药品技术转让，发给相应的药品证明文件。

2. 省级药品监督管理部门 省级药品监督管理部门是新药、仿制药品注册申请以及补充申请的受理和形式审查部门，同时负责对药物研制和临床试验的现场核查。省级药品监督管理部门也负责药品再注册的审批或备案，以及管辖范围内的药品补充申请审批和备案。

3. 国家食品药品监督管理总局药品审评中心 国家食品药品监督管理总局药品审评中心是药品注册的技术审评机构，负责对各类药品注册申报资料进行技术审评，提出技术审评意见，报国家食品药品监督管理总局审批确定。

4. 药品检验机构 中国食品药品检定研究院和省药品检验研究所是药品注册检验的法定专业技术机构，负责对药品标准进行复核，对注册样品进行检验。

5. 国家食品药品监督管理总局食品药品审核查验中心 国家食品药品监督管理局食品药品审核查验中心主要负责对药物非临床评价研究机构的GLP认证、药物临床试验机构的GCP认证，以及组织对药品生产进行现场检查。

（六）药品注册管理的中心内容和原则

1. 药品注册管理的中心内容 药物的研发过程大体上可分为临床前研究、临床研究、生产上市和上市后监测等四个阶段。在我国，除麻醉药品、精神药品等特殊管理的药品外，药物的临床前研究一般不需要经过审批即可进行。由于药物，尤其是新药在人体应用的风险性，为保护人类受试者的安全与权益，保证试验数据及结果的科学、准确与可靠，药物在进行以人为受试对象的临床研究前，必须对临床前研究的结果进行严格的综合评价，审查批准后方可进行。临床研究结束后，在对临床研究结果和前期研究结果、生产现场情况考察结果进行综合评价后，才能确定药品是否可以合法地生产上市。

2. 药品注册审评的主要原则

（1）公平、公正、公开、便民 药品注册应当遵循公平、公正、公开、便民原则。国家食品药品监督管理总局对药品注册实行主审集体责任制、相关人员公示制和回避制、责任过错追究制，对受理、检验、审评、审批、送达等环节进行管理，并接受社会监督。

（2）信息公开 药品监督管理部门应当向申请人提供可查询的药品注册受理、检查、检验、审评、审批的进度和结论等信息。

药品监督管理部门应当在行政机关网站或办公场所公开下列信息：①药品注册申请事项、程序、收费标准和依据、时限，需要提交的全部材料目录和申请书示范文本；②药品注册受理、检查、检验、审评、审批各环节人员名单和相关信息；③已获批准药品目录等药品注册综合信息。

3. 评估药品上市价值 国家食品药品监督管理总局应当执行国家制定的药品行业发展规划和产业政策，组织对药品的上市价值进行评估。目前药物经济学、循证医学研究在药品注册中逐渐得到重视，一些国家，如澳大利亚、加拿大还将药物经济学研究作为新药申报必须提交的资料之一。我国在包括药品注册管理、基本药物目录、医疗保险目录等在内的药品监管活动中，也越来越重视药物经济学和循证医学证据。

4. 保密 药品监督管理部门及相关单位和人员，对申请人在药品注册过程中提交的技术秘密和实验数据负有保密责任。

四、药物研究与开发的内容与特点

（一）药物研究与开发的内容

药物研究与药物开发最大的区别在于药物研究更注重技术创新和方法创新，药物开发更注重的是根据 CFDA 相关指导原则开展研究工作。

药物研究是指对药物的合成工艺、提取方法、剂型选择、制备工艺、稳定性、有效性、安全性等进行的研究。根据研究重点可分为基础研究和应用基础研究。以创新程度最高的新化合物实体（New chemical entities，NCEs）为例，基础研究包括从天然产物中分离或通过计算机辅助药物设计合成寻找新的先导化合物（Leading compound），发现新的活性化合物或新的作用靶点；应用基础研究包括对活性化合物进行结构修饰、化学性质及制剂等相关方面的研究，并进行初步的药效学和毒理学评价，为新药开发提供成药性应用基础研究。

药物开发是指对作用可靠、疗效或特色明显、有重要应用价值的活性化合物，根据不同的开发目标，按照新药申请的要求，进一步研制新产品、新剂型，研制疗效更佳的药物。

以化学药为例，新药研究与开发一般分为三个阶段。

1. 新活性物质的发现和筛选 通过计算机辅助药物设计或通过天然产物来源等多种途径获得新的化学物质，并用特定的体内外药理模型进行活性筛选和评价，以发现结构新颖、药理活性显著的先导化合物，在经过结构修饰的方法获得一系列与先导化合物结构类似的衍生物，进行定量构效关系研究，优化化合物的药理活性，从中选择成药性最佳的新化合物实体。

2. 新药的临床前研究 主要任务是系统评价新的候选药物，确定其是否符合进入人体临床试验阶段的要求。药物临床前研究应参照 CFDA 发布的有关技术指导原则进行，其中安全性评价是核心内容，必须执行《药物非临床研究质量管理规范》（GLP）。

新药临床前研究包括工艺研究、质量标准研究、稳定性研究、安全性评价、药效学研究等，申请人应当对申报资料中的药物研究数据的真实性负责。

3. 新药的临床研究　临床研究是评价候选药物能否成为上市后的关键阶段，我国的药物临床试验必须经过 CFDA 批准，获得临床试验批件，且必须执行《药物临床研究质量管理规范》（GCP）。药品监督管理部门应当对批准的临床试验进行监督检查。

临床试验一般分为Ⅰ、Ⅱ、Ⅲ、Ⅳ期临床试验。获得新药证书前一般需要完成Ⅰ、Ⅱ、Ⅲ期临床试验，特殊情况时经过批准仅进行Ⅱ、Ⅲ期或仅进行Ⅲ期临床试验。Ⅳ期临床试验新药为上市后再评价阶段。

（二）药物研究开发的特点

1. 高投入　新药研发是一项庞大的系统工程，包含许多复杂的环节，研发成本高昂，并有逐年上升的趋势，单品种研发经费在（10～12）亿美元，我国一个创新药的研究，目前大约需要（2～5）亿人民币。美国每年用于新药研发的资金超过 1000 亿美元，我国"十一五"期间对新药研发的投入达到 27 亿美元，"十二五"期间我国对新药研发的投入预计超过 60 亿美元。

2. 高风险　新药研发的风险很高、成功率极低。按化合物计，新药开发成功率不超过 0.1％，往往在数百万个化合物，才能找到一个可以开发成新药的物质，即使进入新药临床研究的药物成功率也不超过 10％。药物研发的主要风险在于技术风险、资本运作风险、市场风险和政策风险。技术风险指新药研发技术本身存在缺陷，难以实现预定的技术创新导致新药研发失败；资本运作风险指融资渠道不当、资金使用不合理导致研发风险；市场风险指新药研发市场定位不准确、上市后缺乏竞争力、上市后不能较快占领目标市场，上市后出现重大安全性问题等导致药品研发失去市场价值；政策风险指政府对药品注册政策发生重大改变，研发机构忽视政策方向或来不及做出调整导致前期研发投入失败。

3. 高产出　虽然新药研发风险很高，但其具有高回报、高利润和高附加值的特性，新药的利润一般可达销售额的 30％以上，且绝大多数新药具有专利保护保证了研发企业在专利期内的市场独占权。国际大型制药企业之间的竞争主要体现在新药研发上，因为一旦新药获得上市批准，很快就能给企业带来高额利润回报，如美国辉瑞公司研发的降血脂药"立普妥"（阿伐他汀钙片）于 1997 年上市，2004 年销售额达到 108.6 亿美元，成为全球第一个销售额突破百亿美元的药物，2008 年更是高达 138 亿美元。

4. 长周期　新药从研究开发到上市一般都需要经过复杂漫长的过程。新药研发平均周期国内外大致相同，一般需要 10～15 年。

5. 多学科知识融合　药物研发需要多学科知识和技术的积累，药物研发过程需要各方面技术和人才参与。

（三）药品研发与注册中知识产权问题

1. 药物研发过程中的知识产权保护　知识产权保护对新药研发十分重要，知识产权保护最常见的形式是专利。新药研发"高投入、高风险、长周期、高产出"的特点，如果没有专利保护，制药企业就没有市场独占权，就会失去投入大量资金开展新药研究的动力。据宾夕法尼亚大学的研究报道，如果没有专利保护，60％的新药不会产生。

因此，在新药研发过程中，制药企业和研究机构首先要考虑所研究的产品、制备方法能否形成专利保护；其次要考虑专利保护策略，即围绕产品设计尽量从多个途径形成专利保护网，以防竞争对手产生选择发明；再次要注重研究的产品和方法有没有造成法律侵权，一旦有专利侵权可能应该谨慎应对。

2. 药物注册过程中的知识产权保护 为预防和解决药品注册过程中的知识产权问题，引导我国药品研发生产单位合理利用知识产权有关制度进行药品研发，保护自身合法权益，《药品注册管理办法》中明确了有关知识产权的要求和规定。

（1）注册申报中知识产权状态说明的要求 申请人应当对其申请注册的药物或者使用的处方、工艺、用途等，提供申请人或者他人在中国的专利及其权属状态的说明；他人在中国存在专利的，申请人应当提交对他人的专利不构成侵权的声明。药品监督管理部门在受理时应当对申请人提交的说明或声明予以公示。

《药品注册管理办法》还规定，药品注册所报送的资料引用文献应当注明著作名称、刊物名称及卷、期、页等；未公开发表的文献资料应当提供资料所有者许可使用的证明文件。外文资料应当按照要求提供中文译本。

（2）药品注册过程中专利纠纷处理 药品注册过程中发生专利权纠纷的，当事人可以自行协商解决，或者依照有关法律、法规的规定，通过管理专利工作部门或者人民法院解决。

（3）专利到期药品的申请与审批 对他人已获得中国专利权的药品，申请人可以在该药品专利期满前2年内提出注册申请，这是我国《药品注册管理办法》鼓励仿制药研发的政策措施之一。国家食品药品监督管理局按照《药品注册管理办法》予以审查，符合规定的，在专利期满后核发药品批准文号、《进口药品注册证》或者《医药产品注册证》。

（4）对技术秘密的保护 对获得生产或者销售含有新型化学成分药品许可的生产者或者销售者提交的自行取得的且未披露的试验数据和其他数据，国家食品药品监督管理总局自批准该许可之日起6年内，对未经已获得许可的申请人同意，使用其未披露数据的申请不予批准；但申请人提交自行取得数据除外。

第二节　药物临床前研究

一、新药的药学研究

为申请药品注册而进行的药物临床前研究，包括药物的合成工艺、提取方法、理化性质及纯度、剂型选择、处方筛选、制备工艺、检验方法、质量标准、稳定性，药理、毒理、药代动力学等。中药制剂还包括原药材的来源、加工及炮制、纯化等；生物制品还包括菌毒种、细胞株、生物组织等起始材料的来源、质量标准、保存条件、生物学特征、遗传稳定性及免疫学的研究等。

（一）药物化学研究

药物化学研究是新药研究的首要工作，包含药物的理化性质、工艺流程研究等。新药药物化学研究的目的在于：①研究新药的化学结构与理化性质之间的关系，为药物的制备、分析检验、使用、保存、剂型选择等提供理论依据；②制定中药有效成分或有效部位的提取、分离、层析方案，利用红外、紫外、气相色谱、高压液相、磁共振等仪器确定其结构和有效成分；③提供经济有效的药品制备工艺流程，以提高产量、降低成本；④为药理、药代动力学提供依据。

（二）新药的理化性质研究

新药理化性质研究包括：①性状；②分子式；③结构式；④解离度；⑤pH 值；⑥物理常数（熔点、沸点、冰点等）；⑦渗透压；⑧络合物。

（三）新药的工艺流程研究

报审工艺流程项目的要求包括：①制备路线、反应条件、生产工艺、精制方法；②抗生素的菌种、培养基；③化学原料规格；④动植物原料来源、学名、药名或提取部位；⑤制剂的处方、工艺条件和精制过程；⑥复方制剂处方依据，辅料规格标准、来源等。

（四）新药稳定性研究

新药稳定性研究主要包括化学稳定性、物理稳定性和微生物稳定性。

二、新药的药理、毒理学研究

（一）药效学的研究

药效学研究的内容一般包括主要药效学研究、一般药理研究及有关复方制剂的研究三个方面。

1. 主要药效学研究　根据新药的不同药理作用，按该类型药品评价药效的研究方法和判断标准进行。其具体原则包括，新药的主要药效作用应当根据体内外两种以上试验方法获得证明；药效学研究的各项试验，应有空白对照和已知药品对照；应用两种以上剂量及给药方法。溶于水的物质应作静脉注射。

2. 一般药理研究　包括神经系统、心血管系统及呼吸系统的药理研究。

3. 复方制剂中多组份对药效或不良反应影响的研究　具体工作是，观测生理功能的改变；观测生化指标的变化；观测组织形态的改变。

通过以上研究和观测，达到确定新药的治疗作用及一般药理作用，为新药临床试验提供可靠依据的目的。

（二）药代动力学研究

药代动力学研究主要是指对药品的吸收速率、吸收程度、在体内器官的分布和维持情况以及排泄的速率和程度等方面的研究。目的是优选给药方案，发挥药物的最佳疗效或减小毒副作用。

（三）毒理学研究

毒理学研究包括以下内容：

1. 全身性用药的毒性试验

（1）急性毒性试验：观察一次给药后动物产生的毒性反应并测定其半数致死量（LD_{50}）。

（2）长期毒性试验：观察动物因连续用药而产生的毒性反应、中毒时首先出现的症状及停药后组织和功能损害的发展和恢复情况。

2. 局部用药的毒性试验

（1）皮肤用药：进行完整和破损皮肤的毒性试验以及皮肤致敏试验。

（2）滴鼻剂和吸入剂：进行呼吸道（包括肺部）的局部刺激性和毒性试验。

（3）滴眼剂：观察对眼结合膜和眼球的刺激作用。

（4）局部作用于直肠、阴道的制剂：进行作用部位的刺激性及局部毒性试验。

3. 特殊毒理研究

（1）致突变试验：①微生物回复突变试验；②哺乳动物培养细胞染色体畸变试验；③体内试验。

（2）生殖毒性试验：①一般生殖毒性试验；②致畸胎试验；③围产期毒性试验。

（3）致癌试验。

4. 药物依赖性试验　新药研究中属于下列情况之一者需要做药物依赖性实验：①与已知人体对其有依赖性作用的药物的化学结构有关的新药；②作用于中枢神经系统的新药如镇痛药、抑制药、兴奋药。

三、药物临床前研究的要求

（1）药物临床前研究应当执行有关管理规定，其中安全性评价研究必须执行《药物非临床研究质量管理规范》（Good Laboratory Practice for Non – Clinical Laboratory Studies，简称 GLP）。

（2）从事药物研究开发的机构必须具有与试验研究项目相适应的人员、场地、设备、仪器和管理制度；所用试验动物、试剂和原材料应当符合国家有关规定和要求，并应当保证所有试验数据和资料的真实性。

（3）单独申请药物制剂所使用的化学原料药及实施批准文号管理的中药材和中药饮片，必须具有药品批准文号、《进口药品注册证》或者《医药产品注册证》，该原料药必须通过合法的途径获得。所用原料药不具有药品批准文号、《进口药品注册证》或者《医药产品注册证》的，必须经国家食品药品监督管理总局批准。

（4）申请人委托其他机构进行药物研究或者进行单项试验、检测、样品的试制等，应当与被委托方签订合同，并在申请注册时予以说明。申请人对申报资料中的药物研究数据的真实性负责。

（5）药品注册申报资料中有境外药物研究机构提供的药物试验研究资料的，必须附有境外药物研究机构出具的其所提供资料的项目、页码的情况说明和证明该机构已在境外合法登记并经公证的证明文件。国家食品药品监督管理总局根据审查需要组织进行现场核查。

（6）药物研究应当参照国家食品药品监督管理总局发布的有关技术指导原则进行。申请人采用其他评价方法和技术，应当提交证明其科学性的资料。

（7）申请人获得药品批准文号后，应当按照国家食品药品监督管理总局批准的生产工艺生产。药品监督管理部门根据批准的生产工艺和质量标准对申请人的生产情况进行监督检查。

第三节 药物临床研究

一、药物临床研究的基本要求

1. 药物临床研究的内容 药物的临床研究包括临床试验和生物等效性试验。

2. 药物临床研究实施前的要求

（1）药物临床试验批准后，申请人应当从具有药物临床试验资格的机构中选择承担药物临床试验的机构。

（2）临床试验用药物应当在符合《药品生产质量管理规范》的车间制备。制备过程应当严格执行《药品生产质量管理规范》的要求。申请人对临床试验用药物的质量负责。

（3）申请人可以按照其拟定的临床试验用样品标准自行检验临床试验用药物，也可以委托本办法确定的药品检验所进行检验；疫苗类制品、血液制品、国家食品药品监督管理总局规定的其他生物制品，应当由国家食品药品监督管理总局指定的药品检验所进行检验。临床试验用药物检验合格后方可用于临床试验。

药品监督管理部门可以对临床试验用药物抽查检验。

（4）申请人在药物临床试验实施前，应当将已确定的临床试验方案和临床试验负责单位的主要研究者姓名、参加研究单位及其研究者名单、伦理委员会审核同意书、知情同意书样本等报送国家食品药品监督管理总局备案，并抄送临床试验单位所在地和受理该申请的省、自治区、直辖市药品监督管理部门。

二、药物临床研究的实施管理

1. 药物临床研究的规定

（1）药物临床研究必须经国家食品药品监督管理总局批准后实施，必须执行《药物临床试验质量管理规范》（Good Clinical Practice，简称 GCP）。

（2）申请新药注册，应当进行临床试验。

（3）申请仿制药注册，一般不需要进行临床试验。但化学药品仿制药中的口服固体制剂应当进行生物等效性试验；需要用工艺和标准控制药品质量的，应当进行临床试验；生物制品仿制药需要进行临床试验。

（4）申请进口药品注册，按照国内相应药品注册类别要求进行临床试验；申请已有国家药品标准的原料药不需要进行临床试验；单独申请进口尚无中国国家药品标准的原料药，应当使用其制剂进行临床试验。

（5）在补充申请中，已上市药品增加新适应证或者生产工艺等有重大变化的，需要进行临床研究。

2. 新药的临床试验 新药的临床试验分为Ⅰ、Ⅱ、Ⅲ、Ⅳ期。不同注册分类的药品对临床试验的要求各不相同。

Ⅰ期临床试验：初步的临床药理学及人体安全性评价试验。观察人体对于新药的耐受程度和药代动力学，为制定给药方案提供依据。Ⅰ期试验组人数为 20～30 例。

Ⅱ期临床试验：治疗作用初步评价阶段。其目的是初步评价药物对目标适应证患者的治疗作用和安全性，也包括为Ⅲ期临床试验研究设计和给药剂量方案的确定提供依据。此阶段的研究设计可以根据具体的研究目的，采用多种形式，包括随机盲法对照临床试验。Ⅱ期病例数要求 100 例。

Ⅲ期临床试验：治疗作用确证阶段。其目的是进一步验证药物对目标适应证患者的治疗作用和安全性，评价利益与风险关系，最终为药物注册申请的审查提供充分的依据。试验一般应为具有足够样本量的随机盲法对照试验。Ⅲ期病例数为 300 例。

Ⅳ期临床试验：新药上市后由申请人进行的应用研究阶段。其目的是考察在广泛使用条件下的药物疗效和不良反应，评价在普通或者特殊人群中使用的利益与风险关系以及改进给药剂量等。Ⅳ期病例数不低于 2000 例。

预防用生物制品的临床试验的最低受试者（病例）数要求是Ⅰ期 20 例，Ⅱ期 300 例，Ⅲ期 500 例。

3. 生物等效性试验 生物等效性试验是指用生物利用度研究的方法，以药代动力学参数为指标，比较同一种药物的相同或者不同剂型的制剂，在相同的试验条件下，其活性成分吸收程度和速度有无统计学差异的人体试验。生物等效性试验病例数为 18～24 例。

4. 药物临床研究的实施要求

（1）药物临床研究被批准后应当在 3 年内实施。逾期未实施的，原批准证明文件自行废止；仍需进行临床研究的，应当重新申请。

（2）临床试验过程中发生严重不良事件的，研究者应当在 24 小时内报告有关省、自治区、直辖市药品监督管理部门和国家食品药品监督管理总局，通知申请人，并及时向伦理委员会报告。

（3）临床试验有下列情形之一的，国家食品药品监督管理总局可以责令申请人修改试验方案、暂停或者终止临床试验：①伦理委员会未履行职责的；②不能有效保证受试者安全的；③未按照规定时限报告严重不良事件的；④有证据证明临床试验用药物无效的；⑤临床试验用药物出现质量问题的；⑥临床试验中弄虚作假的；⑦其他违反《药物临床试验质量管理规范》的情形。

（4）临床试验中出现大范围、非预期的不良反应或者严重不良事件，或者有证据证明临床试验用药物存在严重质量问题时，国家食品药品监督管理总局或者省、自治区、直辖市药品监督管理部门可以采取紧急控制措施，责令暂停或者终止临床试验，申请人和临床试验单位必须立即停止临床试验。

（5）境外申请人在中国进行国际多中心药物临床试验的，应当按照规定向国家食品药品监督管理总局提出申请，并按下列要求办理：

①临床试验用药物应当是已在境外注册的药品或者已进入Ⅱ期或者Ⅲ期临床试验的药物；国家食品药品监督管理总局不受理境外申请人提出的尚未在境外注册的预防用疫苗类药物的国际多中心药物临床试验申请；

②国家食品药品监督管理总局在批准进行国际多中心药物临床试验的同时，可以要求申请人在中国首先进行Ⅰ期临床试验；

③在中国进行国际多中心药物临床试验时，在任何国家发现与该药物有关的严重

不良反应和非预期不良反应，申请人应当按照有关规定及时报告国家食品药品监督管理总局；

④临床试验结束后，申请人应当将完整的临床试验报告报送国家食品药品监督管理总局；

⑤国际多中心药物临床试验取得的数据用于在中国进行药品注册申请的，应当符合《药品注册管理办法》有关临床试验的规定并提交国际多中心临床试验的全部研究资料。

第四节　药品的申报与审批

一、新药的审批管理

（一）基本要求

（1）申请新药注册应当提供充分可靠的研究数据，证明药品的安全性、有效性和质量可控性，并对全部资料的真实性负责。药品注册所报送的资料引用文献资料应当注明著作名称、刊物名称及卷、期、页等；未公开发表的文献资料应当提供资料所有者许可使用的证明文件。外文资料应当按照要求提供中文译本。

（2）多个单位联合研制的新药，应当由其中的一个单位申请注册，其他单位不得重复申请；需要联合申请的，应当共同署名作为该新药的申请人。新药申请获得批准后每个品种，包括同一品种的不同规格，只能由一个单位生产。

（二）特殊审批

国家食品药品监督管理总局对下列新药申请可以实行特殊审批：

（1）未在国内上市销售的从植物、动物、矿物等物质中提取的有效成分及其制剂，新发现的药材及其制剂；

（2）未在国内外获准上市的化学原料药及其制剂、生物制品；

（3）治疗艾滋病、恶性肿瘤、罕见病等疾病且具有明显临床优势的新药；

（4）治疗尚无有效治疗手段的疾病的新药；

（三）新药临床试验的审批

（1）申请人完成临床前研究后，填写《药品注册申请表》，向所在地省、自治区、直辖市（食品）药品监督管理部门如实报送有关资料。

（2）省、自治区、直辖市（食品）药品监督管理部门应当对申报资料进行形式审查，符合要求的予以受理，出具药品注册申请受理通知书；不符合要求的不予受理，出具药品注册申请不予受理通知书，并说明理由。

（3）省、自治区、直辖市药品监督管理部门应当自受理申请之日起5日内组织对药物研制情况及原始资料进行现场核查，对申报资料进行初步审查，提出审查意见。申请注册的药品属于生物制品的，还需抽取3个生产批号的检验用样品，并向药品检验所发出注册检验通知。

（4）接到注册检验通知的药品检验所应当按申请人申报的药品标准对样品进行检验，对申报的药品标准进行复核，并在规定的时间内将药品注册检验报告送交国家食品药品监督管理总局药品审评中心，并抄送申请人。

（5）国家食品药品监督管理总局药品审评中心收到申报资料后，应在规定的时间内组织药学、医学及其他技术人员对申报资料进行技术审评，必要时可以要求申请人补充资料，并说明理由。完成技术审评后，提出技术审评意见，连同有关资料报送国家食品药品监督管理总局。

国家食品药品监督管理总局依据技术审评意见做出审批决定。符合规定的，发给《药物临床试验批件》；不符合规定的，发给《审批意见通知件》，并说明理由。

上述审批程序见图 5 - 1。

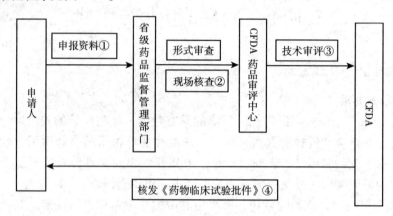

图 5 - 1　新药临床研究审批流程图

（四）新药生产审批

（1）申请人完成药物临床试验后，应当填写《药品注册申请表》，向所在地省、自治区、直辖市药品监督管理部门报送申请生产的申报资料，并同时向中国食品药品检定研究院报送制备标准品的原材料及有关标准物质的研究资料。

（2）省、自治区、直辖市药品监督管理部门应当对申报资料进行形式审查，符合要求的，出具药品注册申请受理通知书；不符合要求的，出具药品注册申请不予受理通知书，并说明理由。

（3）省、自治区、直辖市药品监督管理部门应当自受理申请之日起 5 日内组织对临床试验情况及有关原始资料进行现场核查，对申报资料进行初步审查，提出审查意见。除生物制品外的其他药品，还需抽取 3 批样品，向药品检验所发出标准复核的通知。

省、自治区、直辖市药品监督管理部门应当在规定的时限内将审查意见、核查报告及申报资料送交国家食品药品监督管理总局药品审评中心，并通知申请人。

（4）国家食品药品监督管理总局药品认证管理中心在收到生产现场检查的申请后，应当在 30 日内组织对样品批量生产过程等进行现场检查，确认核定的生产工艺的可行性，同时抽取 1 批样品（生物制品抽取 3 批样品），进行该药品标准复核的药品检验所检验，并在完成现场检查后 10 日内将生产现场检查报告送交国家食品药品监督管理总局药品审评中心。

（5）样品应当在取得《药品生产质量管理规范》认证证书的车间生产；新开办药

品生产企业、药品生产企业新建药品生产车间或者新增生产剂型的，其样品生产过程应当符合《药品生产质量管理规范》的要求。

（6）药品检验所应当依据核定的药品标准对抽取的样品进行检验，并在规定的时间内将药品注册检验报告送交国家食品药品监督管理总局药品审评中心，同时抄送相关省、自治区、直辖市药品监督管理部门和申请人。

（7）国家食品药品监督管理总局药品审评中心依据技术审评意见、样品生产现场检查报告和样品检验结果，形成综合意见，连同有关资料报送国家食品药品监督管理总局。国家食品药品监督管理总局依据综合意见，做出审批决定。符合规定的，发给新药证书，申请人已持有《药品生产许可证》并具备生产条件的，同时发给药品批准文号；不符合规定的，发给《审批意见通知件》，并说明理由。

改变剂型但不改变给药途径，以及增加新适应证的注册申请获得批准后不发给新药证书；靶向制剂、缓释、控释制剂等特殊剂型除外。

上述程序见图 5 – 2。

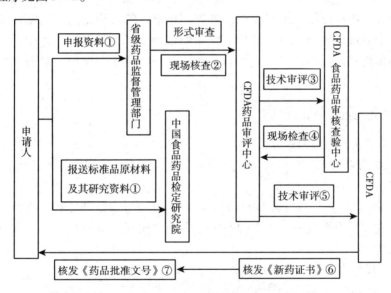

图 5 – 2　新药生产审批流程图

（8）新药证书的格式为：国药证字 H（Z、S）+ 4 位年号 + 4 位顺序号，其中 H 代表化学药品、Z 代表中药、S 代表生物制品。

药品批准文号的格式为：国药准字 H（Z、S、J）+ 4 位年号 + 4 位顺序号，其中 H 代表化学药品、Z 代表中药、S 代表生物制品、J 代表进口药品分包装。

（五）新药监测期管理

（1）国家食品药品监督管理总局根据保护公众健康的要求，可以对批准生产的新药品种设立监测期。监测期自新药批准生产之日起计算，最长不得超过 5 年。

监测期内的新药，国家食品药品监督管理总局不批准其他企业生产、改变剂型和进口。

（2）药品生产企业应当考察处于监测期内的新药的生产工艺、质量、稳定性、疗效及不良反应等情况，并每年向所在地省、自治区、直辖市药品监督管理部门报告。药品生产企业未履行监测期责任的，省、自治区、直辖市药品监督管理部门应当责令其改正。

（3）药品生产、经营、使用及检验、监督单位发现新药存在严重质量问题、严重或者非预期的不良反应时，应当及时向省、自治区、直辖市药品监督管理部门报告。省、自治区、直辖市药品监督管理部门收到报告后应当立即组织调查，并报告国家食品药品监督管理总局。

（4）药品生产企业对设立监测期的新药从获准生产之日起2年内未组织生产的，国家食品药品监督管理总局可以批准其他药品生产企业提出的生产该新药的申请，并重新对该新药进行监测。

（5）新药进入监测期之日起，不再受理其他申请人的同品种注册申请。已经受理但尚未批准进行药物临床试验的其他申请人同品种申请予以退回；新药监测期满后，申请人可以提出仿制药品申请或者进口药品申请。

（6）进口药品注册申请首先获得批准后，已经批准境内申请人进行临床试验的，可以按照药品注册申报与审批程序继续办理其申请，符合规定的，国家食品药品监督管理总局批准其进行生产；申请人也可以撤回该项申请，重新提出仿制药申请。对已经受理但尚未批准进行药物临床试验的其他同品种申请予以退回，申请人可以提出仿制药申请。

二、仿制药的审批管理

（一）申请人条件与要求

（1）仿制药申请人应当是药品生产企业，其申请的药品应当与《药品生产许可证》载明的生产范围一致。

（2）仿制药品应当与被仿制药具有同样的活性成分、给药途径、剂型、规格和相同的治疗作用。已有多家企业生产的品种，应当参照有关技术指导原则选择被仿制药进行对照研究。

（二）申报程序

（1）申请仿制药注册，应当填写《药品注册申请表》，向所在地省、自治区、直辖市药品监督管理部门报送有关资料和生产现场检查申请。

（2）省、自治区、直辖市药品监督管理部门对申报资料进行形式审查，符合要求的，出具药品注册申请受理通知书；不符合要求的，出具药品注册申请不予受理通知书，并说明理由。省、自治区、直辖市药品监督管理部门应当自受理申请之日起5日内组织对研制情况和原始资料进行现场核查，并应当根据申请人提供的生产工艺和质量标准组织进行生产现场检查，现场抽取连续生产的3批样品，送药品检验所检验。

省、自治区、直辖市药品监督管理部门应当在规定的时限内对申报资料进行审查，提出审查意见。符合规定的，将审查意见、核查报告、生产现场检查报告及申报资料送交国家食品药品监督管理总局药品审评中心，同时通知申请人；不符合规定的，发给《审批意见通知件》，并说明理由，同时通知药品检验所停止该药品的注册检验。

（3）药品检验所应当对抽取的样品进行检验，并在规定的时间内将药品注册检验报告送交国家食品药品监督管理总局药品审评中心，同时抄送通知其检验的省、自治区、直辖市药品监督管理部门和申请人。

（4）国家食品药品监督管理总局药品审评中心应当在规定的时间内组织药学、医学及其他技术人员对审查意见和申报资料进行审核，必要时可以要求申请人补充资料，并说明理由。

（5）国家食品药品监督管理总局药品审评中心依据技术审评意见、样品生产现场检查报告和样品检验结果，形成综合意见，连同相关资料报送国家食品药品监督管理总局，国家食品药品监督管理总局依据综合意见，做出审批决定。符合规定的，发给药品批准文号或者《药物临床试验批件》；不符合规定的，发给《审批意见通知件》，并说明理由。

申请人完成临床试验后，应当向国家食品药品监督管理总局药品审评中心报送临床试验资料。国家食品药品监督管理总局依据技术意见，发给药品批准文号或者《审批意见通知件》。

上述程序见图5-3。

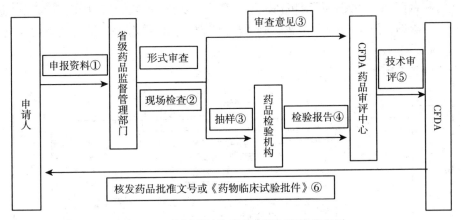

图5-3　仿制药品注册的申报与审批流程图

三、进口药品的审批管理

（一）进口药品注册管理

1. 申请人条件

（1）申请进口的药品，应当获得境外制药厂商所在生产国家或者地区的上市许可；未在生产国家或者地区获得上市许可，但经国家食品药品监督管理总局确认该药品安全、有效而且临床需要的，可以批准进口。

（2）申请进口的药品，其生产应当符合所在国家或者地区《药品生产质量管理规范》及中国《药品生产质量管理规范》的要求。

2. 申报程序

（1）申请进口药品注册，应当填写《药品注册申请表》，报送有关资料和样品，提供相关证明文件，向国家食品药品监督管理总局提出申请。

（2）国家食品药品监督管理总局对申报资料进行形式审查，符合要求的，出具药品注册申请受理通知书，并通知中国食品药品检定研究院组织对3个生产批号的样品进行注册检验；不符合要求的，出具药品注册申请不予受理通知书，并说明理由。

国家食品药品监督管理总局可以组织对其研制和生产情况进行现场检查，并抽取样品。

（3）中国食品药品检定研究院完成进口药品注册检验后，应当将复核的药品标准、药品注册检验报告和复核意见报送国家食品药品监督管理总局。

（4）国家食品药品监督管理总局对申报资料进行全面审评，必要时可以要求申请人补充资料。认为需要进行临床试验的，发给《药物临床试验批件》；认为不符合规定的，发给《审批意见通知件》，并说明理由。

（5）临床试验获得批准后，申请人应当按照药物的临床试验及有关要求进行试验。临床试验结束后，申请人应当填写《药品注册申请表》，按照规定报送临床试验资料、样品及其他变更和补充的资料，并详细说明依据和理由，提供相关证明文件。

（6）国家食品药品监督管理总局组织对报送的临床试验等资料进行全面审评，必要时可以要求申请人补充资料。认为符合规定的，发给《进口药品注册证》；中国香港、澳门和台湾地区的制药厂商申请注册的药品，参照进口药品注册申请的程序办理，认为符合要求的，发给《医药产品注册证》。认为不符合要求的，发给《审批意见通知件》，并说明理由。

上述程序见图 5 - 4。

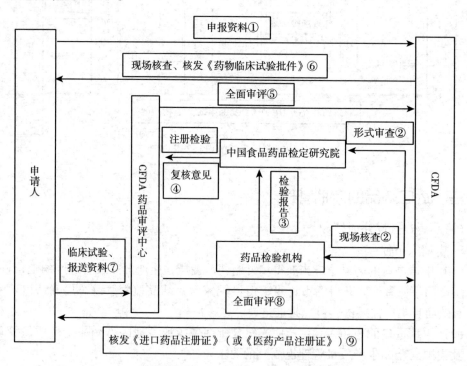

图 5 - 4　进口药品注册申报与审批流程图

（7）《进口药品注册证》证号格式为：H（Z、S）+ 4 位年号 + 4 位顺序号；《医药产品注册证》证号格式为：：H（Z、S）C + 4 位年号 + 4 位顺序号。其中 H 代表化学药品、Z 代表中药、S 代表生物制品。对于境内分包装用大包装规格的注册证，其证号在原注册证号前加字母 B。

3. 其他有关规定

（1）申请进口药品制剂，必须提供直接接触药品的包装材料和容器合法来源的证明文件、用于生产该制剂的原料药和辅料合法来源的证明文件。原料药和辅料尚未取得国家食品药品监督管理总局批准的，应当报送有关生产工艺、质量指标和检验方法等研究资料。

（2）国家食品药品监督管理总局在批准进口药品的同时，发布经核准的进口药品注册标准和说明书。

（二）进口药品分包装注册管理

进口药品分包装，是指药品已在境外完成最终制剂生产过程，在境内由大包装规格改为小包装规格，或者对已完成内包装的药品进行外包装、放置说明书、粘贴标签等。

1. 申请人要求

（1）申请进口药品分包装，应当符合下列要求：

①该药品已经取得《进口药品注册证》或者《医药产品注册证》；

②该药品应当是中国境内尚未生产的品种，或者虽有生产但是不能满足临床需要的品种；

③同一制药厂商的同一品种应当由一个药品生产企业分包装，分包装的期限不得超过《进口药品注册证》或者《医药产品注册证》的有效期；

④除片剂、胶囊外，分包装的其他剂型应当已在境外完成内包装；

⑤接受分包装的药品生产企业，应当持有《药品生产许可证》。进口裸片、胶囊申请在国内分包装的，接受分包装的药品生产企业还应当持有与分包装的剂型相一致的《药品生产质量管理规范》认证证书；

⑥申请进口药品分包装，应当在该药品《进口药品注册证》或者《医药产品注册证》的有效期届满 1 年前提出。

（2）境外制药厂商应当与境内药品生产企业签订进口药品分包装合同，并填写《药品补充申请表》。

2. 申报程序

（1）申请进口药品分包装的，应当由接受分包装的药品生产企业向所在地省、自治区、直辖市药品监督管理部门提出申请，提交由委托方填写的《药品补充申请表》，报送有关资料和样品。省、自治区、直辖市药品监督管理部门对申报资料进行形式审查后，符合要求的，出具药品注册申请受理通知书；不符合要求的，出具药品注册申请不予受理通知书，并说明理由。

省、自治区、直辖市药品监督管理部门提出审核意见后，将申报资料和审核意见报送国家食品药品监督管理总局审批，同时通知申请人。

（2）国家食品药品监督管理总局对报送的资料进行审查，符合规定的，发给《药品补充申请批件》和药品批准文号；不符合规定的，发给《审批意见通知件》，并说明理由。

（3）进口分包装的药品应当执行进口药品注册标准。

（4）进口分包装药品的说明书和标签必须与进口药品的说明书和标签一致，并且应当标注分包装药品的批准文号和分包装药品生产企业的名称。

（5）境外大包装制剂的进口检验按照国家食品药品监督管理总局的有关规定执行。包装后产品的检验与进口检验执行同一药品标准。

（6）提供药品的境外制药厂商应当对分包装后药品的质量负责。分包装后的药品出现质量问题的，国家食品药品监督管理总局可以撤销分包装药品的批准文号，必要时可以依照《药品管理法》的规定，撤销该药品的《进口药品注册证》或者《医药产品注册证》。

四、药品补充申请注册管理

变更研制新药、生产药品和进口药品已获批准证明文件及其附件中载明事项的，应当提出补充申请。申请人应当参照相关技术指导原则，评估其变更对药品安全性、有效性和质量可控性的影响，并进行相应的技术研究工作。

（一）申报与受理

（1）申请人应当填写《药品补充申请表》，向所在地省级药品监督管理部门报送有关资料和说明。省级药品监督管理部门对申报资料进行形式审查，符合要求的，出具药品注册申请受理通知书；不符合要求的出具药品注册申请不予受理通知书，并说明理由。

（2）进口药品的补充申请，申请人应当向国家食品药品监督管理总局报送有关资料和说明，提交生产国家或者地区药品管理机构批准变更的文件。国家食品药品监督管理总局对申报资料进行形式审查，符合要求的，出具药品注册申请受理通知书；不符合要求的，出具药品注册申请不予受理通知书，并说明理由。

（二）审查与备案

（1）修改药品注册标准、变更药品处方中已有药用要求的辅料、改变影响药品质量的生产工艺等的补充申请，由省、自治区、直辖市药品监督管理部门提出审核意见后，报送国家食品药品监督管理总局审批，同时通知申请人。

修改药品注册标准的补充申请，必要时由药品检验所进行标准复核。

（2）改变国内药品生产企业名称、改变国内生产药品的有效期、国内药品生产企业内部改变药品生产场地等的补充申请，由省、自治区、直辖市药品监督管理部门受理并审批，符合规定的，发给《药品补充申请批件》，并报送国家食品药品监督管理总局备案；不符合规定的，发给《审批意见通知件》，并说明理由。

（3）按规定变更药品包装标签、根据国家食品药品监督管理总局的要求修改说明书等的补充申请，报省、自治区、直辖市药品监督管理部门备案。

（4）进口药品的补充申请，由国家食品药品监督管理总局审批。其中改变进口药品制剂所用原料药的产地、变更进口药品外观但不改变药品标准、根据国家药品标准或国家食品药品监督管理总局的要求修改进口药说明书、补充完善进口药说明书的安全性内容、按规定变更进口药品包装标签、改变注册代理机构的补充申请，由国家食品药品监督管理总局备案。

（三）其他规定

（1）对药品生产技术转让、变更处方和生产工艺可能影响产品质量等的补充申请，省、自治区、直辖市药品监督管理部门应当根据其《药品注册批件》附件或者核定的生产工艺，组织进行生产现场检查，药品检验所应当对抽取的 3 批样品进行检验。

（2）国家食品药品监督管理总局对药品补充申请进行审查，必要时可以要求申请人补充资料，并说明理由。符合规定的，发给《药品补充申请批件》；不符合规定的，发给《审批意见通知件》，并说明理由。

（3）补充申请获得批准后，换发药品批准证明文件的，原药品批准证明文件由国家食品药品监督管理总局予以注销；增发药品批准证明文件的，原批准证明文件继续有效。

五、药品再注册管理

国家食品药品监督管理总局核发的药品批准文号、《进口药品注册证》或者《医药产品注册证》的有效期为 5 年。有效期届满，需要继续生产或者进口的，申请人应当在有效期届满前 6 个月申请再注册。

在药品批准文号、《进口药品注册证》或者《医药产品注册证》有效期内，申请人应当对药品的安全性、有效性和质量控制情况，如监测期内的相关研究结果、不良反应的监测、生产控制和产品质量的均一性等进行系统评价。

（一）申请和审批程序

1. 申请机构　药品再注册申请由药品批准文号的持有者向省、自治区、直辖市药品监督管理部门提出，按照规定填写《药品再注册申请表》，并提供有关申报资料。进口药品的再注册申请由申请人向国家食品药品监督管理总局提出。

2. 审查与受理　省、自治区、直辖市药品监督管理部门对申报资料进行审查，符合要求的，出具药品再注册申请受理通知书；不符合要求的，出具药品再注册申请不予受理通知书，并说明理由。

3. 注册机构　省、自治区、直辖市药品监督管理部门应当自受理申请之日起 6 个月内对药品再注册申请进行审查，符合规定的，予以再注册；不符合规定的，报国家食品药品监督管理总局。进口药品的再注册申请由国家食品药品监督管理总局受理，并在 6 个月内完成审查，符合规定的，予以再注册；不符合规定的，发出不予再注册的通知，并说明理由。

（二）不予再注册的情形和有关规定

1. 不予再注册的情形

（1）有效期届满前未提出再注册申请的；

（2）未达到国家食品药品监督管理总局批准上市时提出的有关要求的；

（3）未按照要求完成Ⅳ期临床试验的；

（4）未按照规定进行药品不良反应监测的；

（5）经国家食品药品监督管理总局再评价属于疗效不确、不良反应大或者其他原因危害人体健康的；

（6）按照《药品管理法》的规定应当撤销药品批准证明文件的；

（7）不具备《药品管理法》规定的生产条件的；

（8）未按规定履行监测期责任的；

（9）其他不符合有关规定的情形。

2. 不予再注册的有关规定　国家食品药品监督管理总局收到省、自治区、直辖市药品监督管理部门意见后，经审查不符合药品再注册规定的，发出不予再注册的通知，并说明理由。

对不予再注册的品种，除因法定事由被撤销药品批准证明文件的外，在有效期届满时，注销其药品批准文号、《进口药品注册证》或者《医药产品注册证》。

第五节 药品注册的其他规定

一、药品注册现场核查

国家食品药品监督管理总局负责全国药品注册现场核查的组织协调和监督管理。同时负责组织新药、生物制品批准上市前的生产现场检查；负责组织进口药品注册现场核查；负责组织对药品审评过程中发现的问题进行现场核查；负责组织涉及药品注册重大案件的有因核查。

药品注册现场核查分为研制现场核查和生产现场检查。药品注册研制现场核查，是指药品监督管理部门对所受理药品注册申请的研制情况进行实地确证，对原始记录进行审查，确认申报资料真实性、准确性和完整性的过程；药品注册生产现场检查，是指药品监督管理部门对所受理药品注册申请批准上市前的样品批量生产过程等进行实地检查，确认其是否与核定的或申报的生产工艺相符合的过程。

药品监督管理部门在实施药品注册现场核查前，应制定核查方案，组织核查组，通知被核查单位，并告知申请人。药品注册现场核查由核查组具体实施。核查组一般由2人以上组成，实行组长负责制，核查组成员由派出核查组的部门确定。根据被核查药品注册申请的情况，可以组织相关专家参与核查。

药品注册现场核查开始时，核查组应召开会议，由核查组组长向被核查单位宣布核查内容、要求和纪律等。被核查单位应配合核查组工作，保证所提供的资料真实，并选派相关人员协助核查组工作。

现场核查结束后，核查组应形成综合评定结论，经全体人员签名后按要求将《药品注册研制现场核查报告》或《药品注册生产现场检查报告》及相关资料报送其派出部门。

二、药品注册检验

申请药品注册必须进行药品注册检验。药品注册检验包括样品检验和药品标准复核。样品检验是指药品检验所按照申请人申报或者国家食品药品监督管理总局核定的药品标准对样品进行的检验。药品标准复核是指药品检验所对申报的药品标准中检验方法的可行性、科学性、设定的项目和指标能否控制药品质量等进行的实验室检验和审核工作。

药品注册检验由中国食品药品检定研究院或者省、自治区、直辖市药品检验所承担。进口药品的注册检验由中国食品药品检定研究院组织实施。

下列药品的注册检验由中国食品药品检定研究院或者国家食品药品监督管理总局指定的药品检验所承担：

（1）未在国内上市销售的从植物、动物、矿物等物质中提取的有效成分及其制剂，新发现的药材及其制剂；

（2）未在国内外获准上市的化学原料药及其制剂、生物制品；

（3）生物制品、放射性药品；

（4）国家食品药品监督管理总局规定的其他药品。

申请人应当提供药品注册检验所需要的有关资料、报送样品或者配合抽取检验用样品、提供检验用标准物质。报送或者抽取的样品量应当为检验用量的 3 倍；生物制品的注册检验还应当提供相应批次的制造检定记录。

药品检验所进行新药标准复核时，除进行样品检验外，还应当根据药物的研究数据、国内外同类产品的药品标准和国家有关要求，对药物的药品标准、检验项目等提出复核意见。

获准进入特殊审批程序的药品，药品检验所应当优先安排样品检验和药品标准复核。

三、药品注册标准

（一）药品注册标准的概念

1. 国家药品标准　国家药品标准是指国家食品药品监督管理总局颁布的《中华人民共和国药典》、药品注册标准和其他药品标准，其内容包括质量指标、检验方法以及生产工艺等技术要求。

2. 药品注册标准　是指国家食品药品监督管理总局批准给申请人特定药品的标准，生产该药品的药品生产企业必须执行该注册标准。为促进药品质量的提高，我国《药品注册管理办法》规定，药品注册标准不得低于《中国药典》的规定。

3. 药品注册标准的设定　药品注册标准的项目及其检验方法的设定，应当符合《中国药典》的基本要求、国家食品药品监督管理总局发布的技术指导原则及国家药品标准编写原则。申请人应当选取有代表性的样品进行标准的研究工作。

（二）药品标准物质的管理

药品标准物质是指供药品标准中物理和化学测试及生物方法试验用，具有确定特性量值，用于校准设备、评价测量方法或者给供试药品赋值的物质，包括标准品、对照品、对照药材、参考品。

中国食品药品检定研究院负责标定国家药品标准物质。中国食品药品检定研究院可以组织有关的省、自治区、直辖市药品检验所、药品研究机构或者药品生产企业协作标定国家药品标准物质。

中国食品药品检定研究院负责对标定的标准物质从原材料选择、制备方法、标定方法、标定结果、定值准确性、量值溯源、稳定性及分装与包装条件等资料进行全面技术审核，并得出可否作为国家药品标准物质的结论。

四、药品注册法律责任

根据《药品管理法》、《行政许可法》、《药品注册管理办法》等规定，对药品注册中的违法行为，由药品监督管理部门及相关部门依法给予行政处罚。

（一）药品监督管理部门及其工作人员违法的法律责任

（1）根据《行政许可法》第六十九条规定，有下列情形之一的，国家食品药品监督管理局根据利害关系人的请求或者依据职权，可以撤销有关的药品批准证明文件：①行政机关工作人员滥用职权、玩忽职守做出准予行政许可决定的；②超越法定职权做出准予行政许可决定的；③违反法定程序做出准予行政许可决定的；④对不具备申请资格或者不符合法定条件的申请人准予行政许可的；⑤依法可以撤销行政许可的其他情形。被许可人以欺骗、贿赂等不正当手段取得行政许可的，应当予以撤销。

（2）药品监督管理部门在药品注册过程中有下列情形之一的，由其上级行政机关或者监察机关责令改正，对直接负责的主管人员和其他直接责任人员依法给予行政处分；构成犯罪的，依法追究刑事责任：①对不符合法定条件的申请做出准予注册决定或者超越法定职权做出准予注册决定的；②对符合法定条件的申请做出不予注册决定或者不在法定期限内做出准予注册决定的；③违反《药品注册管理办法》第九条的规定未履行保密义务的。

（3）药品监督管理部门及其工作人员在药品注册过程中索取或者收受他人财物或者谋取其他利益，构成犯罪的，依法追究刑事责任；尚不构成犯罪的，依法给予行政处分。

（4）药品监督管理部门擅自收费或者不按照法定项目和标准收费的，由其上级行政机关或者监察机关责令退还非法收取的费用；对直接负责的主管人员和其他直接责任人员依法给予行政处分。

（二）药品注册申请人违法的法律责任

（1）在药品注册中未按照规定实施《药物非临床研究质量管理规范》或者《药物临床试验质量管理规范》的，依照《药品管理法》第七十九条的规定处罚，即给予警告，责令限期改正；逾期不改正的，责令停产、停业整顿，并处5千元以上2万元以下的罚款；情节严重的，吊销《药品生产许可证》和药物临床试验机构的资格。

（2）申请人在申报临床试验时，报送虚假药品注册申报资料和样品的，药品监督管理部门不予受理或者对该申报药品的临床试验不予批准，对申请人给予警告，1年内不受理该申请人提出的该药物临床试验的申请；已批准进行临床试验的，撤销批准该药物临床试验的批件，并处1万元以上3万元以下罚款，3年内不受理该申请人提出的该药物临床试验的申请。药品监督管理部门对报送虚假资料和样品的申请人建立不良行为记录，并予以公布。

（3）申请药品生产或者进口时，申请人报送虚假药品注册申报资料和样品的，国家食品药品监督管理总局对该申请不予受理或者不予批准，对申请人给予警告，1年内不受理其申请；已批准生产或者进口的，撤销药品批准证明文件，5年内不受理其申请，并处1万元以上3万元以下罚款。

（4）具有下列情形之一的，由国家食品药品监督管理总局注销药品批准文号，并予以公布：①批准证明文件的有效期未满，申请人自行提出注销药品批准文号的；②按照《药品注册管理办法》第一百二十六条的规定不予再注册的；③《药品生产许可证》被依法吊销或者缴销的；④按照《药品管理法》第四十二条和《药品管理法实施条例》第四十一条的规定，对不良反应大或者其他原因危害人体健康的药品，撤销批准证明文件的；⑤依法做出撤销药品批准证明文件的行政处罚决定的；⑥其他依法应当撤销或者撤回药品批准证明文件的情形。

案例 5-1

新型短效非去极化肌松药——米库氯铵的注册分类

米库氯铵是由威康基金会有限公司开发的一种新型短效非去极化肌松药，1992 年在美国首次上市。米库氯铵可完全抑制乙酰胆碱对运动终板的作用，引起神经肌肉接头传递阻滞。神经肌肉完全阻滞发生的时间的关系类似于阿曲库铵它具有起效较快、作用时间短、恢复迅速、无蓄积作用以及对植物神经和心血管的不良反应少等优点。米库氯铵注射液于 1996 年 10 月 3 日在中国获得的药品行政保护，B-GB96100311 于2004 年 4 月 3 日期限届满。

米库氯铵注射液 2005 年我国上市，根据《药品注册管理办法》附件二中化学药品的注册分类要求，注射用米库氯铵属于化学药品注册分类 5 类，即改变国内已上市销售药品的剂型，但不改变给药途径的制剂。

[问题与思考] 根据拟研发药品的实际，合理分析该药品的注册分类。

执业药师 考点

1. 《药品注册管理办法》的适用范围。
2. 药品注册申请的分类和每类申请的界定。
3. 药物各期临床试验的目的和基本要求。
4. 药品批准文号的格式。

◢ 思考题 ◣

1. 简述药物临床前研究包括哪些内容？
2. 简述新药临床试验的分期及各期试验的目的是什么？
3. 国家食品药品监督管理总局对哪些新药申请可以实行快速审批？
4. 简述为何要实施新药监测期管理？
5. 论述药物研发的意义和药品注册管理的必要性。
6. 简述我国医药产品国际化的途径。

（蒋 杰、刘佐仁）

第六章 ▶ 药品生产监督管理

要点导航

　　掌握：药品生产监督管理的流程和内容，药品生产监督管理的关键环节。2010 年修订 GMP 的主要内容及特点。

　　熟悉：药品生产企业进行 GMP 认证的流程。

　　了解：药品生产质量风险意识；药品生产监督检查的内容；GMP 认证检查管理的意义；国外药品生产质量管理的现状及其 GMP 认证。

第一节　概　述

一、药品生产管理的相关概念

（一）药品生产

1. 药品生产的概念　药品生产是对原材料进行适宜加工或对原材料赋予相应剂型，使之成为方便临床应用或患者使用的过程。药品生产全过程可以分为原料生产和制剂成型两个阶段。药品生产过程要求严格进行环境和生产过程控制以保障药品质量符合相应的要求。

2. 药品生产的分类　按照不同的分类方法，药品生产可以分为原料药生产、制剂生产、中药饮片生产、中成药生产等。

（1）化学原料药的生产　从无机化合物或有机化合物中获得原料药品的生产。包括无机元素和无机化合物的加工制造；从天然产物中提取有机化合物；利用化学合成法制备。

（2）生物制品的生产　利用生物技术从生物材料中获得临床使用的生物制品，包括使用微生物、细胞、器官、发酵工程、基因工程等方法。

（3）中药饮片生产　按照中医理论或临床经验，将中药材加工炮制成为临床适宜处方配伍的片段块等等过程。

（4）药物制剂生产　把原料药物加工成为适于临床使用的适宜剂型的过程。不同的原料药物适用不同的药物剂型，临床给药途径也是药物制剂考虑的因素，其生产过程主要是对原料赋予相应的剂型。

（5）中成药生产　将中药材或中药饮片加工成适宜剂型的过程，除传统中药剂型，现代药物剂型新技术在中成药生产中也得到了充分的应用。

3. 药品生产的特点

（1）严格的药品生产准入管理　任何从事药品生产的企业必须受到国家药品监督管理部门严格监督，根据药品管理的法律要求，从事药品生产必须具有通过 GMP 认证的生产场地，并实行药品生产许可证管理制度。

（2）药品生产卫生严格，要求净化生产　净化生产技术就是通过工程技术或化学原理控制生产环境的卫生，防止环境或人为因素对药品产生污染。同时净化生产技术通过化学原理控制生产过程来减少或消除有害原辅材料、催化剂、溶剂、副产物对环境造成的污染。这就要求药品生产过程需要应用更有效、更安全的生产工艺和技术。

（3）生产工序复杂，质量要求严格　药品安全性要求药品生产的产品必须符合质量标准的规定，药品生产质量要求严格，任何可能带来质量风险的环节均需严格杜绝。同时药品生产的新产品、新工艺、新技术不断涌现，使现代制药工业的生产复杂化。药品质量监管要求对药品质量实施最严格的监管，其中药品生产过程就是最重要的一环。

（二）药品生产管理

药品生产管理是针对药品生产过程和体系的管理活动，包括生产组织、生产计划、产品标准、劳动定员、经济测算等内容，涉及人员、社保、原材料、生产工艺、生产环境、劳动保护等因素。药品的固有质量特性"安全性、有效性、稳定性、均一性"只有通过药品生产的管理才能得到充分的满足，同时其商品属性也才能得以实现。药品生产企业必须按照国务院药品监督管理部门制定的《药品生产质量管理规范》组织生产，必须对其生产的药品进行质量检验。

生产质量管理包括与产品、过程或体系质量有关的活动，通常认为，药品生产管理应该包括生产过程的组织、生产计划、生产控制、系统控制等几个方面。药品生产管理最终应形成质量标准、工艺规程、操作规程、批生产记录、批检验记录、物料平衡、销售记录等一系列管理报告。

（三）药品生产质量管理

药品生产质量管理是以确保药品质量所必需的全部职能和活动作为对象进行的管理活动。企业必须建立质量管理和质量检验机构，对产品质量负责，对药品生产中的质量管理方面所出现的问题能够作出正确的判断和处理。药品生产质量管理包括产品质量和工作质量的管理。

二、药品生产企业

（一）药品生产企业及生产范围

药品生产企业是指依法取得药品生产许可，按照 GMP 要求，专门从事药品生产的法人组织。按照《药品管理法》规定，开办药品生产企业，须经企业所在地省、自治区、直辖市人民政府药品监督管理部门批准并发给《药品生产许可证》，凭《药品生产许可证》到工商行政管理部门办理登记注册，无《药品生产许可证》的，不得生产药品。

1. 药品生产企业分类　药品生产企业按照经济性质，可以分为国有企业、股份制企业、中外合资企业、外资企业等；按照生产范围分类管理，可以分为制剂生产企业、原料药生产企业、生物制品生产企业、体外诊断试剂生产企业、特殊管理药品生产企业、药用辅料生产企业；按照产品分类，可分为化学药生产企业（包括原料和制剂）、中药饮片生产企业、中药制剂生产企业、生物制品生产企业等。

2. 药品生产企业生产范围　药品生产企业生产范围是国家药品监督管理部门依法核准的允许企业所从事药品生产的类别，根据"关于做好《药品生产许可证》和《医疗机构制剂许可证》换发工作的通知（国食药监安〔2010〕130号）"附件4的要求，生产范围分别按照剂型、原料药类别、生物制品类别、体外诊断试剂类别、特殊管理药品类别、药用辅料类别、中药饮片、医药气体类别申报。药品生产范围在许可证正本与副本填制内容有所区别，副本需注明产品名称。

（二）制药工业的现状与发展趋势

现代制药工业发端于19世纪的西方，在生物制药领域的一系列技术进步的推动下，全球制药工业蓬勃发展。2011年艾美仕市场研究公司（IMS Health）发布的最新的年度预测报告显示，全球药品市场规模将达8800亿美元，新兴国家对医药市场增长的贡献达50%。工信部的统计数据显示，2013年我国医药产业实现主营业务收入21682亿元，同比增长17.9%，生物医药实现主营业务收入2381亿元，同比增长17.5%。

1. 世界制药工业现状与发展　全球制药工业发展的趋势是不断兼并重组，世界制药巨头所占有的市场份额不断上升，1984年，世界前25位制药公司的销售额为411.32亿美元，根据IMS Health的报道，2009年世界前十位的制药公司销售总额就达4178亿美元，占全球药品市场销售总额的50%以上。近年来，这一趋势还在不断加强。世界制药巨头间的兼并重组也时有报道。

国信证券2010年研究报告认为，2009年到2014年，将有2500亿美元的专利药到期，届时，全球制药行业竞争将会加剧，全球制药工业将经历巨大的调整。过去十年，各国政府均加大仿制药在医药处方中的份额，以期降低医疗费用，1999～2008年估计仿制药为美国医疗卫生支出节省了7340亿美元，其销量占比达68%，加拿大、德国和英国仿制药销量占比也都在60%以上。

由于专利到期，必然会吸引更多的非专利药的竞争者，专利到期的制药公司将面临失去销售额，各国制药巨头都将面临巨大的竞争压力，反过来看，新兴市场国家制药工业则面临巨大的机遇。

2. 我国制药工业现状与发展趋势　根据工业与信息化部数据，2013年医药工业规模以上企业实现主营业务收入21681.6亿元，同比增长17.9%。主营业务收入突破了2万亿元大关，增长速度较2012年的20.4%下降了2.5个百分点，自2007年以来首次低于20%。八个子行业中，中药饮片、制药装备、卫生材料及医药用品、中成药的主营业务收入高于行业平均增长水平，生物制品、医疗器械、化药制剂、化学原料药的主营业务收入增速低于行业平均水平，化学原料药继2012年继续成为增长最慢的子行业。

我国制药工业的发展趋势，主要表现在以下几方面。

（1）医药创新加快，创新成果增加　2013年国家食品药品监督管理总局共批准药品注册申请416件，其中境内注册的化学药新药91件，中药新药15件，生物制品12件，新药所占比重增加。2013年国家食品药品监督管理总局新受理的化药1.1类注册申请为 106 件，较上年增长 36%。2013 年国内企业成功开发上市了具有自主知识产权的帕拉米韦、海姆泊芬、吗啉硝唑等创新药物，成功仿制甲磺酸伊马替尼、达沙替尼等通用名药大品种，为重大疾病治疗和降低医疗成本提供了支持。

（2）行业兼并重组，提高资源配置效率。医药行业兼并重组活跃，很多优势企业将兼并重组作为企业做大做强的重要途径，特别是一些上市公司借助资本市场融资功能，通过并购实现快速增长。据不完全统计，2013 年，国内企业间共发生并购 150 起以上，交易金额 350 亿元以上。

（3）制剂出口上升较快　我国企业已有 20 个左右品种在发达国家开展新药临床研究（IND），在欧美发达国家获得的仿制药批件（ANDA/MA）累计达到近百个，40 家以上制剂企业通过了欧美或 WHO 的 GMP 认证，制剂出口逐渐从承接国际市场代工为主向发展自主产品转变。

第二节　药品生产的监督管理

药品生产监督管理是指国家药品监督管理部门依法对药品生产条件和生产过程进行审查、许可、监督检查等管理活动。2004 年 8 月，原国家食品药品监督管理局颁布《药品生产监督管理办法》，对药品生产企业的申请与审批、药品生产许可证管理、药品委托生产和药品生产企业监督检查进行规范管理。

一、药品生产企业准入管理

新开办药品生产企业、药品生产企业新建药品生产车间或者新增生产剂型的，应当自取得药品生产证明文件或者经批准正式生产之日起 30 日内，按照国家食品药品监督管理总局的规定向相应的药品监督管理部门申请《药品生产质量管理规范》认证。

（一）开办药品生产企业的申请与审批

1. 药品生产企业开办条件　开办药品生产企业，除应当符合国家制定的药品行业发展规划和产业政策外，还应当符合以下条件：

（1）具有依法经过资格认定的药学技术人员、工程技术人员及相应的技术工人，企业法定代表人或者企业负责人、质量负责人无《药品管理法》第七十六条规定，从事生产、销售假药及生产、销售劣药等情形；

（2）具有与其药品生产相适应的厂房、设施和卫生环境；

（3）具有能对所生产药品进行质量管理和质量检验的机构、人员以及必要的仪器设备；

（4）具有保证药品质量的规章制度。

2. 申请开办药品生产企业的材料　开办药品生产企业应当向企业所在地省级药品监督管理部门提出申请，并提交以下申请材料：

（1）申请人的基本情况及其相关证明文件；

（2）拟办企业的基本情况，包括拟办企业名称、生产品种、剂型、设备、工艺及生产能力；拟办企业的场地、周边环境、基础设施等条件说明以及投资规模等情况说明；

（3）工商行政管理部门出具的拟办企业名称预先核准通知书，生产地址及注册地址、企业类型、法定代表人或者企业负责人；

（4）拟办企业的组织机构图（注明各部门的职责及相互关系、部门负责人）；

（5）拟办企业的法定代表人、企业负责人、部门负责人简历，学历和职称证书；依法经过资格认定的药学及相关专业技术人员、工程技术人员、技术工人登记表，并标明所在部门及岗位；高级、中级、初级技术人员的比例情况表；

（6）拟办企业的周边环境图、总平面布置图、仓储平面布置图、质量检验场所平面布置图；

（7）拟办企业生产工艺布局平面图（包括更衣室、盥洗间、人流和物流通道、气闸等，并标明人、物流向和空气洁净度等级），空气净化系统的送风、回风、排风平面布置图，工艺设备平面布置图；

（8）拟生产的范围、剂型、品种、质量标准及依据；

（9）拟生产剂型及品种的工艺流程图，并注明主要质量控制点与项目；

（10）空气净化系统、制水系统、主要设备验证概况；生产、检验仪器、仪表、衡器校验情况；

（11）主要生产设备及检验仪器目录；

（12）拟办企业生产管理、质量管理文件目录。

3. 药品生产企业申请审批　药品生产企业设立申请流程见图6-1。

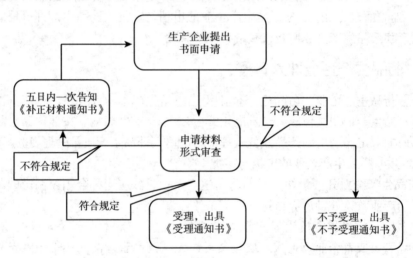

图6-1　药品生产企业申请流程

省级药品监督管理部门接受药品生产企业开办申请后，受理或者不予受理药品生产企业开办申请的，应当出具加盖本部门受理专用印章并注明日期的《受理通知书》或者《不予受理通知书》。

自收到申请之日起30个工作日内，作出决定。经审查符合规定的，予以批准，并自书面批准决定作出之日起10个工作日内核发《药品生产许可证》；不符合规定的，作出不予批准的书面决定，并说明理由，同时告知申请人享有依法申请行政复议或者提起行政诉讼的权利。

（二）《药品生产许可证》管理

《药品生产许可证》分正本和副本，正本、副本具有同等法律效力，有效期为5

年。《药品生产许可证》由国家食品药品监督管理总局统一印制。见图6－2。

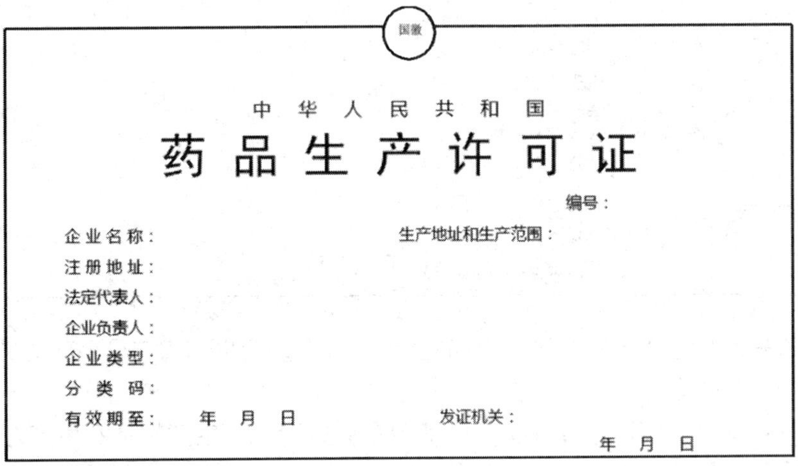
国徽

中　华　人　民　共　和　国

药　品　生　产　许　可　证

编号：

企业名称：

注册地址：

法定代表人：

企业负责人：

企业类型：

分类码：

有效期至：　年　月　日

生产地址和生产范围：

发证机关：

年　月　日

图6－2　药品生产许可证正本式样

1. 药品生产许可证的内容　《药品生产许可证》应当载明许可证编号、企业名称、法定代表人、企业负责人、企业类型、注册地址、生产地址、生产范围、发证机关、发证日期、有效期限等项目。其中由药品监督管理部门核准的许可事项为：企业负责人、生产范围、生产地址。企业名称、法定代表人、注册地址、企业类型等项目应当与工商行政管理部门核发的营业执照中载明的相关内容一致。

企业名称应当符合药品生产企业分类管理的原则；生产地址按照药品实际生产地址填写；许可证编号和生产范围按照国家食品药品监督管理总局规定的方法和类别填写。

2. 药品生产许可证编号和分类码　许可证编号格式为“省份简称＋四位年号＋四位顺序号”，如“编号：京20100001”或“编号：粤20100111”等。企业变更名称等许可证项目，原许可证编号不变。企业分立，在保留原许可证编号同时增加新的编号。企业合并，原许可证编号保留一个。

分类码是对许可证内生产范围进行统计归类的英文字母串。大写字母用于归类产品类型（包括药品的类型和非药品的类型），其中药品的类型还需进一步以小写字母区分其原料药、制剂或提取物属性。大写字母有H、Z、S、T、Y、Q、F、J、C、X，并按此顺序排列，小写字母有a、b、e。药品的类型字母H、Z、S、C之后，应紧接其原料药、制剂或提取物属性的小写字母。如“分类码：HabeZab”或“分类码：HabZbe-FJ”等。分类的字母含义见表6－1。

表6－1　药品生产许可证分类码字母代码释义

项目	代码含义	字母代码
产品类型代码	化学药	H
	中成药	Z
	生物制品	S
	按药品管理的体外诊断试剂	T
	中药饮片	Y

项目	代码含义	字母代码
	医用气体	Q
	药用辅料	F
	空心胶囊	J
	特殊药品	C
	其他（如中药配方颗粒等）	X
药品类型属性代码	原料药	a
	制剂	b
	有国家标准的提取物	e

3. 《药品生产许可证》变更 《药品生产许可证》变更分为许可事项变更和登记事项变更。

（1）许可事项变更 许可事项变更是指企业负责人、生产地址和生产范围项目的变更。药品生产企业变更《药品生产许可证》许可事项的，应当在原许可事项发生变更30日前，向原发证机关提出《药品生产许可证》变更申请。未经批准，不得擅自变更许可事项。

原发证机关应当自收到企业变更申请之日起15个工作日内作出是否准予变更的决定。不予变更的，应当书面说明理由，并告知申请人享有依法申请行政复议或者提起行政诉讼的权利。

变更生产范围或者生产地址的，药品生产企业应当按照《药品生产监督管理办法》第五条的规定提交涉及变更内容的有关材料，并报经所在地省、自治区、直辖市（食品）药品监督管理部门审查决定。

药品生产企业依法办理《药品生产许可证》许可事项的变更手续后，应当及时向工商行政管理部门办理企业注册登记的变更手续。

（2）登记事项变更 登记事项变更是指企业名称、法定代表人、注册地址、企业类型等项目的变更。药品生产企业变更《药品生产许可证》登记事项的，应当在工商行政管理部门核准变更后30日内，向原发证机关申请《药品生产许可证》变更登记。原发证机关应当自收到企业变更申请之日起15个工作日内办理变更手续。

《药品生产许可证》变更后，原发证机关应当在《药品生产许可证》副本上记录变更的内容和时间，并按照变更后的内容重新核发《药品生产许可证》正本，收回原《药品生产许可证》正本，变更后的《药品生产许可证》有效期不变。

4. 药品生产许可证换发、撤销和遗失

（1）药品生产许可证换发 《药品生产许可证》有效期届满，需要继续生产药品的，药品生产企业应当在有效期届满前6个月，向原发证机关申请换发《药品生产许可证》。

原发证机关结合企业遵守法律法规、《药品生产质量管理规范》和质量体系运行情况，按照药品生产企业开办的程序和要求进行审查，在《药品生产许可证》有效期届满前做出是否准予其换证的决定。

处理结果：①符合规定准予换证的，收回原证，换发新证；②不符合规定的，做出不予换证的书面决定，并说明理由，同时告知申请人享有依法申请行政复议或者提起行政诉讼的权利；③逾期未做出决定的，视为同意换证，并予补办相应手续。

（2）药品生产许可证撤销　药品生产企业终止生产药品或者关闭的，由原发证机关缴销《药品生产许可证》，并通知工商行政管理部门。

（3）《药品生产许可证》遗失的，药品生产企业应当立即向原发证机关申请补发，并在原发证机关指定的媒体上登载遗失声明。原发证机关在企业登载遗失声明之日起满1个月后，按照原核准事项在10个工作日内补发《药品生产许可证》。

二、药品委托生产的管理

《药品生产监督管理办法》规定，符合条件的药品生产企业可以委托生产。《药品委托生产批件》有效期不得超过2年，且不得超过该药品批准证明文件规定的有效期限。

（一）药品委托生产委托方和受托方的要求

1. 委托方要求　药品委托生产的委托方应当是取得该药品批准文号的药品生产企业。委托方负责委托生产药品的质量和销售。委托方应当对受托方的生产条件、生产技术水平和质量管理状况进行详细考查，应当向受托方提供委托生产药品的技术和质量文件，对生产全过程进行指导和监督。

2. 受托方要求　药品委托生产的受托方应当是持有与生产该药品的生产条件相适应的《药品生产质量管理规范》认证证书的药品生产企业。受托方应当按照《药品生产质量管理规范》进行生产，并按照规定保存所有受托生产文件和记录。

3. 双方要求　委托生产药品的双方应当签署合同，内容应当包括双方的权利与义务，并具体规定双方在药品委托生产技术、质量控制等方面的权利与义务，且应当符合国家有关药品管理的法律法规。

（二）药品委托生产申请与审批的相关规定

《药品生产监督管理办法》规定了不同类别药品委托生产的受理和审批规定和权限，详见表6-2。

表6-2　不同类别药品委托生产受理和审批的规定

药品类别和项目	委托生产受理与审批规定
疫苗制品、血液制品以及国家食品药品监督管理局规定的其他药品	不得委托生产
麻醉药品、精神药品、医疗用毒性药品、放射性药品、药品类易制毒化学品	按照有关法律法规定办理
注射剂、生物制品（不含疫苗制品、血液制品）和跨省、自治区、直辖市的药品委托生产	国家食品药品监督管理局负责受理和审批
其他药品	所在地省级药品监督管理部门负责受理和审批

（三）药品委托生产质量监督管理

受托方所在地省、自治区、直辖市（食品）药品监督管理部门组织对企业技术人员，厂房、设施、设备等生产条件和能力，以及质检机构、检测设备等质量保证体系进行考核是否符合药品委托生产条件，并出具书面意见。

委托生产药品的质量标准应当执行国家药品质量标准，其处方、生产工艺、包装规格、标签、使用说明书、批准文号等应当与原批准的内容相同。

在委托生产的药品包装、标签和说明书上，应当标明委托方企业名称和注册地址、受托方企业名称和生产地址。

（四）药品委托生产申请材料

《药品生产监督管理办法》第三十三条将药品委托生产材料分为初次申请和延期申请两种情形，具体所需材料详见表6－3。

表6－3　药品委托生产申请材料

初次委托申请	延期委托申请
1. 委托方和受托方的《药品生产许可证》、营业执照复印件； 2. 受托方《药品生产质量管理规范》认证证书复印件； 3. 委托方对受托方生产和质量保证条件的考核情况； 4. 委托方拟委托生产药品的批准证明文件复印件并附质量标准、生产工艺，包装、标签和使用说明书实样； 5. 委托生产药品拟采用的包装、标签和使用说明书式样及色标； 6. 委托生产合同； 7. 受托方所在地省级药品检验所出具的连续三批产品检验报告书。委托生产生物制品的，其三批样品由受托方所在地省级药品检验所抽取、封存，由中国药品生物制品检定所负责检验并出具检验报告书； 8. 受托方所在地省级药品监督管理部门组织对企业技术人员，厂房、设施、设备等生产条件和能力，以及质检机构、检测设备等质量保证体系考核的意见。	1. 委托方和受托方的《药品生产许可证》、营业执照复印件； 2. 受托方《药品生产质量管理规范》认证证书复印件； 3. 前次批准的《药品委托生产批件》复印件； 4. 前次委托生产期间，生产、质量情况的总结； 5. 与前次《药品委托生产批件》发生变化的证明文件。

（五）药品委托生产的审批程序

受理申请的药品监督管理部门应当自受理之日起20个工作日内，按照规定的条件对药品委托生产的申请进行审查，并做出决定；20个工作日内不能做出决定的，经本部门负责人批准，可以延长10个工作日，并应当将延长期限的理由告知委托方。

经审查符合规定的，予以批准，并自书面批准决定做出之日起10个工作日内向委托方发放《药品委托生产批件》；不符合规定的，书面通知委托方并说明理由，同时告知其享有依法申请行政复议或者提起行政诉讼的权利。

三、药品生产风险管理

2010年修订《药品生产质量管理规范》提出了"质量受权人制度"、"变更控制"、"纠偏处理"和"质量风险管理"等新增加的内容，强调药品生产质量管理的风险管理。药品质量风险管理贯穿于药品的整个生命周期，包括药品研究过程中的疗效（适应证）风险控制、药品安全性风险控制、生产过程风险控制和流通过程风险控制，都与药品安全有效息息相关。

药品质量风险控制包括药品疗效（适应证）方面的风险管理、药品安全方面的控制、药品流通使用过程中的风险管理等方面的内容。

（一）药品生产风险管理的概念

质量风险管理是指贯穿产品生命周期的药品质量风险的评估、控制、通报和回顾的系统化过程，其中风险/效益评估是风险管理的基础。

药品生产质量风险管理是指与药物警戒相关的活动和干预措施，包括用于识别、描述、预防与药品相关的与药品相关的风险，并对干预措施的有效性进行评价。

确认药品生产过程中的风险，首先应该明确药品的特征，根据特征分析影响这些特征的关键因素，进而确定风险的大小，根据风险的大小确定企业管理资源的投入和控制的方法。通常药品生产质量风险管理包括风险识别、风险控制、风险回顾等过程。

（二）药品风险管理流程

药品生产风险管理从启动风险管理开始，主要分为风险评估、风险控制、风险回顾三个阶段。详见图6－3。

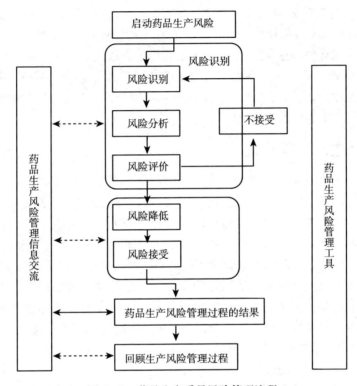

图6－3 药品生产质量风险管理流程

（三）药品生产质量风险管理的内容

1. 风险评估 企业药品生产质量风险评估通常包括风险识别、风险分析等步骤。企业成立专门的药品生产质量风险管理小组，通过对产品历史数据、关键工艺、专家观点和客户事件的分析，对风险步骤的严重性、发生概率和检测概率进行汇总分析，结合企业内部可以承受的水平，确定每一个风险步骤的风险水平，进而确定其风险等级。例如，最终灭菌制剂的灭菌工序，影响灭菌前生物负荷量和影响灭菌过程控制的因素就是需要进行识别的风险控制步骤。

2. 风险控制 企业药品生产质量风险控制检查包括：日常在风险评估可接受水平的不断完善，以期进一步降低药品生产质量风险；对识别出的生产质量风险，在现有水平下降低或消除；现有水平下确保产品质量风险降低或消除的经济成本权衡。

3. 风险回顾 药品生产企业应建立风险回顾制度，对产品各项指标控制情况进行回顾分析，总结偏差特点和趋势，建立风险降低的改进计划。在法律法规及技术要求发生变更、工艺和关键设备设施发生变更以及企业的管理层、客户提出对质量管理更高的要求时，需对生产管理进行风险再评价。

（四）药品生产质量风险管理方法

1. 危害分析和关键控制点 为确保产品质量、可靠性和安全性，通过对药品生产过程中危害源进行分析并为过程的每一步骤确定预防性措施、确定关键控制点、设立关键控制限度、建立关键控制点的监控体系来进行药品风险管理。这是一种预防性的、前瞻性的方法。

2. 失败模式与影响分析 通过建立失败模式，找出可以消除、减少或控制潜在失败的因素，从而有效地降低风险，是一种对工艺的失败模式及其对结果和产品性能的可能产生潜在影响的评估。这是药品 GMP 中最常用的方法。

3. 过失树分析 通过对产品或工艺的功能性缺陷进行假设的分析，建立一个途径以便找到错误的根源，用于调查投诉或偏差产生原因分析，确保有针对性地从根本上解决问题，并保证不产生其他新的问题。

四、药品生产监督检查

省级药品监督管理部门负责本行政区域内药品生产企业的监督检查工作，应当建立实施监督检查的运行机制和管理制度。国家食品药品监督管理部门可以直接对药品生产企业进行监督检查，并对省级药品监督管理部门的监督检查工作及其认证通过的生产企业《药品生产质量管理规范》的实施及认证情况进行监督和抽查。

在进行监督检查时，药品监督管理部门应当指派两名以上检查人员实施监督检查，检查人员应当向被检查单位出示执法证明文件。药品监督管理部门工作人员对知悉的企业技术秘密和业务秘密应当保密。实施监督检查，不得妨碍药品生产企业的正常生产活动，不得索取或者收受药品生产企业的财物，不得谋取其他利益。

（一）药品生产监督检查的内容

药品生产监督检查的内容包括：

（1）药品生产企业执行有关法律、法规及实施《药品生产质量管理规范》的情况；

（2）监督检查包括《药品生产许可证》换发的现场检查；

（3）《药品生产质量管理规范》跟踪检查；

（4）日常监督检查。

（二）药品生产监督检查书面材料及检查结果

1. 监督检查时 药品生产企业应当提供有关情况和以下材料：

（1）企业生产情况和质量管理情况自查报告；

（2）《药品生产许可证》副本和营业执照复印件，《药品生产许可证》事项变动及审批情况；

（3）企业组织机构、生产和质量主要管理人员以及生产、检验条件的变动及审批情况；

（4）药品生产企业接受监督检查及整改落实情况；

（5）不合格药品被质量公报通告后的整改情况；

（6）检查机关需要审查的其他必要材料。

2. 监督检查完成后 药品监督管理部门在《药品生产许可证》副本上载明检查情况。主要记载以下内容：①检查结论；②生产的药品是否发生重大质量事故，是否有不合格药品受到药品质量公报通告；③药品生产企业是否有违法生产行为，及其查处情况。

（三）药品生产企业重大事项变更处理

药品生产企业重大事项发生变更时，必须向药品监督管理部门报告，具体情形详见表6-4。

表6-4　药品生产企业重大事项报告规定

生产企业重大事项	相关报告规定
1. 药品生产企业质量负责人、生产负责人发生变更	1. 应当在变更后15日内将变更人员简历及学历证明报告所在地省级药品监督管理部门
2. 关键生产设施等条件与现状发生变化	2. 应当自发生变化30日内将变更人员简历及学历证明报告所在地省级药品监督管理部门备案
3. 发生重大药品质量事故	3. 立即报告所在地省级药品监督管理部门，24小时内报告国务院药品监督管理部门

第三节　《药品生产质量管理规范》及其认证管理

一、GMP 概述

《药品生产质量管理规范》，简称GMP，是英文名Good Manufacturing Practice的缩写，中文的意思是"良好作业规范"，是在药品生产全过程中运用科学的原理和方法来保证生产出优质产品的一整套系统的、科学的技术规范，是一种特别注重在生产过程中实施对产品质量与卫生安全的自主性管理制度。GMP是药品生产和质量管理的基本准则，其首先强调药品生产过程的全面质量管理；同时还具有时效性，是不断发展和完善的；同时，其条款仅严格规定要求达到的标准，并不限定实现标准的具体方式方法。这些构成GMP最基本的特点。

（一）GMP 的产生

GMP最先产生于美国，是为促进药品质量管理水平的不断提高，减少药品不良反应和药害事件的发生，将药品质量控制变"事后检验"为"过程控制"而形成发展起来的。20世纪50年代末，针对世界范围内的多起药害事件，美国开始了在药品生产过程中如何有效地控制和保证药品质量的研究。60年代欧洲发生"反应停"事件，在17个国家造成12000多例畸形婴儿，美国由于严格的审查制度，避免了此次灾难。此事件却进一步引起了美国药品管理局的警觉，加速了GMP的诞生。1963年美国率先制定了GMP，并由美国国会作为法令正式颁布，要求本国药品生产企业按GMP的规定对药品的生产过程进行规范控制，达不到要求严禁出厂销售。继美国颁布实施GMP后，一些发达国家和地区纷纷仿照美国先后制定和颁布了本国和本地区的GMP。到1980年，国际上颁布了本国GMP的国家就已达63个。现在国际上大多数政府、制药企业及专家一致认为GMP是制药企业进行质量管理的优良的、必备的制度。其作为质量管理体系的一部分，是药品生产管理和质量控制的基本要求，旨在最大限度地降低药品生产过程中污染、交叉污染以及混淆、差错等风险，确保持续稳定地生产出符合预定用途和注册要求的药品。按照 GMP 要求进行药品生产及质量管理已成为必然趋势。尽管在不同国家和地区的 GMP 在具体的规定和要求方面各具特色，但内容却是基本一致。

知识拓展

GMP 的分类

1. 按适用范围划分　可将 GMP 分为以下三类：

（1）适用于多个国家或地区的 GMP，如 WHO 的 GMP、欧洲联盟制定的 GMP、东南亚国家联盟的 GMP 等；

（2）国家权力机构制定的、适用于某个国家的 GMP，如我国 CFDA（国家食品药品监督管理总局）、美国 FDA（食品药品监督管理局）、英国卫生和社会保险部、日本厚生省等制定的 GMP；

（3）工业组织制定的、仅适用于行业或组织内部的 GMP，如美国制药工业联合会、中国医药工业公司、瑞典工业协会等制定的 GMP。

GMP 的适用范围不同，其有关条款和规定的严格程度也就不同，适用范围越小其各项条款和规定的严格程度越高。

2. 按性质划分　可将 GMP 分为以下两类：

（1）作为法律规定、具有法律效应的 GMP，如美国、日本等国家制定的 GMP；

（2）作为建议性的规定、不具有法律效应的 GMP，如我国医药工业公司于 1982 年制定的 GMP。

随着对 GMP 重要作用的认识的不断加深，世界上已有越来越多的国家将 GMP 法制化，赋予其法律效力。

（二）我国 GMP 的发展情况

我国在 20 世纪 80 年代初提出在制药企业推行 GMP。1982 年中国医药工业公司参照先进国家的 GMP 制定了《药品生产管理规范（试行稿）》，并开始在一些制药企业中实施试行。

1984 年，中国医药工业公司又对 1982 年的《药品生产管理规范（试行稿）》进行修改，改为《药品生产管理规范（修订稿）》，经原国家医药管理局审查后，正式颁布在全国推行。1988 年，根据《药品管理法》，原卫生部颁布《药品生产质量管理规范》（1988 年版），作为正式法规执行。1992 年，原卫生部又修订为《药品生产质量管理规范》（1992 年修订）。1995 年，全国各地陆续开始 GMP 认证工作。1998 年，原国家药品监督管理局总结几年实施 GMP 的情况，对 1992 年修订的 GMP 又进一步修订，于 1999 年 6 月 18 日颁布了《药品生产质量管理规范》（1998 年修订），并于 1999 年 8 月 1 日起实施。

为了进一步强化药品生产企业的质量意识，建立药品质量管理体系，2011 年 1 月 17 日由原卫生部以第 79 号令发布了《药品生产质量管理规范》（2010 年修订）［以下简称 GMP（2010 年修订）］，并自 2011 年 3 月 1 日起施行。与之相配套的"2010 版 GMP 附录"也于 2011 年 2 月 24 日以"国家药品监督管理局第 16 号公告"发布。

二、我国 GMP（2010 年修订）简介

依法实施《药品生产质量管理规范》，是强化国家对药品生产监督管理的措施之一，也是促进我国药品生产企业建立与国际标准接轨的质量管理体系、保证上市药品质量和走向国际市场的关键因素，更是我国制药产业健康发展的技术保证。

国家食品药品监督管理局从 2006 年 9 月起正式启动了 GMP（2010 年修订）的修订工作。

修订的指导原则是：满足监管的现实需要，提升药品生产企业的国际竞争力，与 WHO 等国际药品生产质量管理规范接轨，以推动我国药品今后走向国际市场。

修订的重点在于：细化软件要求，使我国的 GMP 更为系统、科学和全面，并对 98 版 GMP 中的一些原则性要求予以细化，使其更具有可操作性，并尽可能避免歧义。

（一）GMP（2010 年修订）的主要特点和基本要求

1. 主要特点 ①加强了药品生产质量管理体系建设，大幅提高对企业质量管理软件方面的要求。细化了对构建实用、有效质量管理体系的要求，强化药品生产关键环节的控制和管理，以促进企业质量管理水平的提高。②全面强化了从业人员的素质要求。增加了对从事药品生产质量管理人员素质要求的条款和内容，进一步明确职责。细化了操作规程、生产记录等文件管理规定，使其更具有指导性和可操作性。③进一步完善了药品安全保障措施。引入了质量风险管理的概念，对各个环节可能出现的风险进行管理和控制，主动防范质量事故的发生。提高了无菌制剂生产环境标准，增加了生产环境在线监测要求，提高无菌药品的质量保证水平。

2. 基本要求 GMP（2010 年修订）要求企业建立全面的质量保证系统和质量风险管理体系；明确了委托生产和委托检验的要求内容；新增加了质量受权人、质量风险管理、产品质量回顾分析、持续稳定性考察计划、供应商的审计和批准等内容，要求每一个企业都有一个质量受权人，对企业最终产品放行负责。另外还增加了变更控制、偏差处理、超标调查、纠正和预防措施等内容。GMP（2010 年修订）更加注重科学性，强调指导性和可操作性，达到了与世界卫生组织（WHO）药品 GMP 的一致性。

（二）GMP（2010 年修订）的主要内容

我国 GMP（2010 年修订）内容分为总则、质量管理、机构与人员、厂房与设施、设备、物料与产品、确认与验证、文件管理、生产管理、质量控制与质量保证、委托生产与委托检验、产品发运与召回、自检及附则共计 14 章。作为 GMP（2010 年修订）配套文件，GMP 包括无菌药品、原料药、生物制品、血液制品和中药制剂 5 个附录的内容，它们对药品生产过程所涉及的各个方面做出了明确的规定。GMP 的内容可以概括为硬件（厂房、设施、设备）、软件（组织结构、规章制度、工艺规程、操作规程、卫生标准、质量标准、各种记录等）和湿件（人员：素质及培训）。GMP（2010 年修订）主要内容如下：

1. 质量风险管理 第一、二章作为总则和质量管理章节，指出本规范的依据和药品质量管理的体系，引入了质量风险管理的理念。质量风险管理是在整个药品生命周期中采用前瞻或回顾的方式，对质量风险进行评估、控制、沟通、审核的系统过程。

其应当根据科学知识及经验对质量风险进行评估，以保证产品质量。质量风险管理过程所采用的方法、措施、形式及形成的文件应当与存在风险的级别相适应。

2. 机构与人员 第三章对企业建立的组织机构及从事药品生产的各级人员提出相关要求，并指出各级人员均应按该规范的要求进行培训和考核。

（1）机构 企业应当建立与药品生产相适应的管理机构，并有组织机构图。企业应当设立独立的质量管理部门，履行质量保证和质量控制的职责。质量管理部门可以分别设立质量保证部门和质量控制部门。质量管理部门应当参与所有与质量有关的活动，负责审核所有与本规范有关的文件。

（2）关键人员 应当为企业的全职人员，至少应当包括企业负责人、生产管理负责人、质量管理负责人和质量受权人。质量管理负责人和生产管理负责人不得互相兼任。质量管理负责人和质量受权人可以兼任。GMP要求生产、质量管理负责人和质量受权人具有的资质见表6-5。

表6-5 企业生产管理、质量管理负责人和质量受权人资质

类别	资质
生产管理负责人	应当至少具有药学或相关专业本科学历（或中级专业技术职称或执业药师资格），具有至少三年的实践经验，其中至少有一年的药品生产管理经验，接受过与所生产产品相关的专业知识培训。
质量管理负责人	应当至少具有药学或相关专业本科学历（或中级专业技术职称或执业药师资格），具有至少五年从事药品生产和质量管理的实践经验，其中至少有一年的药品质量管理经验，接受过与所生产产品相关的专业知识培训
质量受权人	应当至少具有药学或相关专业本科学历（或中级专业技术职称或执业药师资格），具有至少五年从事药品生产和质量管理的实践经验，从事过药品生产过程控制和质量检验工作。应当具有必要的专业理论知识，并经过与产品放行有关的培训，方能独立履行其职责。

3. 厂房设施及设备 第四、五章对药品生产厂房、生产区、仓储区、质量控制区及生产设备做出了如下规定：

（1）厂房 厂房的选址、设计、布局、建造、改造和维护必须符合药品生产要求，应当能够最大限度地避免污染、交叉污染、混淆和差错，便于清洁、操作和维护。企业应当有整洁的生产环境；厂区的地面、路面及运输等不应当对药品的生产造成污染；生产、行政、生活和辅助区的总体布局应当合理，不得互相妨碍；厂区和厂房内的人流、物流走向应当合理。厂房、设施的设计和安装应当能够有效防止昆虫或其他动物进入。

（2）生产区 为降低污染和交叉污染的风险，厂房、生产设施和设备应当根据所生产药品的特性、工艺流程及相应洁净度级别要求合理设计、布局和使用，并应综合考虑药品的特性、工艺和预定用途等因素，确定厂房、生产设施和设备多产品共用的可行性，并有相应评估报告。洁净区与非洁净区之间、不同级别洁净区之间的压差应当不低于10帕斯卡。必要时，相同洁净度级别的不同功能区域（操作间）之间也应当保持适当的压差梯度。

（3）生产特殊性质药品 高致敏性药品（如青霉素类）或生物制品（如卡介苗或其他用活性微生物制备而成的药品），必须采用专用和独立的厂房、生产设施和设备。

（4）仓储区　仓储区应当有足够的空间，确保有序存放待验、合格、不合格、退货或召回的原辅料、包装材料、中间产品、待包装产品和成品等各类物料和产品。仓储区应当能够满足物料或产品的贮存条件（如温湿度、避光）和安全贮存的要求，并进行检查和监控。高活性的物料或产品以及印刷包装材料应当贮存于安全的区域，应当有单独的物料取样区，取样区的空气洁净度级别应当与生产要求一致。

（5）质量控制区　质量控制实验室通常应当与生产区分开。生物检定、微生物和放射性同位素的实验室还应当彼此分开。实验室的设计应当确保其适用于预定的用途，并能够避免混淆和交叉污染，应当有足够的区域用于样品处置、留样和稳定性考察样品的存放以及记录的保存。实验动物房应当与其他区域严格分开，其设计、建造应当符合国家有关规定，并设有独立的空气处理设施以及动物的专用通道。

（6）设备　设备的设计、选型、安装、改造和维护必须符合预定用途，应当尽可能降低产生污染、交叉污染、混淆和差错的风险，便于操作、清洁、维护，以及必要时进行的消毒或灭菌。生产设备不得对药品质量产生任何不利影响。制药用水应当适合其用途，并符合《中国药典》的质量标准及相关要求。制药用水至少应当采用饮用水。纯化水、注射用水储罐和输送管道所用材料应当无毒、耐腐蚀；储罐的通气口应当安装不脱落纤维的疏水性除菌滤器；管道的设计和安装应当避免死角、盲管。纯化水、注射用水的制备、贮存和分配应当能够防止微生物的滋生。纯化水可采用循环，注射用水可采用70℃以上保温循环。应当对制药用水及原水的水质进行定期监测，并有相应的记录。

4. 洁净区级别的划分　无菌药品生产所需的洁净区可划分为以下四个级别：

（1）A级　也称高风险操作区，如灌装区、放置胶塞桶和与无菌制剂直接接触的敞口包装容器的区域及无菌装配或连接操作的区域，应当用单向流操作台（罩）维持该区的环境状态。单向流系统在其工作区域必须均匀送风，风速为0.36~0.54m/s（指导值）。应当有数据证明单向流的状态并经过验证。在密闭的隔离操作器或手套箱内，可使用较低的风速。

（2）B级指无菌配制和灌装等高风险操作A级洁净区所处的背景区域。

（3）C级和D级指无菌药品生产过程中重要程度较低操作步骤的洁净区。

洁净区各洁净级别对空气悬浮粒子和微生物的标准规定及无菌产品生产操作示例见表6-6至6-9：

表6-6　洁净区各级别空气悬浮粒子的标准

洁净度级别	悬浮粒子最大允许数/立方米			
	静态		动态	
	≥0.5μm	≥5.0μm	≥0.5μm	≥5.0μm
A级	3520	20	3520	20
B级	3520	29	352000	2900
C级	352000	2900	3520000	29000
D级	3520000	29000	不作规定	不作规定

表6-7　洁净区微生物监测的动态标准

洁净度级别	浮游菌 cfu/m³	沉降菌（φ90mm） cfu/4 小时	表面微生物	
			接触（φ55mm） cfu/碟	5 指手套 cfu/手套
A 级	<1	<1	<1	<1
B 级	10	5	5	5
C 级	100	50	25	—
D 级	200	100	50	—

表6-8　非最终灭菌产品的无菌生产操作示例

洁净度级别	生产操作示例
B 级背景下的 A 级	1. 处于未完全密封状态下产品的操作和转运，如产品灌装（或灌封）、分装、压塞、轧盖等； 2. 灌装前无法除菌过滤的药液或产品的配制； 3. 直接接触药品的包装材料、器具灭菌后的装配以及处于未完全密封状态下的转运和存放； 4. 无菌原料药的粉碎、过筛、混合、分装
B 级	1. 处于未完全密封状态下的产品置于完全密封容器内的转运； 2. 直接接触药品的包装材料、器具灭菌后处于密闭容器内的转运和存放
C 级	1. 灌装前可除菌过滤的药液或产品的配制； 2. 产品的过滤
D 级	直接接触药品的包装材料、器具的最终清洗、装配或包装、灭菌

表6-9　最终灭菌产品生产操作示例

洁净度级别	生产操作示例
C 级背景下的局部 A 级	高污染风险的产品灌装（或灌封）
C 级	1. 产品灌装（或灌封）； 2. 高污染风险产品的配制和过滤； 3. 眼用制剂、无菌软膏剂、无菌混悬剂等的配制、灌装（或灌封）； 4. 直接接触药品的包装材料和器具最终清洗后的处理
D 级	1. 轧盖； 2. 灌装前物料的准备； 3. 产品配制（指浓配或采用密闭系统的配制）和过滤； 4. 直接接触药品的包装材料和器具的最终清洗

5. 物料与产品　第六章规定药品生产所用的原辅料、与药品直接接触的包装材料应当符合相应的质量标准。物料和产品的处理应当按照操作规程或工艺规程执行，并有记录。

原辅料、与药品直接接触的包装材料和印刷包装材料的接收应当有操作规程，所有到货物料均应当检查，以确保与订单一致，并确认供应商已经质量管理部门批准。

物料的外包装应当有标签，并注明规定的信息。药品的标签、使用说明书必须与药品监督管理部门批准的内容、式样、文字相一致，应有专人保管，按品种、规格设有专柜或专库存放，并计数发放，残损或剩余标签由专人负责计数销毁，且标签的发放、使用和销毁应有记录。

6. 确认与验证　第七章规定企业应当确定需要进行的确认或验证工作，以证明有关操作的关键要素能够得到有效控制。确认或验证的范围和程度应当经过风险评估来确定。

7. 文件管理　第八章是文件管理的要求，指出文件是质量保证系统的基本要素。企业必须有内容正确的书面质量标准、生产处方和工艺规程、操作规程以及记录等文件。企业应当建立文件管理的操作规程，系统地设计、制定、审核、批准和发放文件。文件的起草、修订、审核、批准、替换或撤销、复制、保管和销毁等应当按照操作规程管理，并有相应的文件分发、撤销、复制、销毁记录。文件的起草、修订、审核、批准均应当由适当的人员签名并注明日期。文件应当标明题目、种类、目的以及文件编号和版本号。文字应当确切、清晰、易懂，不能模棱两可。

文件应当分类存放、条理分明、便于查阅。与本规范有关的每项活动均应当有记录，以保证产品生产、质量控制和质量保证等活动可以追溯。

每批药品应当有批记录，包括批生产记录、批包装记录、批检验记录和药品放行审核记录等与本批产品有关的记录。批记录应当由质量管理部门负责管理，至少保存至药品有效期后一年。质量标准、工艺规程、操作规程、稳定性考察、确认、验证、变更等其他重要文件应当长期保存。

8. 生产管理　第九章是生产管理方面的规定。要求所有药品的生产和包装均应当按照批准的工艺规程和操作规程进行操作并有相关记录，以确保药品达到规定的质量标准，并符合药品生产许可和注册批准的要求。

应当建立划分产品生产批次的操作规程，生产批次的划分应当能够确保同一批次产品质量和特性的均一性。应当建立编制药品批号和确定生产日期的操作规程。每批药品均应当编制唯一的批号。

不得在同一生产操作间同时进行不同品种和规格药品的生产操作，除非没有发生混淆或交叉污染的可能。在生产的每一阶段，应当保护产品和物料免受微生物和其他污染。生产期间使用的所有物料、中间产品或待包装产品的容器及主要设备、必要的操作室应当贴签标识或以其他方式标明生产中的产品或物料名称、规格和批号，如有必要，还应当标明生产工序。

每次生产结束后应当进行清场，确保设备和工作场所没有遗留与本次生产有关的物料、产品和文件。下次生产开始前，应当对前次清场情况进行确认。应当尽可能避免出现任何偏离工艺规程或操作规程的偏差。一旦出现偏差，应当按照偏差处理操作规程执行。生产过程中应当尽可能采取措施，防止污染和交叉污染。

无菌药品和原料药批次划分依据不同的标准，具体情况如下：①大（小）容量注射剂以同一配液罐最终一次配制的药液所生产的均质产品为一批；同一批产品如用不同的灭菌设备或同一灭菌设备分次灭菌的，应当可以追溯；②粉针剂以一批无菌原料药在同一连续生产周期内生产的均质产品为一批；③冻干产品以同一批配制的药液使用同一台冻干设备在同一生产周期内生产的均质产品为一批；④眼用制剂、软膏剂、乳剂和混悬剂等以同一配制罐最终一次配制所生产的均质产品为一批。⑤连续生产的原料药，在一定时间间隔内生产的在规定限度内的均质产品为一批。⑥间歇生产的原料药，可由一定数量的产品经最后混合所得的在规定限度内的均质产品为一批。

9. 质量控制与质量保证　第十章在质量控制和保证方面做出如下规定：

（1）质量控制实验室管理　质量控制实验室的人员、设施、设备应当与产品性质和生产规模相适应。质量控制负责人应当具有足够的管理实验室的资质和经验，可以管理同一企业的一个或多个实验室。质量控制实验室的检验人员至少应当具有相关专业中专或高中以上学历，并经过与所从事的检验操作相关的实践培训且通过考核。质量控制实验室应当配备药典、标准图谱等必要的工具书，以及标准品或对照品等相关的标准物质。应当分别建立物料和产品批准放行的操作规程，明确批准放行的标准、职责，并有相关记录。

（2）物料和产品放行　应当分别建立物料和产品批准放行的操作规程，明确批准放行的标准、职责，并有相应的记录。在产品的批准放行前，应当对每批药品进行质量评价，保证药品及其生产应当符合注册和本规范要求。

（3）持续稳定性考察　持续稳定性考察的目的是在有效期内监控已上市药品的质量，以发现药品与生产相关的稳定性问题（如杂质含量或溶出度特性的变化），并确定药品能够在标示的贮存条件下，符合质量标准的各项要求。

持续稳定性考察主要针对市售包装药品，但也需兼顾待包装产品。

持续稳定性考察应当有考察方案，结果应当有报告。持续稳定性考察的时间应当涵盖药品有效期。

（4）变更控制　企业应当建立变更控制系统，对所有影响产品质量的变更进行评估和管理。需要经药品监督管理部门批准的变更应当在得到批准后方可实施。

变更都应当评估其对产品质量的潜在影响。企业可以根据变更的性质、范围、对产品质量潜在影响的程度将变更分类（如主要、次要变更）。判断变更所需的验证、额外的检验以及稳定性考察应当有科学依据。

企业应结合自身实际采用预先批准的变更流程进行变更控制。

（5）偏差处理任何偏差都应当评估其对产品质量的潜在影响。企业可以根据偏差的性质、范围、对产品质量潜在影响的程度将偏差分类（如重大、次要偏差），对重大偏差的评估还应当考虑是否需要对产品进行额外的检验以及对产品有效期的影响，必要时，应当对涉及重大偏差的产品进行稳定性考察。

企业还应当采取预防措施有效防止类似偏差的再次发生。

（6）纠正措施和预防措施　企业应当建立纠正措施和预防措施系统，对投诉、召回、偏差、自检或外部检查结果、工艺性能和质量监测趋势等进行调查并采取纠正和预防措施。

（7）供应商的评估和批准　质量管理部门应当对所有生产用物料的供应商进行质量评估，会同有关部门对主要物料供应商（尤其是生产商）的质量体系进行现场质量审计，并对质量评估不符合要求的供应商行使否决权。

（8）产品质量回顾分析应当按照操作规程，每年对所有生产的药品按品种进行产品质量回顾分析，以确认工艺稳定可靠，以及原辅料、成品现行质量标准的适用性，及时发现不良趋势，确定产品及工艺改进的方向。回顾分析应当有报告。

（9）投诉与不良反应报告　应当建立药品不良反应报告和监测管理制度，设立专门机构并配备专职人员负责管理。应当主动收集药品不良反应，对不良反应应当详细记录、评价、调查和处理，及时采取措施控制可能存在的风险，并按照要求向药品监督管理部门报告。

10. 委托生产与委托检验 第十一章对委托生产和委托检验进行规定。为确保委托生产产品的质量和委托检验的准确性和可靠性，委托方和受托方必须签订书面合同，明确规定各方责任、委托生产或委托检验的内容及相关的技术事项。

11. 产品发运与召回 第十二章规定企业应当建立产品召回系统，必要时可迅速、有效地从市场召回任何一批存在安全隐患的产品。因质量原因退货和召回的产品，均应当按照规定监督销毁，有证据证明退货产品质量未受影响的除外。

12. 自检 第十三章为自检方面的规定与要求。要求药品生产企业应定期组织对企业按 GMP 各章节内容进行自检。自检应当有计划、记录和报告。自检情况应当报告企业高层管理人员。

13. 附则及附录 第十四章为附则，对规范中一些术语的含义做出界定与解释并规定施行情况等。GMP 包括 5 个附录：无菌药品、原料药、生物制品、血液制品和中药制剂。它们对药品生产过程所涉及的各个方面做出了明确的规定。作为 GMP（2010 年修订）配套文件。

知识拓展

GMP 与 ISO 9000 族标准的比较

1. GMP 与 ISO 9000 族标准的共性

（1）目的一致：GMP 与 ISO 9000 族标准的最终目的都是保证产品质量，确保产品质量持续、稳定地符合一定的要求。

（2）特点相同：两者都强调"预防为主"；都强调质量及质量管理应持续改进，不断修订和完善相应的质量标准和要求。

（3）检查方相同：都强调由有资格的第三方对质量体系进行认证，并接受认证机构的监督检查。

2. GMP 与 ISO 9000 族标准的区别

（1）性质不同：绝大多数国家或地区的 GMP 都具有法律效应，强制企业实行；而 ISO 9000 族标准则是推荐性的技术标准，不具有强制企业实行的效力。

（2）适用范围不同：ISO 9000 族标准适用于各类产品和各行业，不是专门为某一具体的工业行业或经济部门制定的，具有较强的通用性；GMP 则只适用于药品生产企业，是专门为药品生产企业制定的，对药品生产过程中的质量管理和质量保证的指导具有较强的针对性、专用性和可操作性。

（三）GMP 的实施

GMP（2010 年修订）于 2011 年 3 月 1 日起施行，规定自 2011 年 3 月 1 日起，新建药品生产企业、药品生产企业新建（改、扩建）车间应符合 GMP（2010 年修订）的要求。现有药品生产企业血液制品、疫苗、注射剂等无菌药品的生产必须在 2013 年 12

月 31 日前达到 GMP（2010 年修订）要求。其他类别药品的生产均应在 2015 年 12 月 31 日前达到 GMP（2010 年修订）的要求。未达到要求的企业（车间），在上述规定期限后不得继续生产药品。

国家食品药品监督管理总局要求药品生产企业结合自身实际，制定实施计划并组织实施。同时要求各级药品监督管理部门加强对企业的督促检查和指导。

通过新修订药品 GMP 的实施，我国药品生产企业的质量保障能力和风险控制水平明显增强，产业集中度进一步提高，产业结构优化趋势明显。

知识链接

生产企业执行 GMP 管理中的基本要求

1. 查有据、行有轨、追有踪；
2. 写你要做的、做你所写的、记你所做的；
3. 一切行为有标准、一切标准可操作、一切操作有记录、一切记录可追溯。

三、GMP 认证检查管理

GMP 的诞生是制药工业史上的里程碑，它标志着制药业全面质量管理的开始。GMP 是一种特别注重在生产过程实施对药品生产质量的管理。实施药品 GMP 认证是国家对药品生产企业监督检查的一种手段，是药品监督管理工作的重要内容。

GMP 明确要求药品生产企业应具有良好的生产设备，合理的生产过程，完善的质量管理和严格的检测系统，确保最终产品的质量符合法规的要求。GMP 所规定的内容，是药品生产企业必须达到的最基本的条件，是发展、实施药品安全和质量管理体系的前提。企业必须按 GMP 的要求接受监督和检查，也只有通过了 GMP 认证检查，才具有药品生产的资质条件。

我国自 1995 年 10 月对药品生产实行 GMP 认证管理制度。

（一）实施 GMP 认证管理的意义

实施 GMP，强化质量管理是企业生存之路、发展之路，也是我国药品生产企业与国际质量管理标准体系接轨并逐步走向世界的必由之路。加强对药品生产与质量的监督，才能从根本上解决药品的安全问题，使公众的生活和利益得到更多的保障。因此，GMP 在我国的实施及完善不仅是药品生产企业对公众用药安全有效高度负责精神的具体体现，是企业的重要象征，也是企业和产品竞争力的重要保证，是与国际标准接轨，使医药产品进入国际市场的先决条件。

从产业长远健康发展角度看，实施新版 GMP，有利于促进我国医药产业结构调整和增强我国药品生产企业的国际竞争能力，加快我国医药产品进入国际市场。

（二）我国 GMP 认证的组织机构

国家食品药品监督管理总局负责全国药品 GMP 认证工作。其主要职责包括：

（1）负责 GMP 认证检查评定标准的制度、修订工作；

（2）负责设立国家 GMP 认真检查员库及其管理工作；

（3）负责注射剂、放射性药品、国家食品药品监督管理总局规定的生物制品生产企业的 GMP 认证工作；

（4）负责进口药品 GMP 认证和国际药品 GMP 认证工作，国家食品药品监督管理总局药品认证管理中心（以下简称"总局认证中心"）承办药品 GMP 认证的具体工作。

省（食品）药品监督管理部门负责本辖区内除注射剂、放射性药品、国家食品药品监督管理总局规定的生物制品以外药品生产企业的 GMP 认证工作。

（三）我国 GMP 认证的主要程序

1. 申请认证的企业填报《药品 GMP 认证申请书》和有关资料　申请 GMP 认证的生产企业须填报《药品 GMP 认证申请书》，还应报送与认证相关的企业、生产车间和产品情况资料及其他文件等。

2. 由 GMP 认证检查员组成检查组进行现场检查　药品监督管理部门对申请和资料文件进行技术审查。符合要求的认证申请，制定现场检查方案，通知申请企业并实施现场检查。

现场检查实行组长负责制，检查组一般由不少于 3 名药品 GMP 检查员组成，从药品 GMP 检查员库中随机选取，并应遵循回避原则。检查组按照检查评定标准对检查情况进行评定，由检查组长组织评定汇总，作出综合评定意见，撰写现场检查报告。检查组在检查工作结束后按时将现场检查报告、检查员记录及相关资料报送药品认证检查机构。

公司在现场检查后，对检查组所提缺陷问题进行整改并向药品认证检查机构书面回复。

3. 国家食品药品监督管理总局对检查组提交的 GMP 认证现场检查报告进行审批及发布审查公示　药品认证检查机构可结合企业整改情况对现场检查报告进行综合评定。必要时，可对企业整改情况进行现场核查。

药品认证检查机构完成综合评定后，应将评定结果予以公示，公示期为 10 个工作日。对公示内容有异议的，药品认证检查机构或报同级药品监督管理部门及时组织调查核实。调查期间，认证工作暂停。

4. 国家食品药品监督管理总局对拟颁发《药品 GMP 证书》的企业，无异议的发布认证公告　对拟颁发《药品 GMP 证书》的企业公示内容无异议，国家食品药品监督管理总局发布认证公告。或对异议已有调查结果的，药品认证检查机构应将检查结果报同级药品监督管理部门，由药品监督管理部门进行审批。

经药品监督管理部门审批，符合药品 GMP 要求的，向申请企业发放《药品 GMP 证书》；不符合药品 GMP 要求的，认证检查不予通过，药品监督管理部门以《药品 GMP 认证审批意见》方式通知申请企业。

（四）我国 GMP 认证的监督检查

1. 药品 GMP 证书管理　新开办药品生产企业、药品生产企业新建药品生产车间或者新增生产产品剂型的，按照规定向药品监督管理部门申请 GMP 认证。认证合格的，发给认证证书。

《药品 GMP 证书》有效期为 5 年。药品生产企业应在有效期届满前 6 个月，重新申请药品 GMP 认证。

药品生产企业变更《药品 GMP 证书》中企业名称和地址名称的，应在事项发生变更之日起 30 日内，向原发证机关申请办理变更手续，并提供相关的文件材料。原发证机关负责按期办理相应变更手续。

2. GMP 认证监督检查范围 《药品管理法》规定，对不符合 GMP 的企业发给符合有关规范的认证证书的；或者对取得认证证书的企业未按照规定履行跟踪检查的职责；对不符合认证条件的企业未依法责令其改正或者撤销其认证证书的，由其上级主管机关或者监察机关责令收回违法发给的证书、撤销药品批准证明文件，对直接负责的主管人员和其他直接责任人员依法给予行政处分；构成犯罪的，依法追究刑事责任。

食品药品监督管理部门组织对取得《药品 GMP 证书》的药品生产企业实施跟踪检查；省级药品监督管理部门负责对本辖区内取得《药品 GMP 证书》的药品生产企业进行跟踪检查，并将跟踪检查情况应及时报国家食品药品监督管理总局。

国家食品药品监督管理总局还将根据药品生产监督管理的需要组织实施飞行检查，飞行检查主要针对涉嫌违反药品 GMP 或有不良行为记录的药品生产企业。

第四节　国外 GMP 认证管理

一、美国食品药品监督管理局 cGMP 认证检查

美国是世界上最大的原料药和药品市场。随着中国加入世界贸易组织，中国的原料药和药品生产企业如何加快走进美国和国际市场的步伐，关键在于中国制药企业是否能够通过美国食品药品监督管理局（FDA）现行药品生产质量管理规范（cGMP）的现场检查。

（一）美国药品管理机构

美国食品药品监督管理局（Food and Drug Administration）简称 FDA，是美国政府在健康与人类服务部（DHHS）和公共卫生部（PHS）中设立的执行机构之一。作为监督管理机构，FDA 的职责是确保美国本国生产或进口的食品、化妆品、药物、生物制剂、医疗设备和放射产品的安全。它是最早以保护消费者为主要职能的联邦机构之一。

美国 FDA 是国际医疗审核权威机构，由美国国会即联邦政府授权，专门从事食品与药品管理的最高执法机关；是一个由医生、律师、微生物学家、药理学家、化学家和统计学家等专业人士组成的致力于保护、促进和提高国民健康的政府卫生管制的监控机构。FDA 有权对生产厂家进行视察、有权对违法者提出起诉。

（二）美国 cGMP

接受 FDA 认证，具体来说，就是要接受 FDCA《美国食品、药品及化妆品法》第 501 款中的管制。即所有药品的制造、加工、包装，均要严格符合 cGMP 的要求。

cGMP 内容要求在 CFR（Code of Federal Regulations，美国联邦法规）中的第 210 和第 211 条款中有具体规定，并收录在美国药典 USP 中。不过，目前的 cGMP 是专为制剂生产而制定的。在它的前言中说明，虽然它不是用于原料药，但有许多实例说明对原料药的 cGMP 要求是与第 211 条款中所规定的要求很近似。因此，FDA 历来就此采用美国联邦法规第 211 条款作为规范来对原料药企业进行检查。在这方面，FDA 对原料药和制剂的要求都是同样严格的，并没有区别。

FDA 所制定的现行药品生产质量管理体系被公认为确保药品质量的最为规范的科学管理制度之一。美国 cGMP 强调是现行的 GMP，对时间性和动态性都有严格的要求。美国 FDA 官员的现场检查既是全面的又是有重点的，他们通常对工艺过程中的一些关键步骤的操作条件、方法及设备进行验证（Validation）的结果非常重视。FDA 认为生产工艺的验证是保证药品和质量的基本条件，凡是未经验证的工艺，原则上不能进行商业化产品的正式生产。因而更加深刻和更加全面地理解药品生产过程中的质量控制及设施、设备和工艺的验证对中国制药企业来讲具有更加重要的现实意义，这也是确保通过 FDA 现场检查的关键。

二、欧盟药品 GMP 认证检查

欧盟（EU）是欧洲联盟（European Union）的简称，总部设在比利时首都布鲁塞尔，是由欧洲共同体（European Communities）发展而来的。至 2009 年 1 月，欧盟有包括英、法、德等共 27 个成员国。欧盟的制药业相当发达，是欧洲重要的支柱性产业之一，在国际药品市场起着十分重要的作用。欧盟的药品管理非常系统、完善，深得国际制药业的认可。不少发展中国家效仿欧盟药品的管理模式，取得了很大的进步。

欧盟通过 ICH（人用药品注册技术标准国际协会）、PIC/S（药品检查合格计划）组织等方式，扩大了国际合作交流，尤其是发展中国家的合作与交流。

（一）欧盟药品管理机构

欧洲药品管理局（European Medicines Agency）（EMA 或 EMEA）地位相当于美国的食品药品监督管理局（FDA）。EMA 于 1995 年成立，是欧洲药品注册审评及检查的主管机构。欧盟药品的审评及检查是由欧洲药品管理局和欧盟成员国共同承担的。

欧盟药品上市审批程序可概括为"两层机构、三种程序"，即欧盟和各成员国的药品管理局两层机构；欧盟的集中申请程序，多个成员国之间共识认可的非集中申请程序和在一个成员国申请上市的一国申请程序。

无论是按集中审评程序还是按互认审评程序申报，欧洲药品管理局的使命就是协调所申报药品的安全性、有效性和质量的技术评价，并处理二个申报程序中的各种科学问题。集中审评程序的实际工作由欧洲药品管理局承担，但在互认程序中，只有成员国的专家在审评过程中出现严重分歧时，才由欧洲药品管理局进行仲裁。

欧洲药品管理局下设人用药品委员会、兽药委员会、罕用药委员会及草药委员会等 4 个专家委员会。

（二）欧盟 GMP

欧盟与美国不同，集中与分权是欧盟实施药品 GMP 的基本特征。所谓集中，是指令、方针，包括注册要求及药品 GMP 由欧洲委员会确定；分权，即现场检查工作由各国的药品管理部门负责实施。

欧洲药品管理局（EMEA）是欧盟的分支机构，1995 开始工作，总部设在伦敦。它的职能是协调欧盟的药品评估工作，包括注册及监督管理。

欧盟的药事法规大体由三个层面组成。

第一层面是指法令和法规，由欧盟议会和欧盟理事会颁布实施，少部分由欧盟委员会颁布实施。该级别文件相当于我国的《药品管理法》及《药品管理法实施条例》。

第二层面是指由欧盟委员会依据法令和法规而颁布实施的药品注册监督管理程序和 GMP 指南。

第三层面是指由欧洲药品管理局颁布实施的一些技术指南和对一些法规条款所作出的技术注释。

2003 年 10 月 8 日，欧盟委员会 2003/94/EC 号指令阐述了人用药品及临床研究用药 GMP 的原则及指南方针，并按此指令制订了欧盟 GMP 主体文件，以及 19 个 GMP 附件，均属强制执行。

因人用药品及兽药采用同一个 GMP 标准，欧盟的 GMP 检查职能部门设在"欧洲药品管理局兽药及检查处"（简称检查处）。

欧洲药品管理局是指南和法规的协调机构，并不直接负责药品注册及药品 GMP 的日常检查工作。检查处每年召开 4 次欧盟各国药品 GMP 检查员代表的碰头会，交流沟通情况，研究工作中碰到的各种问题，对药品 GMP 的法规或指南提出修订意见，这种会议也是一定形式的培训，对统一欧盟检查标准起到十分重要的作用。

欧盟检查员为专职，注册与药品 GMP 检查的协作与 FDA 相似。检查员有级别考核并须有企业工作经历，对检查员的经历要求事实上比 FDA 还要严格。

欧盟的检查是集中式的，他们用 G（X）P（包括其他规范的含义）来表述 GMP、GCP、GLP 等。其检查机构全面负责药品临床、实验室、生产的检查。欧洲的 G（X）P 现场检查由各国的专职 G（X）P 检查员承担，G（X）P 检查的标准是相同的。因此，检查结果在欧盟范围可以相互认可。

三、澳大利亚 GMP 认证检查

（一）澳大利亚药品管理机构

澳大利亚国家药品管理机构是澳大利亚药品管理局（Therapeutic Goods Administration，下面简称 TGA）。TGA 的职能包括评估新药、制定标准、确定检测方法、执行检测、颁发药品制造许可、监督药品生产过程、抽检药品市场、视察药品生产制造厂、检查药品生产记录以及处理投诉等。

TGA 对药品的监管注重在以下三个方面：

1. 药物上市前的评估　所有药品、医疗器械在进入澳市场前，均要在 TGA 登记注册，对其风险进行评估。

2. 药品生产厂的许可认证　澳大利亚的药品制造商必须经过 TGA 许可，并通过药品生产质量管理规范（GMP）认证。

3. 市场的后期监管　TGA 有权对市场上的药品进行抽样化验检查，以确保其符合质量、安全标准。

（二）澳大利亚 GMP

按照法律规定，所有供应澳大利亚市场的药物生产厂商必须通过澳大利亚 GMP 认证。澳大利亚的 GMP 标准最早公布于 1969 年，是全球第三个 GMP 标准（在 FDA 和世界卫生组织的 GMP 之后）。澳大利亚正在执行的 GMP 标准公布于 1990 年，是澳大利亚第 5 个 GMP 版本，在这个版本基础上，澳大利亚开始逐步将其 GMP 标准与国际标准一致起来。通过不断完善，现行的澳大利亚 GMP 标准实际上也是欧盟及亚太地区等三十多个国家共同采用的标准，是国际上最新的，也是采用国家最多的标准。

澳大利亚对药物的生产和进口实施严格的管理，被公认为是世界上药品管理严格、市场准入难度较高的国家之一，TGA 认证是澳洲政府的 GMP 认证，在国际上享有很高的声誉。通过 TGA 认证表明公司在质量体系和生产环境设施上得到澳大利亚政府的认可，同时也得到与澳大利亚同在 PIC/S 成员国的英国、法国、德国、奥地利、意大利、加拿大、捷克、斯洛伐克、芬兰、希腊、冰岛、比利时、丹麦、瑞典、新加坡和荷兰等二十多个国家的认可，同时表明公司的 GMP 管理水平已经步入了与国际标准全面接轨的新阶段。TGA 对证书有效期的规定不是统一的，有时定为 3 年、有时定为 2 年，而且在有效期内任何时候都可以来复检，并不是要等到有效期到期以后。

综合国际上各方面的资源，培育具有国际竞争力的现代化制药企业，努力开拓国际市场，是我国医药行业的发展趋势。我国从一个制药大国向制药强国迈进必然要走国际化的道路。因此，充分了解国外药物市场的竞争趋势，认识和理解国外 GMP 认证检查，接受并通过国际 GMP 检查对国内制药行业的提升和发展非常重要，这也是中国制药企业国际化的重要前提。

执业药师 考点

1. 生产企业开办条件：①具有依法经过资格认定的药学技术人员、工程技术人员及相应的技术工人；②具有与其药品生产相适应的厂房、设施和卫生环境；③具有能对所生产药品进行质量管理和质量检验的机构、人员以及必要的仪器设备；④具有保证药品质量的规章制度。

2. 审批主体：所在地省级药品监督管理部门。

3. 许可证：①《药品生产许可证》有效期五年，期满前 6 个月申请换发；②许可事项变更 30 天前申请变更登记。

4. GMP（2010 年修订）的主要特点；药品生产质量管理的基本要求；药品批次划分原则和贯彻实施新版 GMP 的有关规定。

思考题

1. 药品生产管理的特点是什么？
2. 开办药品生产企业需要哪些条件？申请、审批流程是什么？
3. GMP（2010 年修订）的主要内容和特点是什么？
4. 药品生产质量管理的基本要求有哪些？
5. FDA 的职责和人员构成是什么？
6. 欧盟 GMP 属于欧盟药事法规的哪个层面？
7. TGA 对药品的监管主要注重哪三个方面？

（胡奇志、刘文民、郭　敏）

掌握：药品经营质量管理规范；药品经营监督管理相关法律法规；处方药和非处方药分类管理的相关法律法规。

熟悉：药品经营企业分类；处方药和非处方药的分类；GSP 认证管理及药品经营渠道与影响因素。

了解：药品电子商务和现代物流；药品经营企业的发展概况。

第一节 概　述

药品是一种特殊的商品，药品经营是在一系列的特殊管理条件下进行的经营活动。药品经营是在市场经济条件下，以货币为媒介，经药品监督管理部门批准，具有一定的经营场所和经营范围，规范认证后，从事的药品经营活动。

一、药品经营监督管理的概念

药品经营监督管理是指药品监督管理行政机关依照法律法规的授权，依据相关法律法规的规定，对药品的流通环节进行管理的过程。

我国药品经营企业建立和实施质量保证体系的依据和操作原则是《药品经营质量管理规范》（Good Supply Practice，GSP），现行版 GSP 已于 2012 年 11 月 6 日经原卫生部部务会审议通过，于 2013 年 1 月 22 日公布，自 2013 年 6 月 1 日起施行。它是药品经营管理和质量控制的基本准则，企业应当在药品采购、储存、销售、运输等环节采取有效的质量控制措施，确保药品质量。

二、药品经营的渠道与影响因素

（一）药品经营渠道的概念

药品的经营离不开市场，药品经营渠道是药品在市场上流动的通路，是药品流通的媒介。药品经营渠道又称药品流通渠道，是指药品从生产企业转移至消费者所经历的过程以及具有相应硬件、软件、人员的市场营销机构。在此过程中药品生产者是渠道的起点，患者是购买药品的终点。在整个销售通路中，除了生产者、使用者外，还有参与销售或帮助销售的机构或个人，包括医药批发企业、医药零售企业、医疗机构、代理销售企业、生产企业销售团队等，具有很强的专业性。

（二）药品经营渠道的类型

药品经营的渠道大体可以分为药品直营式经营渠道、药品批发式经营渠道、药品代理式经营渠道、药品专业化学术式经营渠道、药品网络式经营渠道等类型。

1. 药品直营式经营渠道 也称直销渠道，是药品生产者直接销售给使用者。药品生产企业通过自己的销售公司销售药品给医院、诊所和药店。目前，药品采取的"招标制"，由政府在当地和网上招标来选择商家，招标单位可以和药品生产企业直接见面。这种直销方式既增加了的透明度，避免了虚高定价，使老百姓知道药品的合理价格，还降低了药品零售利润，使得药品零售趋于薄利，让利于消费者。

2. 药品批发式经营渠道 这是传统的药品经营渠道模式，它是药品生产企业将产品销售给药品批发商，再由批发商销售药品给医院、诊所和药店，这是药品生产企业通常使用的销售方式。按不同级别还可以分为一级批发、二级批发、三级批发等。还有一些企业是批发加连锁店经营渠道。在目前的经营渠道中，这是药品的一个主要销售渠道。

3. 药品代理式经营渠道 是指产销双方在平等互利的基础上，通过契约或合同方式，代理商按委托方意愿，在我国一定区域范围内获得唯一授权，全权经销药品生产企业产品的单一品种或数个品种。根据签署区域范围不同可以分为全国总代理商、区域独家代理商、多家代理制等。多家代理制是指在一个较大市场或者较大区域内，选择两家以上的代理商，由他们去"布点"，形成销售网络。这是当前中国国内药品市场上使用最多的一种代理经营渠道。

4. 药品专业化学术式经营渠道 是药品生产企业推广药品的经营渠道，药品采用先进科学技术手段、方法进行生产，保证了药品的临床疗效，介绍了药品的治疗机理，以及企业文化的推广、品牌传播等经营活动。近年来，一些企业开始走专业化学术式的经营渠道，它能充分体现生产企业的专业化学术形象，通过大量科学、专业的学术证据，有目的、有步骤地推荐药品，培训临床应用技巧，依靠学术活动或专业拜访，建立和维护医生、专家网络，从大医院影响到小医院，最终达到销售目的。

5. 药品网络式经营渠道 是指通过互联网提供药品交易服务的经营渠道。相对于传统渠道，药品网络销售渠道可以快速实现信息流、资金流及物流的有效结合，提高工作效率和经济效益，并能够缩短中间环节，增加透明度，降低运营成本。是真正意义上的医药电子商务经营渠道，可以实现医药生产商、代理商、物流和医院的直接对接。

此外，按照终端经营渠道来分，药品经营渠道可分为医院终端经营渠道、零售终端经营渠道、社区医疗机构终端经营渠道、农村医疗机构终端经营渠道等。

（三）药品经营渠道的影响因素

1. 政策环境 国家的人口政策、医疗保障制度、国家基本药物制度、新医改相关政策与规定、新版 GMP、新版 GSP、药物招标政策、新药研发相关政策、国家基本药物临床应用指南、抗菌药物临床应用指导原则、特殊药品管理制度等，将直接影响到药品经营渠道。

2. 经济环境　经济环境是影响医药企业市场营销活动的主要因素，它主要包括经济发展阶段、地区发展状况、货币流通状况、收入因素及消费结构。医药企业经济环境主要是指社会购买力，影响社会购买力水平的因素主要有消费者的收入、消费者支出等因素，其中消费者的收入水平是影响医药企业市场营销的最重要的因素。

3. 科学技术　科学技术不仅直接影响医药企业内部的生产和经营，同时与其他环境因素（特别是与经济环境、文化环境的关系更为紧密）互相依赖、相互作用，尤其是新技术革命，既给医药企业的市场营销不断造就机会，又带来新的威胁。例如计算机的应用、先进物流技术的引进、药品新剂型的开发、人们消费观念的改变等对医药企业经营管理、医药物流、市场营销策略等方面均产生了深远的影响。

4. 自然环境　是指影响医药企业生产和经营的物质因素。自然环境的发展变化，如某些中药资源的紧缺、环境污染日益严重等，会给医药企业造成一些"环境威胁"，或创造一些"市场机会"，所以医药企业要不断分析和认识自然环境变化的趋势，来避免由自然环境带来的威胁，尽可能地抓住自然环境变化所带来的机会。

5. 社会文化环境　社会文化作为人们一种适合本民族、本地区的是非观念，影响并制约着人们的思想和行为，包括对疾病的看法和治疗行为，这一点在医药市场体现尤为突出，其中比较典型的就是中国传统的中医药。医药企业的营销管理者应有清醒的认识，中药走向世界的任务还相当艰巨。要使中药真正走向欧美等发达国家，必须伴有中医走向世界，没有这个前提，中药走向世界就只能是局部的、个别的。

6. 药品销售服务方面　销售服务是否能做到在适当的时机、适当的场合，以适当的品种和数量，以合理的价格和安全有效的药品来满足人们医疗保障的需求，将对药品市场营销产生直接影响。药品在广告宣传、药品价格定位、市场供需保障、药品配送能力、药品零售营销等方面也会对药品营销产生一定的影响。

二、药品经营企业发展概况

改革开放以来，我国药品流通从计划分配体制转向市场化经营体制，行业获得了长足发展，药品流通领域的法律框架和监管体制基本建立，药品供应保障能力明显提升，多种所有制并存、多种经营方式互补、覆盖城乡的药品流通体系初步形成。

1998 年以后，中国加入 WTO 之后，医药企业面临严峻的考验，医药市场化的进程进一步加快。在此环境下，我国组建医药集团公司、推动企业联合、大力推行总经销总代理、加快城乡网点建设、实行连锁化零售药店经营、搞好资本运营，大大加快了医药商业的改革与发展。

随着我国药品流通领域的发展变化，为了加强药品经营质量的管理，保证公众用药安全有效，政府出台了一系列法律、法规规范药品流通市场。2000 年 4 月 30 日，原 SFDA 颁布了《药品经营质量管理规范》（GSP），作为我国药品经营质量管理工作基本准则，在总结以往药品质量管理法规对药品经营企业要求内容的基础上，从机构与人员、硬件、软件等方面对药品经营企业的质量管理工作进行了具体规定。但是随着药品经营市场的不断发展，2000 年版的 GSP 存在着不足之处。2013 年 1 月 22 日原国家卫生部颁布了新修订的《药品经营质量管理规范》，并自 2013 年 6 月 1 日起施行，是现行版 GSP。

　　为适应医药卫生事业改革发展的新形势，促进药品流通行业科学发展，保障公众用药安全合理方便，根据有关法律法规和《中华人民共和国国民经济和社会发展第十二个五年规划纲要》，制定了《全国药品流通行业发展规划纲要》（2011～2015年）。2011～2015年是实现深化医药卫生体制改革目标的关键时期，也是药品流通行业结构调整和转变发展方式的关键时期。中央提出加快建立药品供应保障体系，发展药品现代物流和连锁经营，规范药品生产流通秩序，建立便民惠民的农村药品供应网等任务，迫切要求行业必须加快结构调整，转变发展方式，实现科学发展。

　　截至2012年底，全国持有《药品经营许可证》的企业共有443125家，其中法人批发企业13721家、非法人批发企业2574家；零售连锁企业3107家，零售连锁企业门店152580家；零售单体药店271143家。

　　随着我国开始向中高收入国家迈进以及人口老龄化的加快，公众生活需求和消费结构将发生重大变化，对医疗卫生服务和自我保健的需求将大幅度增加，药品市场增长潜力巨大。中央提出"政事分开、管办分开、医药分开、营利性和非营利性分开"的医改方向，以及"保基本、强基层、建机制"的医药卫生体制改革任务，要求建设覆盖城乡的公共卫生服务体系、医疗服务体系、医疗保障体系和药品供应保障体系，必将在推动医药卫生事业发展的同时，带动药品市场规模的增加，为药品流通行业带来新的机遇。

第二节　药品流通的监督管理

一、药品经营企业的分类及其经营范围

　　药品经营企业，是指经营药品的专营企业或兼营企业。药品经营方式，是指药品批发和药品零售，根据经营方式，药品经营企业分为批发企业和零售企业。类别不同，经营范围也不同。

　　（一）药品批发企业

　　1. 概念　是指将购进的药品销售给药品生产企业、药品经营企业、医疗机构的药品经营行为。从事药品批发业务的企业为药品批发企业。药品批发企业在药品流通环节中承担着主要作用，是药品流转的通路，只能将药品销售给具有相应合法资质的药品生产、经营企业和医疗机构，不得将药品销售给不具合法资质的单位或个人。

　　2. 药品批发企业许可经营范围　药品批发企业的《药品经营许可证》许可经营范围包括中药材、中药饮片、中成药、化学原料药及其制剂、抗生素原料药及其制剂、生化药品、诊断药品、医疗用毒性药品、麻醉药品、精神药品、放射性药品和预防性生物制品。经营特殊管理的药品（医疗用毒性药品、麻醉药品、精神药品、放射性药品和预防性生物制品）必须按照国家特殊药品管理和预防性生物制品管理的有关规定，取得相关许可批准文件。

　　（二）药品零售企业

　　1. 药品零售企业的概念　药品零售企业是指将购进的药品直接销售给消费者的药品经营企业。药品零售企业包括零售药店、药品零售企业在超市以及边远地区城乡集

贸市场设立的出售乙类非处方药的药品专营柜等。

药品零售连锁企业是指经营同类药品、使用统一商号的若干个门店，在同一总部的管理下，采取统一采购配送、统一质量标准、采购同销售分离、实行规模化管理经营的组织形式。药品零售连锁企业应由总部、配送中心和若干个门店构成。总部是连锁企业经营管理的核心，配送中心是连锁企业的物流机构，门店是连锁企业的基础，承担日常零售业务。跨地域开办时可设立分部。配送中心是该连锁企业服务机构，只准向该企业连锁范围内的门店进行配送，不得对该企业外部进行批发、零售。

2. 药品零售企业许可经营范围　药品零售企业的《药品经营许可证》许可经营范围包括中药材、中药饮片、中成药、化学药制剂、抗生素制剂、生化药品、诊断药品、生物制品（除疫苗）。

按照《药品经营许可证管理办法》规定，从事药品零售的，应先核定经营类别，确定申办人经营处方药或非处方药、乙类非处方药的资格，并在经营范围中予以明确，再核定具体经营范围。

二、药品经营企业的行政许可

为加强对药品经营许可的管理，原 SFDA 于 2004 年 2 月 4 日颁布了《药品经营许可证管理办法》，并自 2004 年 4 月 1 日起施行。

（一）行政许可管理机构

国家食品药品监督管理总局主管全国药品经营许可的监督管理工作。省、自治区、直辖市（食品）药品监督管理部门负责本辖区内药品批发企业《药品经营许可证》发证、换证、变更和日常监督管理工作，并指导和监督下级（食品）药品监督管理机构开展《药品经营许可证》的监督管理工作。设区的市级（食品）药品监督管理机构或省、自治区、直辖市（食品）药品监督管理部门直接设置的县级（食品）药品监督管理机构负责本辖区内药品零售企业《药品经营许可证》发证、换证、变更和日常监督管理等工作。县级食品药品监督管理部门负责本辖区药品经营企业经营行为的日常监督管理工作。

（二）药品经营许可证管理

1. 药品批发企业的经营许可

（1）开办药品批发经营企业应具备条件包括：①具有与经营规模相适应并依法经过资格认定的药学技术人员；②具有与 GSP 相适应的硬件设施及条件；③具有保证所经营药品质量并满足 GSP 认证要求的规章制度；④企业法定代表人或企业负责人、质量负责人、质量管理机构负责人无《药品管理法》第 76 条、第 83 条规定的情形；⑤企业应当具有能够符合经营全过程管理及质量控制要求的计算机系统，实现药品质量可追溯，并满足药品电子监管的实施条件。

（2）许可证的申请程序　①申办人向拟办企业所在地省、自治区、直辖市人民政府药品监督管理部门提出筹建申请。并提交以下材料：拟办企业法定代表人、企业负责人、质量负责人学历证明原件、复印件及个人简历；执业药师执业证书原件、复印件；拟经营药品的范围；拟设营业场所、设备、仓储设施及周边卫生环境等情况。

②药品监督管理部门在收到申请之日起 30 个工作日内，依据国务院药品监督管理

部门规定的设置标准作出是否同意筹建的决定，并书面通知申办人。

③完成筹建后，申办人向受理申请的药品监督管理部门提出申请验收。并提交以下材料：药品经营许可证申请表；工商行政管理部门出具的拟办企业核准证明文件；拟办企业组织机构情况；营业场所、仓库平面布置图及房屋产权或使用权证明；依法经过资格认定的药学专业技术人员资格证书及聘书；拟办企业质量管理文件及仓储设施、设备目录。

④受理申请的药品监督管理部门在收到申请之日起 30 个工作日内，依据《药品管理法》第十五条规定的开办条件组织验收；符合条件的，发给《药品经营许可证》。申办人凭《药品经营许可证》到工商行政管理部门依法办理登记注册。

2. 药品零售企业的经营许可

（1）开办药品零售经营企业应具备条件包括：①具有与经营规模相适应并依法经过资格认定的药学技术人员；②具有与 GSP 相适应的硬件设施及条件；③具有保证所经营药品质量并满足 GSP 认证要求的规章制度；④企业负责人、质量负责人无《药品管理法》第 76 条、第 83 条规定的情形；⑤具有能够配备满足当地消费者所需药品的能力，保证 24 小时供应。

（2）许可证的申请程序

①申办人向拟办企业所在地设区的市级药品监督管理机构或者省、自治区、直辖市人民政府药品监督管理部门直接设置的县级药品监督管理机构提出筹建申请，并提交以下材料：拟办企业法定代表人、企业负责人、质量负责人的学历、执业资格或职称证明原件、复印件及个人简历及专业技术人员资格证书、聘书；拟经营药品的范围；拟设营业场所、仓储设施、设备情况。

②药品监督管理机构在收到申请之日起 30 个工作日内，依据国务院药品监督管理部门的规定，结合当地常住人口数量、地域、交通状况和实际需要进行审查，作出是否同意筹建的决定，并书面通知申办人。

③完成企业筹建后，申办人向受理申请的药品监督管理部门提出申请验收。并提交以下材料：药品经营许可证申请表；工商行政管理部门出具的拟办企业核准证明文件；营业场所、仓库平面布置图及房屋产权或使用权证明；依法经过资格认定的药学专业技术人员资格证书及聘书；拟办企业质量管理文件及主要设施、设备目录。

④受理申请的药品监督管理部门在收到申请之日起 15 个工作日内，依据《药品管理法》第十五条规定的开办条件组织验收；符合条件的，发给《药品经营许可证》。申办人凭《药品经营许可证》到工商行政管理部门依法办理登记注册。

3. 许可证的变更与换发 《药品经营许可证》变更分为许可事项变更和登记事项变更。许可事项变更是指经营方式、经营范围、注册地址、仓库地址（包括增减仓库）、企业法定代表人或负责人以及质量负责人的变更。登记事项变更是指上述事项以外的其他事项的变更。

在许可事项发生变更 30 日前，向原发证机关申请《药品经营许可证》变更登记；未经批准，不得变更许可事项。原发证机关应当自收到企业申请之日起 15 个工作日内作出决定。申请人凭变更后的《药品经营许可证》到工商行政管理部门依法办理变更登记手续。

《药品经营许可证》有效期为 5 年。有效期届满，需要继续经营药品的，持证企业在许可证有效期届满前 6 个月，按照国务院药品监督管理部门的规定申请换发《药品经营许可证》。药品经营企业终止经营药品或者关闭的，《药品经营许可证》由原发证机关缴销。

4. 监督检查　药品监督管理部门应加强对《药品经营许可证》持证企业的监督检查，持证企业应当按本办法规定接受监督检查。监督检查包括书面检查、现场检查或者书面与现场检查相结合。

监督检查的内容主要包括：企业名称、经营地址、仓库地址、企业法定代表人（企业负责人）、质量负责人、经营方式、经营范围、分支机构等重要事项的执行和变动情况；企业经营设施设备及仓储条件变动情况；企业实施《药品经营质量管理规范》情况；发证机关需要审查的其他有关事项。

有下列情形之一的，《药品经营许可证》由原发证机关注销：《药品经营许可证》有效期届满未换证的；药品经营企业终止经营药品或者关闭的；《药品经营许可证》被依法撤消、撤回、吊销、收回、缴销或者宣布无效的；不可抗力导致《药品经营许可证》的许可事项无法实施的；法律、法规规定的应当注销行政许可的其他情形。药品监督管理部门注销《药品经营许可证》的，自注销之日起 5 个工作日内通知有关工商行政管理部门。

案例 7 -1

以"走票形式"非法经营药品

2008 年 3 月 13 日，山东省某县药监局执法人员对辖区内乡镇医院进行日常监督检查，发现某乡镇卫生院正在使用的"银杏达莫注射液"涉嫌从非法渠道购进，并且药品可能存在质量问题。经初步调查该药品由县医保处张三、县医院王五、县工商局某工商所李四三人联系销售，其中一个批次药品经日照市药品检验所检验为劣药。

通过内查外调，查明张三、王五、李四三人系行政、事业单位的公职人员，并无药品经营资格。为谋取药品暴利，三人自筹资金，自行联系供应药品的商家，组织好货源后，通过物流将药品发至个人名下，自己联系购进药品的单位，挂靠日照 A 集团有限公司、山东 B 医药有限公司等合法药品经营企业，并交付挂靠药品经营企业一定额度的管理费，由以上药品经营企业提供发票等票据，通过参加卫生系统药品集中招标采购，最终将"银杏达莫注射液"等药品销售到各医疗机构。

仅从票面上看，三人经营药品是合法的，然而在整个药品的购销过程中，药品资金的筹备、货款的流向、货源的组织、货物的流转等，都是"走票人"——李四等人一手操办的，代其"出票"的公司，并没有进行药品经营业务，仅仅是为李四等人的经营行为提供一种出卖票据的"有偿服务"。三人经营药品的形式属典型的走票，他们就是采取走票这种方式在该县医院及 12 处乡镇医院进行非法药品经营活动的。

思考：

1. "走票"行为有哪些的危害？

2. 针对此种违法行为，现行版 GSP 关于购销环节中票据管理有哪些规定？

三、药品流通环节的监督管理

为加强药品监督管理，规范药品流通秩序，保证药品质量，根据《中华人民共和国药品管理法》、《中华人民共和国药品管理法实施条例》和有关法律、法规的规定，原 SFDA 颁布了《药品流通监督管理办法》，自 2007 年 5 月 1 日起施行。《药品流通监督管理办法》规定，药品生产、经营企业、医疗机构应当对其生产、经营、使用的药品质量负责；同时对药品生产、经营企业购销药品，医疗机构购进、储存药品做了详细规定，这标志着我国药品流通环节在监督管理上更加趋于合理、规范。

（一）药品生产、经营企业购销药品的监督管理

1. 药品生产、经营企业对人员和机构的要求及责任

（1）药品生产、经营企业对其药品购销行为负责，对其销售人员或设立的办事机构以本企业名义从事的药品购销行为承担法律责任。

（2）对其购销人员进行药品相关的法律、法规和专业知识培训，建立培训档案，培训档案中应当记录培训时间、地点、内容及接受培训的人员。

（3）加强对药品销售人员的管理，并对其销售行为作出具体规定。

2. 场所 药品生产、经营企业不得在经药品监督管理部门核准的地址以外的场所储存或者现货销售药品。

3. 药品生产企业、药品批发企业销售药品时应当提供的资料

（1）加盖本企业原印章的《药品生产许可证》或《药品经营许可证》和营业执照的复印件；

（2）加盖本企业原印章的所销售药品的批准证明文件复印件；

（3）销售进口药品的，按照国家有关规定提供相关证明文件；

（4）加盖本企业原印章的授权书复印件，销售人员应当出示授权书原件及本人身份证原件；以供药品采购方核实。

4. 药品生产企业只能销售本企业生产的药品，不得销售本企业受委托生产的或者他人生产的药品 未经药品监督管理部门审核同意，药品经营企业不得改变经营方式。药品经营企业应当按照《药品经营许可证》许可的经营范围经营药品。

5. 药品生产企业、药品批发企业销售药品时，应当开具标明供货单位名称、药品名称、生产厂商、批号、数量、价格等内容的销售凭证 采购药品时，应按规定索取、查验、留存供货企业有关证件、资料，按规定索取、留存销售凭证。

6. 药品生产、经营企业不得从事的经营活动 药品生产、经营企业知道或者应当知道他人从事无证生产、经营药品行为的，不得为其提供药品；不得为他人以本企业的名义经营药品提供场所，或者资质证明文件，或者票据等便利条件；不得以展示会、博览会、交易会、订货会、产品宣传会等方式现货销售药品。药品经营企业不得购进和销售医疗机构配制的制剂。药品生产、经营企业不得以搭售、买药品赠药品、买商品赠药品等方式向公众赠送处方药或者甲类非处方药。药品生产、经营企业不得采用邮售、互联网交易等方式直接向公众销售处方药。禁止非法收购药品。

7. 药品零售企业应当按照国家食品药品监督管理局药品分类管理规定的要求，凭

处方销售处方药 经营处方药和甲类非处方药的药品零售企业，执业药师或者其他依法经资格认定的药学技术人员不在岗时，应当挂牌告知，并停止销售处方药和甲类非处方药。

8. 储存 药品说明书要求低温、冷藏储存的药品，药品生产、经营企业应当按照有关规定，使用低温、冷藏设施设备运输和储存。

（二）医疗机构购进、储存药品的监督管理

1. 医疗机构设置的药房，应当具有与所使用药品相适应的场所、设备、仓储设施和卫生环境，配备相应的药学技术人员，并设立药品质量管理机构或者配备质量管理人员，建立药品保管制度。

2. 医疗机构购进药品时，应当索取、查验、保存供货企业有关证件、资料、票据。

3. 医疗机构购进药品，必须建立并执行进货检查验收制度，并建有真实完整的药品购进记录。药品购进记录必须注明药品的通用名称、生产厂商（中药材标明产地）、剂型、规格、批号、生产日期、有效期、批准文号、供货单位、数量、价格、购进日期。

药品购进记录必须保存至超过药品有效期1年，但不得少于3年。

4. 医疗机构储存药品，应当制订和执行有关药品保管、养护的制度，并采取必要的冷藏、防冻、防潮、避光、通风、防火、防虫、防鼠等措施，保证药品质量。

医疗机构应当将药品与非药品分开存放；中药材、中药饮片、化学药品、中成药应分别储存、分类存放。

5. 医疗机构和计划生育技术服务机构不得未经诊疗直接向患者提供药品。医疗机构不得采用邮售、互联网交易等方式直接向公众销售处方药。

6. 医疗机构以集中招标方式采购药品的，应当遵守《药品管理法》、《药品管理法实施条例》及本办法的有关规定。

（三）中药材市场的流通监督管理

1. 《药品管理法》有关中药材管理规定 《药品管理法》第二十一条规定："城乡集市贸易市场可以出售中药材，国务院另有规定的除外。城乡集市贸易市场不得出售中药材以外的药品，但持有《药品经营许可证》的药品零售企业在规定的范围内可以在城乡集市贸易市场设点出售中药材以外的药品。具体办法由国务院规定。""国家实行中药品种保护制度。具体办法由国务院制定。""新发现和从国外引种的药材须经国家药品监督管理部门审核批准后，方可销售。""药品经营企业销售中药材，必须标明产地。""实施批准文号管理的中药材，中药饮片品种目录由国务院药品监督管理部门会同国务院中医药管理部门制定。""必须从具有药品生产、经营资格的企业购进药品，但是，购进没有实施批准文号管理的中药材除外。"

2. 中药材专业市场的监督管理

（1）进入中药材专业市场经营的中药材企业和个体工商户应具备的条件

①具有与所经营的中药材规模相适应的药学技术人员，或有经县级以上药品监督管理管理部门认定的，熟悉并能鉴别所经营中药材药性的人员，了解国家有关法规、中药材商品规格标准和质量标准；

②必须依照法定程序取得《药品经营许可证》和《营业执照》；

③申请在中药材专业市场租用摊位从事自产中药材业务的经营者，必须经所在中药材专业市场管理机构审查批准；

④在中药材专业市场从事中药材批发和零售业务的企业和个体工商户，必须遵纪守法，明码标价，照章纳税。个体工商户不得从事药品批发业务。

（2）中药材专业市场应严禁下列药品交易：需要经过加工炮制的中药饮片；中成药；化学原料药及其制剂、抗生素、生化物品、放射性药品、血清、疫苗、血液制品、诊断用药和有关医疗器械；罂粟壳，28 种毒性中药材品种；国家重点保护的 42 种野生动植物药材品种（家种、家养除外）；国家法律、法规明令禁止上市的其他药品。

（3）中药材专业市场的监督管理

严禁开办或变相开办各种形式的药品集贸市场。除国家两部三局整顿和规范的 17 个中药材专业市场外，禁止开办其他各种中药材市场。

对国家已批准设立的中药材专业市场，不符合标准的一律停止整顿，整顿不合格的坚决予以关闭；对集贸市场销售国家禁止销售的中药材，无证销售中药材以外其他药品的，必须坚决依法予以查处。对擅自从非法药品集贸市场上采购药品的单位坚决依法查处。

第三节　药品经营质量管理规范

一、GSP 概述

2000 年 4 月 30 日，原国家药品监督管理局颁布了《药品经营质量管理规范》（GSP），同年 11 月颁布了《药品经营质量管理规范实施细则》和《药品经营质量管理规范认证管理办法》，作为我国药品经营质量管理工作基本准则，强制进行推行实施。随着药品经营市场的不断发展，2000 年版的 GSP 存在的不足之处突显。原国家食品药品监督管理局于 2009 年正式启动 GSP 修订工作，于 2013 年 1 月 22 日原卫生部颁布了新修订的《药品经营质量管理规范》，并自 2013 年 6 月 1 日起施行。国家食品药品监督管理部门为现行版 GSP 设置 3 年过渡期，到 2016 年规定期限后，对仍不能达到要求的企业，将依据《药品管理法》的有关规定停止其药品经营活动。

（一）GSP 的适用范围

GSP 是药品经营管理和质量控制的基本准则，企业应当在药品采购、储存、销售、运输等环节采取有效的质量控制措施，确保药品质量。药品经营企业应当严格执行本规范。药品生产企业销售药品、药品流通过程中其他涉及储存与运输药品的，也应当符合本规范相关要求。药品经营企业应当坚持诚实守信，依法经营。禁止任何虚假、欺骗行为。

（二）GSP 的相关术语

1. 在职　与企业确定劳动关系的在册人员。

2. 在岗　相关岗位人员在工作时间内在规定的岗位履行职责。

3. 首营企业　采购药品时，与本企业首次发生供需关系的药品生产或者经营企业。

4. 首营品种　本企业首次采购的药品。

5. 原印章　企业在购销活动中，为证明企业身份在相关文件或者凭证上加盖的企业公章、发票专用章、质量管理专用章、药品出库专用章的原始印记，不能是印刷、影印、复印等复制后的印记。

6. 待验　对到货、销后退回的药品采用有效的方式进行隔离或者区分，在入库前等待质量验收的状态。

7. 零货　指拆除了用于运输、储藏包装的药品。

8. 拼箱发货　将零货药品集中拼装至同一包装箱内发货的方式。

9. 拆零销售　将最小包装拆分销售的方式。

10. 国家有专门管理要求的药品　国家对蛋白同化制剂、肽类激素、含特殊药品复方制剂等品种实施特殊监管措施的药品。

二、药品经营质量管理规范的基本内容

现行版 GSP 共 4 章 187 条，包括总则、药品批发的质量管理、药品零售的质量管理和附则。

（一）对药品的"进"、"存"、"销"、"运"的规定

以药品为主线，按药品的走向，GSP 的内容包括"进"、"存"、"销"、"运"几部分。

1. GSP 对"进"的规定　在药品经营质量管理规范中，药品的"进"，即药品的采购与验收，这是保证药品质量的源头，需要对供货单位进行资质证件的考察，确定其合法性，杜绝非法药品进入流通领域。

（1）药品批发、零售企业对采购条件的要求　确定供货单位及所购入药品的合法性；核实供货单位销售人员的合法资格；与供货单位签订质量保证协议；采购中涉及的首营企业、首营品种，采购部门应当填写相关申请表格，经过质量管理部门和企业质量负责人的审核批准。必要时应当组织实地考察，对供货单位质量管理体系进行评价。

（2）药品批发、零售企业对购销发票及档案的管理要求　采购药品时，企业应当向供货单位索取发票。发票上的购、销单位名称及金额、品名应当与付款流向及金额、品名一致，并与财务账目内容相对应。定期对药品采购的整体情况进行综合质量评审，建立药品质量评审和供货单位质量档案，并进行动态跟踪管理。采购药品应当建立采购记录。发生灾情、疫情、突发事件或者临床紧急救治等特殊情况，以及其他符合国家有关规定的情形，企业可采用直调方式购销药品，将已采购的药品不入本企业仓库，直接从供货单位发送到购货单位，并建立专门的采购记录，保证有效的质量跟踪和追溯。

（3）药品批发、零售企业对收货与验收的要求　冷藏、冷冻药品到货时，应当对其运输方式及运输过程的温度记录、运输时间等质量控制状况进行重点检查并记录。不符合温度要求的应当拒收。收货人员对符合收货要求的药品，应当按品种特性要求放于相应待验区域，或者设置状态标志，通知验收。冷藏、冷冻药品应当在冷库内待验。企业应当按照规定的程序和要求对到货药品逐批进行收货、验收，防止不合格药品入库。药品到货时，收货人员应当核实运输方式是否符合要求，并对照随货同行单

（票）和采购记录核对药品，做到票、账、货相符。

验收药品应当按照药品批号查验同批号的检验报告书。供货单位为批发企业的，检验报告书应当加盖其质量管理专用章原印章。检验报告书的传递和保存可以采用电子数据形式，但应当保证其合法性和有效性。

药品批发企业应当按照验收规定，对每次到货药品进行逐批抽样验收，抽取的样品应当具有代表性。同一批号的药品应当至少检查一个最小包装，但生产企业有特殊质量控制要求或者打开最小包装可能影响药品质量的，可不打开最小包装；破损、污染、渗液、封条损坏等包装异常以及零货、拼箱的，应当开箱检查至最小包装；外包装及封签完整的原料药、实施批签发管理的生物制品，可不开箱检查。验收人员应当对抽样药品的外观、包装、标签、说明书以及相关的证明文件等逐一进行检查、核对；验收结束后，应当将抽取的完好样品放回原包装箱，加封并标示。

药品零售企业应当按规定的程序和要求对到货药品逐批进行验收，并按照规定做好验收记录。验收抽取的样品应当具有代表性。查验药品检验报告书。收货人员应当按采购记录，对照供货单位的随货同行单（票）核实药品实物，做到票、账、货相符。

验收药品应当做好验收记录，包括药品的通用名称、剂型、规格、批准文号、批号、生产日期、有效期、生产厂商、供货单位、到货数量、到货日期、验收合格数量、验收结果等内容。验收人员应当在验收记录上签署姓名和验收日期。中药材验收记录应当包括品名、产地、供货单位、到货数量、验收合格数量等内容。中药饮片验收记录应当包括品名、规格、批号、产地、生产日期、生产厂商、供货单位、到货数量、验收合格数量等内容，实施批准文号管理的中药饮片还应当记录批准文号。验收不合格的还应当注明不合格事项及处置措施。

（4）药品批发、零售企业对实行电子监管码药品的要求　对实施电子监管的药品，企业应当按规定进行药品电子监管码扫码，并及时将数据上传至中国药品电子监管网系统平台。企业对未按规定加印或者加贴中国药品电子监管码，或者监管码的印刷不符合规定要求的，应当拒收。监管码信息与药品包装信息不符的，应当及时向供货单位查询，未得到确认之前不得入库，必要时向当地药品监督管理部门报告。企业按规定进行药品直调的，可委托购货单位进行药品验收。购货单位应当严格按照本规范的要求验收药品和进行药品电子监管码的扫码与数据上传，并建立专门的直调药品验收记录。验收当日应当将验收记录相关信息传递给直调企业。

2. GSP 对"存"的规定　在药品经营质量管理规范中，药品的"存"，即指药品的储存、陈列、养护，本环节是经营企业中的关键环节，通过合法渠道，采购了合格的药品，在储存过程中要保证药品的质量不发生变化，保持原有的性状，这就需要对储存的场地、环境等进行严格管理。在储存过程中还要做好养护工作，在零售环节做好药品的陈列摆放，以及近效期药品的处理、拆零药品的管理等。

（1）**药品批发、零售企业对储存、陈列的要求**　药品批发企业应按规定的温度、湿度储存药品，储存药品相对湿度为 35%～75%。在人工作业的库房储存药品，按质量状态实行色标管理：合格药品为绿色，不合格药品为红色，待确定药品为黄色。储存药品应当按照要求采取避光、遮光、通风、防潮、防虫、防鼠等措施。药品按批号堆码，不同批号的药品不得混垛，垛间距不小于 5 厘米，与库房内墙、顶、温度调控设备及管道等设施间距不小于30厘米，与地面间距不小于10厘米。药品与非药品、外用药与其他药品分开存放，中药材和中药饮片分库存放；特殊管理的药品应当按照国家有关规定储存。药品储存作业区内不得存放与储存管理无关的物品。未经批准的人员不得进入储存作业区，储存作业区内的人员不得有影响药品质量和安全的行为。

药品零售企业按规范陈列与储存药品，企业应当定期进行卫生检查，保持环境整洁。存放、陈列药品的设备应当保持清洁卫生，不得放置与销售活动无关的物品，并采取防虫、防鼠等措施，防止污染药品。药品的陈列应当符合以下要求：按剂型、用途以及储存要求分类陈列，并设置醒目标志，类别标签字迹清晰、放置准确；药品放置于货架（柜），摆放整齐有序，避免阳光直射；处方药、非处方药分区陈列，并有处方药、非处方药专用标识；处方药不得采用开架自选的方式陈列和销售；外用药与其他药品分开摆放；拆零销售的药品集中存放于拆零专柜或者专区；第二类精神药品、毒性中药品种和罂粟壳不得陈列；冷藏药品放置在冷藏设备中，按规定对温度进行监测和记录，并保证存放温度符合要求；中药饮片柜斗谱的书写应当正名正字；装斗前应当复核，防止错斗、串斗；应当定期清斗，防止饮片生虫、发霉、变质；不同批号的饮片装斗前应当清斗并记录；经营非药品应当设置专区，与药品区域明显隔离，并有醒目标志。

（2）药品批发、零售企业对药品养护的要求 养护人员应当根据库房条件、外部环境、药品质量特性等对药品进行养护，主要内容是：指导和督促储存人员对药品进行合理储存与作业；检查并改善储存条件、防护措施、卫生环境；对库房温湿度进行有效监测、调控；按照养护计划对库存药品的外观、包装等质量状况进行检查，并建立养护记录；对储存条件有特殊要求的或者有效期较短的品种应当进行重点养护；发现有问题的药品应当及时在计算机系统中锁定和记录，并通知质量管理部门处理；对中药材和中药饮片应当按其特性采取有效方法进行养护并记录，所采取的养护方法不得对药品造成污染；定期汇总、分析养护信息。

（3）药品批发、零售企业对药品有效期及仓库盘存的要求 药品批发企业应采用计算机系统对库存药品的有效期进行自动跟踪和控制，采取近效期预警及超过有效期自动锁定等措施，防止过期药品销售。对库存药品定期盘点，做到账、货相符。

药品零售企业定期对陈列、存放的药品进行检查，重点检查拆零药品和易变质、近效期、摆放时间较长的药品以及中药饮片。发现有质量疑问的药品应当及时撤柜，停止销售，由质量管理人员确认和处理，并保留相关记录。对药品的有效期进行跟踪管理，防止近效期药品售出后可能发生的过期使用。

（4）药品批发、零售企业对质量可疑药品紧急处理措施 对质量可疑的药品应当立即采取停售措施，并在计算机系统中锁定，同时报告质量管理部门确认。对存在质量问题的药品应当采取以下措施：存放于标志明显的专用场所，并有效隔离，不得销售；怀疑为假药的，及时报告药品监督管理部门；属于特殊管理的药品，按照国家有关规定处理；不合格药品的处理过程应当有完整的手续和记录；对不合格药品应当查明并分析原因，及时采取预防措施。

3. GSP对"销"的规定 在药品经营质量管理规范中，药品的"销"，即指药品的出库、销售管理、售后管理，本环节是在零售经营企业中的最后环节，也是企业盈利的过程，也是直接出现交易的环节，按照 GSP 的要求，企业应在销售过程中做好销货记录，开具销售凭证，按照处方药与非处方药的分类管理办法的要求销售药品，做好售后服务。

（1）药品批发、零售企业对销售、出库管理　药品批发企业应当将药品销售给合法的购货单位，并对购货单位的证明文件、采购人员及提货人员的身份证明进行核实，保证药品销售流向真实、合法。企业销售药品，应当如实开具发票，做到票、账、货、款一致。企业应当做好药品销售记录。中药材销售记录应当包括品名、规格、产地、购货单位、销售数量、单价、金额、销售日期等内容；中药饮片销售记录应当包括品名、规格、批号、产地、生产厂商、购货单位、销售数量、单价、金额、销售日期等内容。销售特殊管理的药品以及国家有专门管理要求的药品，应当严格按照国家有关规定执行。特殊管理的药品出库应当按照有关规定进行复核。

药品批发企业出库时应当对照销售记录进行复核。发现以下情况不得出库，并报告质量管理部门处理：药品包装出现破损、污染、封口不牢、衬垫不实、封条损坏等问题；包装内有异常响动或者液体渗漏；标签脱落、字迹模糊不清或者标识内容与实物不符；药品已超过有效期；其他异常情况的药品。

冷藏、冷冻药品的装箱、装车等项作业，应当由专人负责并符合以下要求：车载冷藏箱或者保温箱在使用前应当达到相应的温度要求；应当在冷藏环境下完成冷藏、冷冻药品的装箱、封箱工作；装车前应当检查冷藏车辆的启动、运行状态，达到规定温度后方可装车；启运时应当做好运输记录，内容包括运输工具和启运时间等。

药品拼箱发货的代用包装箱应当有醒目的拼箱标志。药品出库时，应当附加盖企业药品出库专用章原印章的随货同行单（票）。对实施电子监管的药品，应当在出库时进行扫码和数据上传。

零售企业营业人员应当佩戴有照片、姓名、岗位等内容的工作牌，是执业药师和药学技术人员的，工作牌还应当标明执业资格或者药学专业技术职称。在岗执业的执业药师应当挂牌明示。

药品零售企业的药品广告宣传应当严格执行国家有关广告管理的规定。非本企业在职人员不得在营业场所内从事药品销售相关活动。对实施电子监管的药品，在售出时，应当进行扫码和数据上传。

（2）药品批发、零售企业对售后管理　药品批发企业应对售后进行规范管理，加强对退货的管理，保证退货环节药品的质量和安全，防止混入假冒药品。按照质量管理制度的要求，制定投诉管理操作规程，内容包括投诉渠道及方式、档案记录、调查与评估、处理措施、反馈和事后跟踪等。配备专职或者兼职人员负责售后投诉管理，对投诉的质量问题查明原因，采取有效措施及时处理和反馈，并做好记录，必要时应当通知供货单位及药品生产企业。并及时将投诉及处理结果等信息记入档案，以便查询和跟踪。若企业发现已售出药品有严重质量问题，应当立即通知购货单位停售、追回并做好记录，同时向药品监督管理部门报告。药品批发企业应当协助药品生产企业履行召回义务，按照召回计划的要求及时传达、反馈药品召回信息，控制和收回存在安全隐患的药品，并建立药品召回记录。企业质量管理部门配备的专职或者兼职人员，按照国家有关规定承担药品不良反应监测和报告工作。

药品零售企业应当在营业场所公布药品监督管理部门的监督电话，设置顾客意见簿，及时处理顾客对药品质量的投诉。发现已售出药品有严重质量问题，应当及时采取措施追回药品并做好记录，同时向药品监督管理部门报告。协助药品生产企业履行召回义务，控制和收回存在安全隐患的药品，并建立药品召回记录。企业应当按照国家有关药品不良反应报告制度的规定，收集、报告药品不良反应信息。除药品质量原因外，药品一经售出，不得退换。

4. GSP 对"运"的规定　在药品经营质量管理规范中，药品的"运"，即指药品批发企业的运输与配送，本环节是在批发企业中的最后环节，按照 GSP 的要求，企业在运输过程中要严格遵守运输操作规程，按药品的储存条件要求，需要进行冷藏运输的，必须使用冷藏车运输，企业委托运输药品应当与承运方签订运输协议，并明确药品质量责任、遵守运输操作规程和在途时限等。

（1）药品批发对运输的要求　企业应当按照质量管理制度的要求，严格执行运输操作规程，并采取有效措施保证运输过程中的药品质量与安全。运输药品，应当根据药品的包装、质量特性并针对车况、道路、天气等因素，选用适宜的运输工具，采取相应措施防止出现破损、污染等问题。发运药品时，应当检查运输工具，发现运输条件不符合规定的，不得发运。运输药品过程中，运载工具应当保持密闭。企业应当严格按照外包装标示的要求搬运、装卸药品。企业应当根据药品的温度控制要求，在运输过程中采取必要的保温或者冷藏、冷冻措施。运输过程中，药品不得直接接触冰袋、冰排等蓄冷剂，防止对药品质量造成影响。在冷藏、冷冻药品运输途中，应当实时监测并记录冷藏车、冷藏箱或者保温箱内的温度数据。企业应当制定冷藏、冷冻药品运输应急预案，对运输途中可能发生的设备故障、异常天气影响、交通拥堵等突发事件，能够采取相应的应对措施。

（2）药品批发对配送的要求　企业委托其他单位运输药品的，应当对承运方运输药品的质量保障能力进行审计，索取运输车辆的相关资料，符合本规范运输设施设备条件和要求的方可委托。企业委托运输药品应当与承运方签订运输协议，明确药品质量责任、遵守运输操作规程和在途时限等内容。企业委托运输药品应当有记录，实现运输过程的质量追溯。记录至少包括发货时间、发货地址、收货单位、收货地址、货单号、药品件数、运输方式、委托经办人、承运单位，采用车辆运输的还应当载明车牌号，并留存驾驶人员的驾驶证复印件。记录应当至少保存 5 年。已装车的药品应当及时发运并尽快送达。委托运输的，企业应当要求并监督承运方严格履行委托运输协议，防止因在途时间过长影响药品质量。

企业应当采取运输安全管理措施，防止在运输过程中发生药品盗抢、遗失、调换等事故。特殊管理的药品的运输应当符合国家有关规定。

（二）对硬件、软件、人员的规定

以管理为主线，GSP 的内容包括硬件、软件、人员几部分。

1. GSP 对"硬件"的规定　《药品管理法》规定，药品经营企业必须具有与所经营药品相适应的经营场所、设备、仓储设施、卫生环境，即药品经营企业的硬件条件。全面推行计算机信息化管理，着重规定计算机管理的设施、网络环境、数据库及应用软件功能要求；明确规定企业应对药品仓库采用温湿度自动监测系统，并实行 24 小时持续实时监测。

（1）**药品批发、零售企业对设施与设备的要求** 企业应当具有与其药品经营范围、经营规模相适应的经营场所和库房。药品储存作业区、辅助作业区应当与办公区和生活区分开一定距离或者有隔离措施。经营中药材、中药饮片的，应当有专用的库房和养护工作场所，直接收购地产中药材的应当设置中药样品室（柜）。

运输冷藏、冷冻药品的冷藏车及车载冷藏箱、保温箱应当符合药品运输过程中对温度控制的要求。冷藏车具有自动调控温度、显示温度、存储和读取温度监测数据的功能；冷藏箱及保温箱具有外部显示和采集箱体内温度数据的功能。

经营特殊管理的药品应当有符合国家规定的储存设施。企业应当按照国家有关规定，对计量器具、温湿度监测设备等定期进行校准或者检定。

（2）**药品批发对校准与验证的要求** 企业应当按照国家有关规定，对计量器具、温湿度监测设备等定期进行校准或者检定。企业应当对冷库、储运温湿度监测系统以及冷藏运输等设施设备进行使用前验证、定期验证及停用时间超过规定时限的验证。企业应当根据相关验证管理制度，形成验证控制文件，包括验证方案、报告、评价、偏差处理和预防措施等。验证应当按照预先确定和批准的方案实施，验证报告应当经过审核和批准，验证文件应当存档。企业应当根据验证确定的参数及条件，正确、合理使用相关设施设备。

（3）**药品批发对计算机系统的要求** 企业应当建立能够符合经营全过程管理及质量控制要求的计算机系统，实现药品质量可追溯，并满足药品电子监管的实施条件。各类数据的录入、修改、保存等操作应当符合授权范围、操作规程和管理制度的要求，保证数据原始、真实、准确、安全和可追溯。计算机系统运行中涉及企业经营和管理的数据应当采用安全、可靠的方式储存并按日备份，备份数据应当存放在安全场所，记录类数据的保存时限应当符合本规范第四十二条的要求。

企业计算机系统应当符合以下要求：有支持系统正常运行的服务器和终端机；有安全、稳定的网络环境，有固定接入互联网的方式和安全可靠的信息平台；有实现部门之间、岗位之间信息传输和数据共享的局域网；有药品经营业务票据生成、打印和管理功能；有符合本规范要求及企业管理实际需要的应用软件和相关数据库。企业应当建立能够符合经营和质量管理要求的计算机系统，并满足药品电子监管的实施条件。

2. GSP对"软件"的规定 《药品管理法》规定，具有保证所经营药品质量的规章制度，文件系统包括质量管理制度、部门及岗位职责、操作规程、档案、报告、记录和凭证等，这是药品经营企业的软件条件。这是保证整个经营过程中有法可依、有档可查、产品可追溯。GSP明确要求企业建立质量管理体系，设立质量管理部门或者配备质量管理人员，并对质量管理制度、操作规程、记录及凭证、档案及报告等一系列质量管理体系文件提出详细要求。

（1）**药品批发和零售企业对质量管理体系与职责的管理要求** 药品批发和零售企业应当依据有关法律法规及本规范的要求建立质量管理体系，确定质量方针，制定质量管理体系文件，开展质量策划、质量控制、质量保证、质量改进和质量风险管理等活动。对内审的情况进行分析，依据分析结论制定相应的质量管理体系改进措施，不断提高质量控制水平，保证质量管理体系持续有效运行。采用前瞻或者回顾的方式，对药品流通过程中的质量风险进行评估、控制、沟通和审核。对药品供货单位、购货单位的质量管理体系进行评价，确认其质量保证能力和质量信誉，必要时进行实地考察。企业全员参与质量管理。各部门、岗位人员应当正确理解并履行职责，承担相应质量责任。

（2）药品批发和零售企业对质量管理体系文件的管理要求　药品批发和零售企业制定质量管理体系文件应当符合企业实际。文件包括质量管理制度、部门及岗位职责、操作规程、档案、报告、记录和凭证等，并对质量管理文件定期审核、及时修订。

药品批发和零售企业通过计算机系统记录数据时，有关人员应当按照操作规程，通过授权及密码登录后方可进行数据的录入或者复核；数据的更改应当经质量管理部门审核并在其监督下进行，更改过程应当留有记录。书面记录及凭证应当及时填写，并做到字迹清晰，不得随意涂改，不得撕毁。更改记录的，应当注明理由、日期并签名，保持原有信息清晰可辨。记录及凭证应当至少保存 5 年。疫苗、特殊管理的药品的记录及凭证按相关规定保存。

3. GSP 对"人员"的规定　药品经营企业应结合自身的经营规模、经营方式设置相适应的部门，设置相关岗位，以保证企业的高速、高效、正常运行。人员是企业运行的根本，在药品经营企业中，不同的岗位从事不同的工作，对人员的要求也不一样。GSP 提高了企业负责人、质量负责人、质量管理部门负责人以及质管、验收等岗位人员的资质要求。

药品批发的企业负责人应当具有大学专科以上学历或者中级以上专业技术职称，经过基本的药学专业知识培训，熟悉有关药品管理的法律法规及本规范。企业质量负责人应当具有大学本科以上学历、执业药师资格和 3 年以上药品经营质量管理工作经历。从事质量管理工作的，应当具有药学中专或者医学、生物、化学等相关专业大学专科以上学历或者具有药学初级以上专业技术职称；从事验收、养护工作的，应当具有药学或者医学、生物、化学等相关专业中专以上学历或者具有药学初级以上专业技术职称；从事中药材、中药饮片验收工作的，应当具有中药学专业中专以上学历或者具有中药学中级以上专业技术职称；从事中药材、中药饮片养护工作的，应当具有中药学专业中专以上学历或者具有中药学初级以上专业技术职称；直接收购地产中药材的，验收人员应当具有中药学中级以上专业技术职称。经营疫苗的企业还应当配备 2 名以上专业技术人员专门负责疫苗质量管理和验收工作，专业技术人员应当具有预防医学、药学、微生物学或者医学等专业本科以上学历及中级以上专业技术职称，并有 3 年以上从事疫苗管理或者技术工作经历。从事采购工作的人员应当具有药学或者医学、生物、化学等相关专业中专以上学历，从事销售、储存等工作的人员应当具有高中以上文化程度。从事质量管理、验收工作的人员应当在职在岗，不得兼职其他业务工作。

药品零售的企业法定代表人或者企业负责人应当具备执业药师资格，并按照国家有关规定配备执业药师，负责处方审核，指导合理用药。从事中药饮片质量管理、验收、采购人员应当具有中药学中专以上学历或者具有中药学专业初级以上专业技术职称。营业员应当具有高中以上文化程度或者符合省级药品监督管理部门规定的条件。中药饮片调剂人员应当具有中药学中专以上学历或者具备中药调剂员资格。

药品批发和零售企业各岗位人员应当接受相关法律法规及药品专业知识与技能的

岗前培训和继续培训，按照培训管理制度制定年度培训计划并开展培训，使相关人员能正确理解并履行职责。培训工作应当做好记录并建立档案。

从事特殊管理的药品和冷藏冷冻药品的储存、运输等工作的人员，应当接受相关法律法规和专业知识培训并经考核合格后方可上岗。企业应当对直接接触药品岗位的人员进行岗前及年度健康检查，并建立健康档案。患有传染病或者其他可能污染药品的疾病的，不得从事直接接触药品的工作。

三、GSP 认证管理

GSP 认证是药品监督管理部门依法对药品经营企业经营质量管理进行监督检查的一种手段，是对药品经营企业实施 GSP 的情况进行检查、评价并决定是否发给认证证书的监督管理过程。在我国，GSP 认证工作已成为药品经营企业取得准入资格的一个标准。为加强药品经营质量管理，规范 GSP 认证工作，根据《药品管理法》及国家有关规定，原 SDA 于 2000 年 11 月 16 日颁布了《GSP 认证管理方法（试行）》。在规范我国 GSP 认证工作中起到了十分重要的作用。但是随着 GSP 认证工作的深入开展，尤其是 2002 年《药品管理法实施条例》的颁布实施，《GSP 认证管理办法》（试行）亟待加以修订，以适应新环境下的 GSP 认证工作。为此，原 SFDA 于 2003 年 04 月 24 日颁布了《GSP 认证管理办法》。

（一）GSP 认证组织机构及认证检查员

1. GSP 认证组织机构　CFDA 药品认证管理中心负责制定和修订 GSP 及其实施办法，并负责对各省级 GSP 认证机构进行技术指导。省级药品监督管理部门负责组织实施本地区药品经营企业的 GSP 认证实施工作，并按规定设置 GSP 认证机构，建立 GSP 认证检查员库，制定适应本地区认证管理需要的规章制度和工作程序。

2. GSP 认证检查员

（1）GSP 认证检查员是在 GSP 认证工作中专职或兼职从事认证现场检查的人员。

（2）GSP 认证检查员应该具有大专以上学历或中级以上专业技术职称，并从事 5 年以上药品监督管理工作或者药品经营质量管理工作。

（3）省、自治区、直辖市药品监督管理部门负责选派本地区符合条件的人员，参加由国家食品药品监督管理局组织的培训和考试。考试合格的可列入本地区认证检查员库。

（4）国家食品药品监督管理局根据认证工作的要求，对 GSP 认证检查员进行继续教育。省、自治区、直辖市药品监督管理部门对列入本地区认证检查员库的检查员进行管理，建立检查员个人档案和定期进行考评。

（5）GSP 认证检查员在认证检查中应严格遵守国家法律和 GSP 认证工作的规章制度，公正、廉洁地从事认证检查的各项活动。GSP 认证检查员如违反以上规定，省、自治区、直辖市药品监督管理部门应将其撤出认证检查员库，违规情节严重的，不得再次列入认证检查员库。

（二）GSP 认证实施

1. GSP 认证申请与受理　申请 GSP 认证应为具备合法资质的药品经营企业，即依法取得了《药品经营许可证》和《营业执照》或《企业法人营业执照》，并正常经营的企业。

（1）认证企业范围　申请 GSP 认证的药品经营企业，首先应在本企业内部进行严格的 GSP 内部审评，应基本符合 GSP 及其实施细则的条件和要求，同时应是具备以下情形之一的药品经营单位：①具备企业法人资格的药品经营企业；②具备专营药品的企业法人下属的药品经营企业；③不具有企业法人资格且无上级主管单位承担质量管理责任的药品经营实体。

根据《药品管理法实施条例》的规定，新开办药品批发企业和药品零售企业，应当自取得《药品经营许可证》之日起 30 日内，向发给其《药品经营许可证》的药品监督管理部门提出 GSP 认证申请，发证部门自收到申请之日起 7 个工作日内将申请移送负责组织认证工作的省级药品监督管理部门，并从收到申请之日起 3 个月内，按照国家药品监督管理部门的规定组织认证，合格的发给认证证书。

申请认证的药品经营企业，应是依法正常开展药品经营活动的企业，在申请认证前 1 年内，企业无由于违规经营造成经销假、劣药品的问题。如提交认证申请的企业发生过此类问题但未说明或未如实说明的，一经发现或核实，将驳回申请，并在驳回申请后 12 个月内不受理其认证申请。

（2）GSP 认证申请　申请 GSP 认证的药品经营企业，必须填写《GSP 认证申请书》，同时依据《药品经营质量管理规范认证管理办法》的规定提交相应材料，报送所在地设区的市级药品监督管理部门或者省、自治区、直辖市药品监督管理部门直接设置的县级药品监督管理机构。

（3）GSP 认证受理　认证申请受理后，所在地设区的市级药品监督管理部门进行初审，初审合格的，市级药品监督管理部门将其认证申请书和资料移送省级药品监督管理部门，25 个工作日内完成审查。对同意受理的认证申请，省级药品监督管理部门通知市级药品监督管理部门和药品经营企业，同时将相关资料移送本地区设置的认证机构。

2. 现场检查　认证机构收到省、自治区、直辖市药品监督管理部门转送的企业认证申请书和资料之日起 15 个工作日内，对企业组织现场检查。并将现场检查通知书提前 3 日发至被检查企业，同时抄送省、自治区、直辖市药品监督管理部门和初审部门。

（1）现场检查准备　检查组依照《GSP 认证现场检查工作程序》、《GSP 现场检查评定标准》、《GSP 认证现场检查项目》实施现场检查。检查结果将作为评定和审核的主要依据。检查组由 3 名 GSP 检查员组成，实行组长负责制。另外认证机构组织现场检查时，可视需要由有关药品监督管理部门选派 1 名观察员协助工作。

（2）首次会议　首次会议主要内容包括：介绍检查组成员、说明有关事项、宣布检查纪律、被检查药品经营企业汇报情况、确认检查范围、落实检查日程、确定检查陪同人员等。药品经营企业指定的现场检查陪同人员，应全程参加认证现场检查工作，准确回答检查组提出的有关问题，积极组织提供各类备查资料。

（3）核现场和查资料

①检查的要求：检查组应严格按照现场检查方案进行检查；检查时，应按照《GSP 认证现场检查项目》规定的内容，准确、全面地查验药品经营企业相关情况。检查中对检查的项目应逐条记录。发现问题应认真核对，涉及实物的，均要求进行现场取证。

如发现实际情况与药品经营企业申报资料不符，检查组应向认证管理部门提出调整检查方案的意见。

②核实现场：主要是针对营业场所、库区环境、设施设备等硬件设施，以及工作过程、操作方法与程序文件的一致性进行核实，同时检查库房文件并抽查药品。

③查阅资料：主要是针对药品经营企业的管理文件、档案资料、证明文件（《药品经营许可证》、《营业执照》、学历资格认证书等）、原始记录等内容的查阅。

④面谈走访：主要是针对岗位人员，通过看、问、听等方法，了解药品经营企业真实的管理情况。

（4）综合评定

①情况汇总。检查组成员对所负责检查的项目进行情况汇总，提交检查员记录并提出综合评定意见。

②项目评定。检查组根据检查标准，对检查项目进行评定，并填写《药品经营质量管理规范认证检查评定表》。

③拟定现场检查报告。根据现场检查情况、综合评定意见及评定结果，由检查组成员提出意见，检查组组长拟定检查报告。

④通过检查报告。检查报告应经检查组成员全体通过，并在报告上签字。综合评定期间，被检查药品经营企业应回避。

（5）末次会议　检查组召开由检查组成员、参加现场检查工作的相关人员和被检查药品经营企业有关人员参加的末次会议，通报检查情况。对提出的不合格项目和需完善的项目，由检查组全体成员和被检查企业负责人签字，双方各执一份。企业对提出的不合格项目和需完善项目进行整改。

（6）异议的处理

①被检查药品经营企业对所通报情况如有异议，可提出意见或针对问题进行说明和解释。对有明显争议的问题，必要时可重新核对。

②如有不能达成共识的问题，检查组应做好记录，经检查组全体成员和被检查单位负责人签字，双方各执一份。

（7）检查情况报告

检查工作结束后，检查组应在 3 日内将检查报告、相关资料及有关异议的记录材料等装袋贴封，上报省级药品监督管理局认证管理部门。

3. 审批与发证　认证机构收到现场检查报告 10 个工作日内提出审核意见，送交省级药品监督管理部门审批。药品监督管理部门在收到审核意见之日起 15 个工作日内进行审查，作出认证是否合格或者限期整改的结论。

对通过认证现场检查的企业，药品监督管理部门在进行审查前应通过媒体（其中药品批发企业还应通过国家食品药品监督管理局政府网站）向社会公示。在审查的规定期间内，如果没有出现针对这一企业的投诉、举报等问题，药品监督管理部门即可根据审查结果作出认证合格结论，向企业颁发《GSP认证证书》。如果出现问题，药品监督管理部门必须在组织核查后，根据核查结果再作结论。

被要求限期整改的企业，应在接到通知的 3 个月内向药品监督管理部门和认证机构报送整改报告，提出复查申请。认证机构应在收到复查申请的 15 个工作日内组织复查。对超过规定期限未提出复查申请或经过复查仍未通过现场检查的不再给予复查，应确定为认证不合格。

GSP 认证的基本程序如图 7-1 所示。

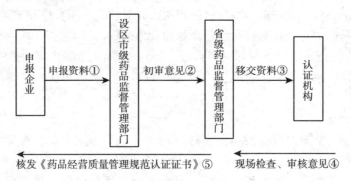

图 7-1　GSP 认证的基本程序

（三）GSP 认证监督检查

各级药品监督管理部门将定期对辖区内已认证合格企业进行监督检查，以确认认证合格的药品经营企业是否仍然符合标准。省级药品监督管理部门应在企业认证合格后 24 个月内，组织对其认证的药品经营企业进行一次跟踪检查。设区的市级药品监督管理机构或者省、自治区、直辖市药品监督管理部门直接设置的县级药品监督管理机构应结合日常监督管理工作，定期对辖区内认证合格企业进行一定比例的抽查，检查企业是否能按照《药品经营质量管理规范》的规定从事药品经营活动。

监督检查包括跟踪检查、日常抽查和专项检查三种形式。跟踪检查按照认证现场检查的方法和程序进行；日常抽查和专项检查应将结果记录在案。国家食品药品监督管理总局对各地的 GSP 认证工作进行监督检查，必要时可对企业进行实地检查。

认证合格的药品经营企业在认证证书有效期内，如果扩大了经营规模和经营范围，或在经营场所、经营条件等方面以及零售连锁门店数量上发生了变化，省级监督管理部门应对其进行专项检查。

《GSP 认证证书》有效期 5 年，有效期满前 3 个月内，由药品经营企业提出重新认证的申请。药品监督管理部门依照 GSP 的认证程序，对重新申请 GSP 认证的药品经营企业进行检查和复审。

经审查合格的药品经营企业将予以换发 GSP 证书；审查不合格的以及认证证书期满但未重新申请认证的，其认证证书由相关药品监督管理部门公告失效。对撤销认证证书以及认证证书过期失效的企业，如再次申请认证，需在撤销证书和证书失效之日 6 个月后方可提出。

第四节　处方药与非处方药分类管理制度

处方药与非处方药分类管理制度是国际通行的管理措施，它是由各个国家通过颁布法律或者法规将药品划分为处方药和非处方药，根据其特点、分门别类的进行管理的一种制度。

这项制度最早在英国实行，1951 年美国正式对药品分类管理进行了立法；1989 年，WHO 向成员国推荐这项制度，建议各国将这一管理制度作为药品立法议题。目前，各国都认识到实行药品分类管理对人们用药安全有效具有十分重要的作用，已有 100 多个国家和地区采用了这种管理制度。我国从 1995 年起，开始探索药品分类管理制度；1997 年 1 月《中共中央、国务院关于卫生改革与发展的决定》中提出："国家建立并完善处方药与非处方药分类管理制度"；1999 年开始药品分类管理试点工作，原国家药品监督管理局先后颁布《处方药与非处方药分类管理办法（试行）》、《处方药与非处方药流通管理暂行规定》；2001 年修订的《中华人民共和国药品管理法》第 37 条规定："国家对药品实行处方药与非处方药分类管理制度"。

实施处方药和非处方药分类管理制度是我国医药卫生事业改革与发展的一项重要决策。对我国药品监督管理，特别是在药品流通的监督管理以及医药卫生保健事业和医药产业都将产生深远的影响，也是促进药品监督管理与国际模式接轨的一项重要措施。

一、主管部门

国家药品监督管理部门负责处方药与非处方药分类管理办法的制定，负责非处方药目录的遴选、审批、发布和调整工作，并负责全国范围内药品分类管理制度的组织实施和监督管理。各级药品监督管理部门负责辖区内药品分类管理制度的组织实施和监督管理。

二、处方药与非处方药品种的遴选

1. 处方药 目前我国尚未正式遴选、公布国家处方药目录，但国家药品监督管理部门通过不同方式明确了在我国属于处方药的药品。

（1）采用公布停止在大众媒体发布广告的处方药 主要包括粉针剂类、大输液类、抗生素类的抗感染药物。

（2）采用规定药品零售企业不得销售或凭处方销售的方式明确的处方药 麻醉药品、放射性药品、一类精神药品、终止妊娠药品、蛋白同化制剂、肽类激素（胰岛素除外）、药品类易制毒化学品、疫苗（以上均为药品零售企业不得经营的处方药）；注射剂、医疗用毒性药品、二类精神药品、其他按兴奋剂管理的药品、精神障碍治疗药（抗精神病、抗焦虑、抗躁狂、抗抑郁药）、抗病毒药（逆转录酶抑制剂和蛋白酶抑制剂）、肿瘤治疗药、含麻醉药品的复方口服溶液和曲马多制剂、未列入非处方药目录的抗菌药和激素，以上均为在全国范围内凭处方销售的处方药。

2. 非处方药 我国目前主要是国家公布非处方药药品目录的方式进行管理的，国家药品监督管理部门负责非处方药的遴选、审批、发布和调整工作。非处方药遴选原则是"应用安全、疗效确切、质量稳定、使用方便"。1999 年至 2004 年，国家药品监督管理部门先后公布国家非处方药目录六批，被列入目录的有 4326 个品种，其中化学药品 920 个，中成药 3406 个。自 2004 年以后，我国开始实施非处方药注册和转换评价工作，建立处方药与非处方药动态监测机制。

三、处方药与非处方药的特点

1. 处方药的特点

（1）从品种而言　处方药的品种一般为国家管制药、监测期的新药、抗生素、激素、毒副作用大的药品。

（2）从适应证而言　处方药一般用于诊断专属性强、病情严重的疾病或者患者难以自我判断的疾病，如肿瘤、青光眼、消化道溃疡、精神病、糖尿病、肝病、肾病、前列腺病、免疫性疾病、心脑血管疾病、性传播疾病等的治疗药品。

（3）从使用方法而言　处方药一般都是患者自我使用不安全、不方便的剂型，如注射剂、大输液、粉针剂、埋植剂等。

2. 非处方药的特点

（1）从品种而言　非处方药的品种一般具有高度的安全性，药物无潜在毒性，不易引起蓄积中毒，不会引起药物依赖性，不在体内蓄积、不致诱导耐药性或抗药性。

（2）从适应证而言　非处方药的适应证是指那些患者能自我判断的疾病，药品疗效确切。

（3）从使用方法而言　非处方药都是患者使用方便的剂型，用药时不需要做特殊检查和试验，一般以口服、外用、吸入等剂型为主。

四、处方药与非处方药的包装和标识物管理

1. 专有标识　非处方药的包装必须印有国家指定的非处方药专有标识。非处方药专用标识图案为椭圆形背景下的"OTC"三个英文字母，其背景颜色分为红色和绿色两种，甲类非处方药为红底白字的图案，乙类非处方药为绿底白字的图案。单色印刷时，非处方药专有标识下方必须标示"甲类"或"乙类"字样。必须印有中文药品的一面（侧），其右上角是非处方药专有标识的固定位置。

处方药的包装上没有要求印有专有标识，凡是在药品包装上没有"OTC"专有标识的药品，都属于处方药，这也是最直观的识别处方药和非处方药的方法。

2. 警告语和忠告语　进入药品流通领域的处方药和非处方药，其相应的警示语或忠告语应由生产企业醒目地印制在药品包装或药品使用说明书上。相应的警示语或忠告语如下：处方药："凭医师处方销售、购买和使用！"非处方药："请仔细阅读药品使用说明书并按说明使用或在药师指导下购买和使用！"

3. 标签和说明书　处方药和非处方药的标签和说明书必须经国家药品监督管理部门批准，文字表述应当科学、规范、准确。非处方药标签和说明书除符合规定外，还应当使用容易理解的文字表述，以便患者自行判断、选择和使用。

五、处方药与非处方药的广告管理

处方药可以在国务院卫生行政部门和国务院药品监督管理部门共同指定的医学、药学专业刊物上进行广告宣传，但不得在大众传播媒介发布广告或者以其他方式进行以公众为对象的广告宣传。不得以赠送医学、药学专业刊物等形式向公众发布处方药的广告；处方药名称与该药品的商标、生产企业字号相同的，不得使用该商标、企业

字号在医学、药学专业刊物以外的媒介变相发布广告；不得以处方药名称或者以处方药名称注册的商标以及企业字号为各种活动冠名。处方药的广告忠告语是："本广告仅供医学药学专业人士阅读"。

非处方药经过批准，可以在大众媒体进行广告宣传。非处方药广告的忠告语是："请按药品说明书或在药师指导下购买和使用"。

六、处方药与非处方药的使用管理

处方药必须凭执业医师或执业助理医师处方销售、购买和使用；非处方药可不凭医师处方销售、购买和使用，但病患者可以要求在执业药师或药师的指导下进行购买和使用。

处方药不得采用开架自选销售方式，非处方药可以；药品生产、经营企业、医疗机构不得采用邮售、互联网交易等方式直接向公众销售处方药，非处方药可以。

七、处方药和非处方药的经营

根据药品的安全性，非处方药分为甲、乙两类。

生产、经营处方药和非处方药的批发企业和经营处方药、甲类非处方药的零售企业必须具有《药品经营企业许可证》。

经营处方药和甲类非处方药的药品零售企业，必须配备执业药师或其他依法经资格认定的药学技术人员；《药品经营企业许可证》和执业药师证书应悬挂在醒目、易见的地方；执业药师应佩戴标明其姓名、技术职称等内容的胸卡；执业药师或者其他依法经资格认定的药学技术人员不在岗时，应当挂牌告知，并停止销售处方药和甲类非处方药。

药品生产、经营企业不得以搭售、买药品赠药品、买商品赠药品等方式向公众赠送处方药或者甲类非处方药。

乙类非处方药可以在零售药店销售，也可以在经省级药品监督管理部门或其授权的药品监督管理部门批准的其他商业企业（如超市、宾馆）零售。

零售乙类非处方药的商业企业必须配备专职的具有高中以上文化程度，经专业培训后，由省级药品监督管理部门或其授权的药品监督管理部门考核合格并取得上岗证的人员。

第五节　药品电子商务和现代物流

一、药品电子商务

（一）电子商务

电子商务（Electronic Commerce，简称 EC）是指各种具有商业活动能力的实体（生产企业、商贸企业、金融机构、政府机构、个人消费者等）利用网络和先进的数字化传媒技术进行的各项商业贸易活动。主要强调两点：一是活动要有商业背景，二是网络化和数字化。其实，早在 1997 年布鲁塞尔全球信息社会标准大会上已提出了一个关于电子商务的较严密完整的定义："电子商务是各参与方之间以电子方式而不是通过物理交换或直接理接触完成业务交易"。这里的电子方式包括电子数据交换（EDI）、电子支付手段、电子订货系统、电子邮件、传真、网络、电子公告系统、条码、图象处理、智能卡等。一次完整的商业贸易过程是复杂的。包括交易前的了解商情、询价、报价，发送定单、应答定单，应签定单，发送、接收送货通知、取货凭证、支付汇兑过程等。此外还有涉及行政过程的认证等行为，涉及了资金流、物流、信息流的流动。

（二）药品电子商务

药品电子商务是指药品生产者、经营者或使用者，通过信息网络系统以电子数据信息交换的方式进行并完成各种商务活动和相关的服务活动。随着电子商务的发展，网上药品交易势头发展迅猛，互联网药品交易是一个新生事物，是未来药品经营的发展方向。但是网络在为消费者提供便捷的同时，同时也要求企业必须加强药品购、销、存以及配送过程的质量管理，确保药品质量；加强企业管理，不利用互联网发布虚假药品广告。

1987 年 9 月 20 日，我国成功接入国际互联网，随着电子商务的快速发展，药品电子商务也逐渐发展壮大。原 SFDA 于 2004 年 7 月 8 日颁布实施了《互联网药品信息服务管理办法》，2005 年 9 月 29 日颁布了《互联网药品交易服务审批暂行规定》，并自 2005 年 12 月 1 日起施行，切实加强对互联网药品交易行为的监督管理。

（三）互联网药品交易服务审批暂行规定

互联网药品交易服务，是指通过互联网提供药品（包括医疗器械、直接接触药品的包装材料和容器）交易服务的电子商务活动。

1. 互联网药品交易服务的模式

（1）为药品生产企业、药品经营企业和医疗机构之间的互联网药品交易提供服务。此类型属于第三方交易服务平台。

（2）药品生产企业、药品批发企业通过自身网站与本企业成员之外的其他企业进行的互联网药品交易。本企业成员，是指企业集团成员或者提供互联网药品交易服务的药品生产企业、药品批发企业对其拥有全部股权或者控股权的企业法人。此类型属于 B2B 交易模式。

（3）药品连锁零售企业向个人消费者提供的互联网药品交易服务。此类型属于 B2C 交易模式。

2. 互联网药品交易服务企业的审批条件

（1）为药品生产企业、药品经营企业和医疗机构之间的互联网药品交易提供服务的企业，应当具备以下条件：

①依法设立的企业法人；

②提供互联网药品交易服务的网站已获得从事互联网药品信息服务的资格；

③拥有与开展业务相适应的场所、设施、设备，并具备自我管理和维护的能力；

④具有健全的网络与交易安全保障措施以及完整的管理制度；

⑤具有完整保存交易记录的能力、设施和设备；

⑥具备网上查询、生成订单、电子合同、网上支付等交易服务功能；

⑦具有保证上网交易资料和信息的合法性、真实性的完善的管理制度、设备与技

术措施；

⑧具有保证网络正常运营和日常维护的计算机专业技术人员，具有健全的企业内部管理机构和技术保障机构；

⑨具有药学或者相关专业本科学历，熟悉药品、医疗器械相关法规的专职专业人员组成的审核部门负责网上交易的审查工作。

为药品生产企业、药品经营企业和医疗机构之间的互联网药品交易提供服务的企业不得参与药品生产、经营；不得与行政机关、医疗机构和药品生产经营企业存在隶属关系、产权关系和其他经济利益关系。

（2）通过自身网站与本企业成员之外的其他企业进行互联网药品交易的药品生产企业和药品批发企业应当具备以下条件：

①提供互联网药品交易服务的网站已获得从事互联网药品信息服务的资格；

②具有与开展业务相适应的场所、设施、设备，并具备自我管理和维护的能力；

③具有健全的管理机构，具备网络与交易安全保障措施以及完整的管理制度；

④具有完整保存交易记录的设施、设备；

⑤具备网上查询、生成订单、电子合同等基本交易服务功能；

⑥具有保证网上交易的资料和信息的合法性、真实性的完善管理制度、设施、设备与技术措施。

（3）向个人消费者提供互联网药品交易服务的企业，应当具备以下条件：①依法设立的药品连锁零售企业；

②提供互联网药品交易服务的网站已获得从事互联网药品信息服务的资格；

③具有健全的网络与交易安全保障措施以及完整的管理制度；

④具有完整保存交易记录的能力、设施和设备；

⑤具备网上咨询、网上查询、生成定单、电子合同等基本交易服务功能；

⑥对上网交易的品种有完整的管理制度与措施；

⑦具有与上网交易的品种相适应的药品配送系统；

⑧具有执业药师负责网上实时咨询，并有保存完整咨询内容的设施、设备及相关管理制度；

⑨从事医疗器械交易服务，应当配备拥有医疗器械相关专业学历、熟悉医疗器械相关法规的专职专业人员。

（4）申请从事互联网药品交易服务的企业，填写国家食品药品监督管理局统一制发的《从事互联网药品交易服务申请表》向所在地省、自治区、直辖市（食品）药品监督管理部门提出申请，并提交以下材料：

①拟提供互联网药品交易服务的网站获准从事互联网药品信息服务的许可证复印件；

②业务发展计划及相关技术方案；

③保证交易用户与交易药品合法、真实、安全的管理措施；

④营业执照复印件；

⑤保障网络和交易安全的管理制度及措施；

⑥规定的专业技术人员的身份证明、学历证明复印件及简历；

⑦仪器设备汇总表；

⑧拟开展的基本业务流程说明及相关材料；

⑨企业法定代表人证明文件和企业各部门组织机构职能表。

3. 互联网药品交易服务企业的审批与监管 药品监督管理部门收到申请材料后，在5日内对申请材料进行形式审查。药品监督管理部门受理为药品生产企业、药品经营企业和医疗机构提供互联网药品交易服务的申请后，在10个工作日内向国家食品药品监督管理局报送相关申请材料。国家食品药品监督管理局按照有关规定对申请材料进行审核，并在20个工作日内作出同意或者不同意进行现场验收的决定，并书面通知申请人，同时抄送受理申请的药品监督管理部门。国家食品药品监督管理局同意进行现场验收的，在20个工作日内对申请人按验收标准组织进行现场验收。验收不合格的，书面通知申请人并说明理由，同时告知申请人享有依法申请行政复议或者提起行政诉讼的权利；验收合格的，国家食品药品监督管理局在10个工作日内向申请人核发并送达同意其从事互联网药品交易服务的互联网药品交易服务机构资格证书。

药品监督管理部门按照有关规定对通过自身网站与本企业成员之外的其他企业进行互联网药品交易服务的药品生产企业、药品批发企业和向个人消费者提供互联网药品交易服务的申请人提交的材料进行审批，并在20个工作日内作出同意或者不同意进行现场验收的决定，并书面通知申请人。药品监督管理部门同意进行现场验收的，应当在20个工作日内组织对申请人进行现场验收。验收不合格的，书面通知申请人并说明理由，同时告知申请人享有依法申请行政复议或者提起行政诉讼的权利；经验收合格的，省、自治区、直辖市（食品）药品监督管理部门应当在10个工作日内向申请人核发并送达同意其从事互联网药品交易服务的互联网药品交易服务机构资格证书。

向个人消费者提供互联网药品交易服务的企业只能在网上销售本企业经营的非处方药，不得向其他企业或者医疗机构销售药品。在互联网上进行药品交易的药品生产企业、药品经营企业和医疗机构必须通过经（食品）药品监督管理部门和电信业务主管部门审核同意的互联网药品交易服务企业进行交易。参与互联网药品交易的医疗机构只能购买药品，不得上网销售药品。

互联网药品交易服务机构资格证书有效期届满，需要继续提供互联网药品交易服务的，提供互联网药品交易服务的企业应当在有效期届满前6个月内，向原发证机关申请换发互联网药品交易服务机构资格证书。

案例 7−2

淘宝"金皇冠"卖家非法经营药品获刑三年

80后小伙张某在中专毕业后一直没找到称心的工作，数年前，以淘宝网为代表的网络购物风潮悄然兴起，颇有点小聪明的张某"嗅"到了商机，就于2005年在淘宝网注册了一家专营美容护理产品的小店，主要出售护肤、化妆类产品。由于张某起步较早，又经营得当，网店的生意一直不错，如今已升级为淘宝的"金冠"卖家。因销售规模扩大，张某在嘉定区嘉怡路专门租了一间房作为经营、存货的地点，还聘请了几个年轻人担任网店的客服。张某的生意是越做越红火，在巨大利润的诱惑下，他渐渐逾越了法律的界限。2009 年 9 月起，他在未取得《药品经营许可证》的情况下，通过不正当渠道采购乐敦、参天、狮王等知名品牌诸如眼药水等药品，通过淘宝网店对外出售，销售金额总计人民币 195 万余元。

2011 年 11 月 10 日，公安机关根据线索在张某的店内将其抓获，并当场查获各类品牌眼药水计 4000 余瓶，价值人民币 20 万余元。张某到案后如实供述了犯罪事实并检举揭发了他人的犯罪事实。

思考：张某的行为违反了什么规定？

二、现代物流

加快发展现代物流，对于我国应对经济全球化的形势，提高我国经济运行质量和效益，优化资源配置，改善投资环境，增强企业竞争力和促进先进生产力的发展具有重要意义。为进一步推进我国现代物流的发展，在全国范围内尽快形成物畅其流、快捷准时、经济合理、用户满意的社会化、专业化的现代物流服务体系，2004 年 8 月，经国务院批准，国家发展和改革委员会等九部门联合印发的《关于促进我国现代物流业发展的意见》强调：对促进现代物流发展，各地区、各部门要高度重视，努力探索，结合实际，制定相应的政策措施。原 SFDA 于 2005 年 4 月颁布实施了《关于加强药品监督管理促进药品现代物流发展的意见》，发展药品现代物流，是深化药品流通体制改革，促进药品经营企业规模化、规范化和进一步规范药品流通秩序的重要措施。对促进药品生产、经营企业的结构调整，提高药品生产、经营企业的管理水平和效益，将会起到积极的作用，同时也有助于提高我国的药品监管水平。

2005 年 6 月颁布了《第三方药品物流企业充实药品物流业务有关要求》，促进了药品现代物流的发展。药品第三方物流服务企业，接受药品生产、经营、使用单位的委托，采用现代化物流管理手段，为其提供符合 GSP 要求的药品验收、存储、养护、配送管理服务的活动。发展药品现代物流是药品流通发展的趋势，也是我国应对全球药品经济发展的重要举措。发展药品现代物流不但能够促使药品经营企业规模化、规范化，提高药品经营企业的管理水平和效益，同时也能够进一步规范药品流通秩序，提高我国的药品监管水平。

执业药师 考 点

药品经营企业的开办条件；药品批发企业和零售企业《药品经营许可证》的审批主体。药品经营企业许可证变更换发时间节点。药品经营企业各种记录的内容和保存年限。药品拆零销售的要求，拆零销售记录和包装记录的内容。冷藏、冷冻药品运输和企业委托运输药品的相关规定。药品经营批发和零售企业各岗位人员的资质和区别。处方药和非处方药的区别。甲乙类 OTC 的区别。

◢ 思考题 ◣

1. GSP 对药品经营过程质量管理有哪些规定？

2. GSP 对药品经营企业库房的规模及条件有何规定？

3. 根据相关法律法规的规定，试比较处方药与非处方药的区别。

4. 当前我国互联网药品交易状况如何及对监督管理的调整方向要求。

（王一硕、高　岩）

第八章 ▶ 医疗机构药事监督管理

要点导航

掌握：医疗机构的概念和类型；医疗机构药事的概念及内容；药品调剂的概念及要求、处方的组成、处方权限的规定、处方书写的规定、处方限量的规定、处方保管的规定；医疗机构制剂配制监督管理；抗菌药物临床应用管理。

熟悉：医疗机构药事管理组织的类型及药学技术人员管理；调剂工作的组织；对医疗机构购进药品的法律规定；医疗机构药品储存与保管的要求；医疗机构制剂注册管理、医疗机构制剂配制质量管理；

了解：药物临床应用管理的目标；药物临床应用管理的实施。

医疗机构是患者看病治病的重要场所，在医疗机构中，药品是医生、药师为患者治疗疾病的重要武器，医疗机构中有关药品的一切活动，如药品采购、调剂、处方也应遵守相关法律规定。为此，2011 年原卫生部、国家中医药管理局、总后勤部卫生在修订原《医疗机构药事管理暂行规定》的基础上，发布了《医疗机构药事管理规定》，对医疗机构药事管理工作进行了全面的规定。

第一节 概　述

一、医疗机构的概念和类型

医疗机构是以救死扶伤，防病治病，保护人们健康为宗旨，从事疾病诊断、治疗活动的社会组织。

根据国务院发布的《医疗机构管理条例》，开办医疗机构必须依照法定程序申请、审批、登记，领取《医疗机构执业许可证》。在执业过程中，医疗机构必须将《医疗机构执业许可证》、诊疗科目、诊疗时间和收费标准悬挂于明显处所，按照核准登记的诊疗科目开展诊疗活动。

国家扶持医疗机构的发展，鼓励多种形式兴办医疗机构。目前，我国医疗机构的类别主要有：①各类型医院；②妇幼保健院；③乡、镇卫生院；④门诊部；⑤疗养院；⑥诊所；⑦村卫生室；⑧急救中心（站）；⑨其他诊疗机构。

二、医疗机构药事的概念及内容

医疗机构药事泛指在以医院为代表的医疗机构中，一切与药品和药学服务有关的事物。涉及在医疗机构中，从药品的监督管理、采购供应、储存保管、调剂制剂、质量管理、临床应用到临床药学、药学情报服务和科研开发；从药剂科（药学部）内部的组织机构、人员配备、设施设备、规章制度到与外部的沟通联系、信息交流等一切与药品和药学服务有关事项。

医疗机构药事管理是指医疗机构内以服务病人为中心，以临床药学为基础，促进临床科学、合理用药的药学技术服务和相关的药品管理工作。总体来说，医疗机构药事管理的工作内容包含以下几个方面。

（一）药事组织管理

药事组织管理主要是设计医院药学部门的结构及其对人员进行管理，包括设计和建立药事组织结构、配制人员、确定岗位职责、对人员进行培养教育；沟通医院药学部门与各科室、各部门的关系；协调好药学技术人员与病人、医护人员、行政人员、后勤人员之间的关系。

（二）业务管理

医疗机构药事业务管理包括药品调剂管理、中西药物制剂管理、药库管理、药物质量控制管理、临床药物使用与管理、药物评价与促进合理用药管理、药学信息管理等。

（三）物资设备管理

医疗机构药事物资设备管理是指医疗机构对医疗过程中需要的药品、医用材料以及设备所进行的一系列采购、供应、管理等工作。

（四）技术管理

医疗机构药事技术管理包括药品技术标准管理，临床用药管理，药学部门相关技术操作规程的制订、执行、检查与改进等管理，科研活动和成果管理，业务技术培训与考核管理和药学信息与技术档案管理等。

（五）质量管理

医疗机构药事质量管理是指运用药品标准、质量管理规范、技术操作规程、药品质量监控等管理措施，对医疗机构药学部门所提供药品的质量和药学服务（含药学技术服务与非药学技术服务）质量实施管理。

（六）经济管理

经济管理是指了解药品在医疗市场中的规律性和特殊性及发展趋势，在确保药品质量和保证患者临床用药的前提下，保障社会效益和经济效益同步增长，开展药物经济学研究，制订合理的药物治疗方案。

（七）药物信息管理

药学部门要重视药品信息的收集，建立药学信息资料室，配备有关专业书籍、工具书、专业期刊、计算机及其软件、数据储存设备，进行计算机联网，建立药学信息资料检索系统，以便正确地向医护人员、患者提供药品信息，提供用药咨询服务，促进合理使用药品。

（八）药学研究工作

医疗机构应当结合临床和药物治疗需要，开展药学研究工作，提供必要的工作条件，制定相应管理制度，加强对药学研究工作的管理。

医疗机构药事管理具有专业性、实践性和服务性特点。专业性指医疗机构药事管理不同于一般行政管理工作，具有明显的药学专业特征；实践性指医疗机构药事管理是各种管理职能和方法在医疗机构药事活动中的实际运用；服务性突出了医疗机构药事管理的目的，即保障医疗机构药学服务工作的正常运行和不断发展，围绕医疗机构的总目标，高质高效地向病人和社会提供医疗卫生保健的综合服务。

第二节 医疗机构药事组织与人员管理

医疗机构药事工作是医疗工作的重要组成部分。医疗机构根据临床工作实际需要，应设立药事管理组织。

一、医疗机构药事管理组织

（一）药事管理与药物治疗学委员会与药物治疗学组

二级以上医院应当设立药事管理与药物治疗学委员会；其他医疗机构应当成立药事管理与药物治疗学组。二级以上医院药事管理与药物治疗学委员会委员由具有高级技术职务任职资格的药学、临床医学、护理和医院感染管理、医疗行政管理等人员组成。成立医疗机构药事管理与药物治疗学组的医疗机构由药学、医务、护理、医院感染、临床科室等部门负责人和具有药师、医师以上专业技术职务任职资格人员组成。医疗机构负责人任药事管理与药物治疗学委员会（组）主任委员，药学和医务部门负责人任药事管理与药物治疗学委员会（组）副主任委员。

药事管理与药物治疗学委员会（组）的职责有以下几方面。

（1）贯彻执行医疗卫生及药事管理等有关法律、法规、规章。审核制定本机构药事管理和药学工作规章制度，并监督实施；

（2）制定本机构药品处方集和基本用药供应目录；

（3）推动药物治疗相关临床诊疗指南和药物临床应用指导原则的制定与实施，监测、评估本机构药物使用情况，提出干预和改进措施，指导临床合理用药；

（4）分析、评估用药风险和药品不良反应、药品损害事件，并提供咨询与指导；

（5）建立药品遴选制度，审核本机构临床科室申请的新购入药品、调整药品品种或者供应企业和申报医院制剂等事宜；

（6）监督、指导麻醉药品、精神药品、医疗用毒性药品及放射性药品的临床使用与规范化管理；

（7）对医务人员进行有关药事管理法律法规、规章制度和合理用药知识教育培训；向公众宣传安全用药知识。

（二）医疗机构药学部

医疗机构应当根据本机构功能、任务、规模设置相应的药学部门，配备和提供与药学部门工作任务相适应的专业技术人员、设备和设施。三级医院设置药学部，并可根据实际情况设置二级科室；二级医院设置药剂科；其他医疗机构设置药房。药学部门具体负责药品管理、药学专业技术服务和药事管理工作，开展以病人为中心，以合理用药为核心的临床药学工作，组织药师参与临床药物治疗，提供药学专业技术服务。

二级以上医院药学部门负责人应当具有高等学校药学专业或者临床药学专业本科以上学历，及本专业高级技术职务任职资格；除诊所、卫生所、医务室、卫生保健所、卫生站以外的其他医疗机构药学部门负责人应当具有高等学校药学专业专科以上或者中等学校药学专业毕业学历，及药师以上专业技术职务任职资格。

由于医院的规模、性质和任务不同，医院药学部的任务也不完全一致。其基本任务包括：

（1）根据本院医疗和科研需要，按照《基本用药目录》采购药品，按时供应。

（2）及时准确地调配处方，按临床需要制备制剂及加工炮制中药材。

（3）加强药品质量管理，建立健全药品质量监督和检验制度，以保证临床用药安全有效。

（4）做好用药咨询，结合临床搞好合理用药、新药试验和药品疗效评价工作，收集药品不良反应，及时向卫生行政部门汇报并提出需要改进和淘汰品种意见。

（5）根据临床需要积极研究中、西药品的新制剂，运用新技术创制新制剂。

（6）承担医药院校学生实习、药学人员进修。

药学部/药剂科根据规模一般设置有：中、西药调剂、制剂（普通制剂和中药制剂）、中、西药库、药品检验、临床药学等专业室，并设室主任。

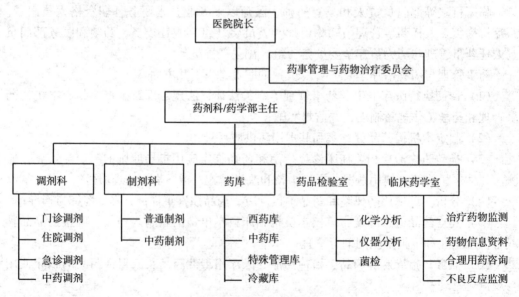

图 8-1　我国综合性医院药学部/药剂科组织结构图

二、医疗机构药学技术人员管理

《医疗机构药事管理规定》指出：医疗机构药学专业技术人员按照有关规定取得相应的药学专业技术职务任职资格。医疗机构药学专业技术人员不得少于本机构卫生专业技术人员的8%。建立静脉用药调配中心（室）的，医疗机构应当根据实际需要另行增加药学专业技术人员数量。医疗机构直接接触药品的药学人员，应当每年进行健康检查。患有传染病或者其他可能污染药品的疾病的，不得从事直接接触药品的工作。

《药品管理法》第二十二条规定，医疗机构必须配备依法经过资格认定的药学技术人员，非药学技术人员不得直接从事药剂技术工作。《处方管理办法》第二十九条规定：取得药学专业技术职务任职资格的人员方可从事处方调剂工作；第三十一条规定：具有药师以上专业技术职务任职资格的人员负责处方审核、评估、核对、发药以及安全用药指导；药士从事处方调配工作。

（一）人员的编制

目前我国各级医院药剂科的人员编制仍然依据的是国家原卫生部1978年颁布的《综合医院组织编制草案》，其中规定在综合医院，药剂人员应占全院医药卫生技术人员总数的8%。近年来，随着医院药学的发展，临床药学工作逐步开展，对药学技术人员的需求量增大，有关专家提议药剂人员应占全院卫生技术人员总数的10%，其中具有药师以技术职称的人员应占药剂人员的30%以上。

（二）人员的构成

《药品管理法》规定"医疗机构必须配备依法经过资格认定的药学技术人员。非药学技术人员不得直接从事药剂技术工作。"所以按照此规定，现阶段我国医疗机构药学部在处方调配和医疗机构制剂配制等重要岗位配备的人员必须是执业药师或者其他依法经资格认定的药学技术人员。据此，医疗机构药剂科（药学部）的人员分成行政管理人员、药学专业技术人员和辅助人员三个群体。药剂科各类人员都必须接受过必要的教育或培训，取得与所从事业务相应的资格。

1. 行政管理人员　主要指药剂科的正副主任、各专业科室的主管以及主任助理，全面负责药剂科的行政和业务技术管理工作，制定本院药学发展规划和各项管理制度并组织实施，对所属各业务科室进行检查、指导、监督、考核和必要的奖惩。

2. 药学专业技术人员　是指按照原卫生部《卫生技术人员职务试行条例》的规定，取得药学专业技术职务任职资格人员，包括主任药师、副主任药师、主管药师、药师、药士。这个群体是医院药学工作的主体，承担着药剂科各项关键性专业技术工作。

医院药学人员技术职称分类是卫生系列技术职称中的一个分支，即药剂人员的技术职称。药学专业技术资格分为初级资格（药剂士、药剂师）、中级资格（主管药师）和高级资格（副主任药师、主任药师）。医院药学专业技术职务任职资格实行考试制，根据人事部、原卫生部《关于加强卫生专业技术职务评聘工作的通知》，药学技术人员要通过考试取得相应的药学专业技术资格，中、初级专业技术资格实行以考代评和与执业准入制度并轨的考试制度，高级专业技术资格采取考试和评审结合的办法取得。

3. 辅助人员　药剂科通过合同方式聘用的非专业技术人员，如财会人员、制剂生产工人、勤杂人员等，在专业技术人员指导下完成各项具体操作。

第三节 调剂与处方管理

一、药品调剂

药品调剂，又称为处方调配，包括收方（包括从病人处接受医生的处方，从病房医护人员处接受处方或请领单）；检查处方；调配药剂及取出药品；核对处方与药剂、药品；发给病人（或病房护士）并进行交代和答复询问的全过程。

药品调剂工作是药学技术服务的重要组成部分。医疗机构的药学专业技术人员必须严格执行操作规程和医嘱、处方管理制度，认真审查和核对，确保发出药品的准确、无误。发出药品应注明患者姓名、用法、用量，并交代注意事项。对处方所列药品，不得擅自更改或者代用。对有配伍禁忌、超剂量的处方，药学专业技术人员应拒绝调配；必要时，经处方医师更正或者重新签字，方可调配。

（一）药品调剂的要求

1. 对调剂人员的资格要求 取得药学专业技术职务任职资格的人员方可从事处方调剂工作。未取得药学专业技术职务任职资格的人员不得从事处方调剂工作。药师在执业的医疗机构取得处方调剂资格。药师签名或者专用签章式样应当在本机构留样备查。具有药师以上专业技术职务任职资格的人员负责处方审核、评估、核对、发药以及安全用药指导；药士从事处方调配工作。

2. 对处方审查的要求 药剂科收到处方后应根据处方管理规定，对处方的前记、正文和医生签章等逐项加以审查，对不符合规定者要与处方医生联系；亦可使用一种"处方退改笺"，在其中说明需要更正和协商的内容，连同原处方同时交给病人，经医生修正后方可调配。重点要对处方正文仔细审查。处方审查的内容有：

（1）药品名称 药名正确是安全、有效给药的前提，一字之差即可铸成大错，为此要防止不应有的错误发生，如药品外文名近似、中文名类似、缩写词相近或自创药名的缩写等均易引起混淆而张冠李戴，英文药名近似仅差一、二个字母者有千余种之多，但药效大不相同，审查中不可不认真对待。勤查药典或词典等有时是很必要的。

（2）用药剂量 剂量过小不能达到应有的血药浓度以发挥疗效，剂量过大轻则引起不良反应，重则导致中毒。审查时要依据药典或药物学的常用量，不得超过极量。如因治疗上的需要而超量者，必须经过医生再次签字始可调配。特别注意儿童、老年人以及孕妇和哺乳期妇女用药剂量的酌减问题。

（3）用药方法 包括给药途径、间隔时间、注射速度等与药效的关系；并应考虑病人的病情及其肝、肾功能等情况。

（4）药物配伍变化 药物的体外配伍变化是药物在使用前，调制混合而发生的物理性或化学性变化，多半在外观上可以观察出。

（5）药物相互作用和不良反应 两种以上药物在体内有无治疗上的变化，亦即引起药物动力学和药效学变化而改变药理作用者。审查时要尽可能地预见到这种药物相互作用，因为可引起药效的增强、协同或拮抗、减弱作用，甚至发生副作用及毒性。调配时要特别注意，如有疑问应同执业医师商讨解决。如果在不同科室就诊时，则应审查同一病人的几张处方笺有无服药禁忌等问题。

目前有关药理学、药物学等参考书较多，另外采用电子计算机的药物咨询软件也有发展，审查处方时尽量利用核对，可提高准确性，切不可迷信自己的经验及记忆力。

3. 对配方的要求 审查处方合格后应及时调配，为达到配方准确无误，要注意以下方面。

（1）仔细阅读处方：用法用量是否与瓶签或药袋上书写的一致。

（2）有次序调配，防止杂乱无章：急诊处方随到随配；装置瓶等用后立即放回原处。

（3）严格遵守操作规程，称量准确，数片无误。

（4）仔细查对姓名、年龄、药名、含量及用法用量，应完全与处方要求一致；经两人复核无误签字后发出。

4. 对发药的要求 发药时呼叫患者姓名，确认无误后方可发给，同时详细交代服用方法及注意事项，例如"不得内服"、"用时摇匀"、"孕妇禁服"等；有些镇静、安定药、精神药品、抗过敏药等特别要说明服后不得驾驶车辆或机器等，以防危险。由于有些食物同药物会产生相互作用，饮酒（含醇饮料）等亦有影响，必要时要加解释。对病人的询问要耐心解答。

向科室发出的药品经查对无误后，按病区、科、室分别放于固定处盛药篮中；护士取药时应当面点清并签字；如为新药或有特殊用法亦应向护士交代清楚。

（二）调剂工作的组织及其工作方法

医院的调剂工作大体可分为门诊调剂（包括急诊调剂）和住院部调剂两大部分。

1. 门（急）诊调剂工作的组织及其工作方法 医院门诊调剂工作作业量大，活动高峰时间明显。急诊调剂经常需要应急作业，关键在于平时充分做好应付突发事件的准备，做到急救药品随时需要，随时供应。门（急）诊调剂工作应当根据医院门诊量和调配处方量，选择适宜的配方方法。实行窗口发药的配方方法有三种方式：

（1）**独立配方法** 各发药窗口的调剂人员从收方到发药均由一人完成。优点是节省人力，责任清楚。但对调剂人员要求较高，易发生差错。本配方发药方法适合小药房和急诊药房的调剂工作。

（2）**流水作业配方法** 收方发药由多个人协同完成，1人收方和审查处方，1~2人调配处方、取药，另设1人专门核对和发药。这种方法适用于大医院门诊调剂室以及候药病人比较多的情况。

（3）**结合法** 独立配方与分工协作相结合的方法，每个发药窗口配备2名调剂人员，1人负责收方、审查处方和核对发药，另外1人负责配方。这种配方方法吸收了上述两种方法的长处，配方效率高，差错少，人员占用较少，符合调剂工作规范化的要求，普遍适用于各类医院门诊调剂室。

2. 住院部调剂工作的组织及其工作方法 住院部与门诊调剂有所不同，既要准确无误，而且要考虑有利于提高患者的依从性。目前我国医院大多采用以下方式。

（1）**凭方发药制** 医生给住院病人分别开出处方，药疗护士凭处方到住院调剂室取药，调剂室依据处方逐件配发。优点是能使药师直接了解病人的用药情况，便于及时纠正临床用药不当的现象，促进合理用药。缺点是增加药剂人员和医生的工作量。

这种发药方式现在多用于麻醉药品、精神药品、毒性药品等少数的临时用药。

（2）病区小药柜制　病区使用药品请领单向住院调剂室领取协商规定数量的常用药品，存放在病区专设的小药柜内。每日医师查房后，治疗护士按医嘱取药发给病人服用。这种发药制度的优点是便于病人及时用药，减轻护士的工作量，有利于护理工作；同时也便于住院调剂室有计划地安排发药时间，减少忙乱现象。缺点是药师不易了解病人的用药情况，不便及时纠正。此外由于病区和科室分别都保存相当数量的药品，如果护士管理不善，而药师及护士长检查不严，容易造成积压、过期失效，甚至遗失和浪费，不利治疗。

（3）摆药制　根据病区治疗单或医嘱由药工人员或护士在药房（或病区药房）将药品摆入病人的服用杯（盒）内，经病区治疗护士核对后发给病人服用。通常在病区的适中位置设立病区药房（摆药室），亦可在药剂科内设立摆药室。摆药室的人员多由药剂士和护士组成。药品的请领、保管和账目由药师负责。摆药方式大致有三种：①摆药、查对均由药剂人员负责；②护士摆药，药剂人员核对；③护士摆药并相互核对。

摆药制的优点是便于药品管理，避免药品变质、失效和损失；能保证药剂质量和合理用药，减少差错，提高药疗水平；而且护士轮流参加摆药，不但提高药物知识水平，而且可了解药品供应情况，自觉执行有关规定，密切了医、药、护的关系。

急救药品多按基数贮备存放在病区专门的急救药柜或急救药推车上。药品消耗后凭处方领取，补足基数。

二、处方管理

处方是医生为预防和治疗疾病而给病人开写的取药凭证，是药师为病人调配和发放药品的依据，也是病人进行药物治疗和药品流向的原始记录。

处方具有一定的技术上、法律上及经济上的意义。处方的技术意义在于处方记录了医生对患者药物治疗方案的设计和对患者正确用药的指导，而且药剂人员调剂活动自始至终按照处方进行；处方的法律意义在于处方反映了医、药、护各方面在药物治疗活动中的法律权利与义务，并可作为追查医疗事故责任的原始证据；处方的经济意义在于它是患者药费支出的详细清单，是药品消耗及药品经济收入的结账凭据和原始依据，同时可以作为调剂部门统计特殊管理药品和贵重药品消耗的单据。

（一）处方标准

处方标准由国务院卫生行政部门统一规定，处方格式由省级卫生行政部门统一制定，处方由医疗机构按照规定的标准和格式印制。

1. 处方内容　①前记：包括医疗机构名称、费别、患者姓名、性别、年龄、门诊或住院病历号、科别或病区和床位号、临床诊断、开具日期等，可添列特殊要求的项目。麻醉药品和第一类精神药品处方还应当包括患者身份证号码，代办人姓名、身份证号码。②正文：以 Rp 或 R（拉丁文 Recipe "请取"的缩写）标示，分列药品名称、剂型、规格、数量、用法用量。③后记：医师签名或者加盖专用签章，药品金额以及审核、调配、核对、发药药师签名或者加盖专用签章。

2. 处方颜色　①普通处方的印刷用纸为白色。②急诊处方印刷用纸为淡黄色，右上角标注"急诊"。③儿科处方印刷用纸为淡绿色，右上角标注"儿科"。④麻醉药品和第一类精神药品处方印刷用纸为淡红色，右上角标注"麻、精一"。⑤第二类精神药品处方印刷用纸为白色，右上角标注"精二"。

（二）处方权限的规定

（1）凡医院的在职执业医师均有处方权；进修的执业医师和执业助理医师须经医务处或院领导审查同意后方有处方权；同时应将签字式样（和印章）送交药房备案。

（2）无处方权的进修、助理和实习医师须在执业医师的指导下开方，经审查同意后在处方上签章后生效。

（3）处方必须由执业医师亲自填写；不得先签好空白处方，再由他人临时填上药品及数量等；严禁任何人模仿执业医师签字。

（4）执业医师应凭医院统一印制并发给的处方笺开方。

（三）处方书写规定

（1）患者一般情况、临床诊断填写清晰、完整，并与病历记载相一致。

（2）每张处方限于一名患者的用药。

（3）字迹清楚，不得涂改；如需修改，应当在修改处签名并注明修改日期。

（4）药品名称应当使用规范的中文名称书写，没有中文名称的可以使用规范的英文名称书写；医疗机构或者医师、药师不得自行编制药品缩写名称或者使用代号；书写药品名称、剂量、规格、用法、用量要准确规范，药品用法可用规范的中文、英文、拉丁文或者缩写体书写，但不得使用"遵医嘱"、"自用"等含糊不清字句。

（5）患者年龄应当填写实足年龄，新生儿、婴幼儿写日、月龄，必要时要注明体重。

（6）西药和中成药可以分别开具处方，也可以开具一张处方，中药饮片应当单独开具处方。

（7）开具西药、中成药处方，每一种药品应当另起一行，每张处方不得超过 5 种药品。

（8）中药饮片处方的书写，一般应当按照"君、臣、佐、使"的顺序排列；调剂、煎煮的特殊要求注明在药品右上方，并加括号，如布包、先煎、后下等；对饮片的产地、炮制有特殊要求的，应当在药品名称之前写明。

（9）药品用法用量应当按照药品说明书规定的常规用法用量使用，特殊情况需要超剂量使用时，应当注明原因并再次签名。

（10）除特殊情况外，应当注明临床诊断。

（11）开具处方后的空白处划一斜线以示处方完毕。

（12）处方医师的签名式样和专用签章应当与院内药学部门留样备查的式样相一致，不得任意改动，否则应当重新登记留样备案。

（四）处方限量的规定

（1）处方一般不得超过 7 日用量；急诊处方一般不得超过 3 日用量；对于某些慢性病、老年病或特殊情况，处方用量可适当延长，但医师应当注明理由。

（2）为门（急）诊患者开具的麻醉药品注射剂，每张处方为一次常用量；控缓释制剂，每张处方不得超过 7 日常用量；其他剂型，每张处方不得超过 3 日常用量。

第一类精神药品注射剂，每张处方为一次常用量；控缓释制剂，每张处方不得超过 7 日常用量；其他剂型，每张处方不得超过 3 日常用量。哌醋甲酯用于治疗儿童多动症时，每张处方不得超过 15 日常用量。

第二类精神药品一般每张处方不得超过 7 日常用量；对于慢性病或某些特殊情况的患者，处方用量可以适当延长，医师应当注明理由。

为门（急）诊癌症疼痛患者和中、重度慢性疼痛患者开具的麻醉药品、第一类精神药品注射剂，每张处方不得超过 3 日常用量；控缓释制剂，每张处方不得超过 15 日常用量；其他剂型，每张处方不得超过 7 日常用量。

为住院患者开具的麻醉药品和第一类精神药品处方应当逐日开具，每张处方为 1 日常用量。对于需要特别加强管制的麻醉药品，盐酸二氢埃托啡处方为一次常用量，仅限于二级以上医院内使用；盐酸哌替啶处方为一次常用量，仅限于医疗机构内使用。

（五）处方保管的规定

（1）每日处方应按普通药及控制药品分类装订成册，并加封面，妥善保存，便于查阅。

（2）普通处方、急诊处方、儿科处方保存期限为 1 年，医疗用毒性药品、第二类精神药品处方保存期限为 2 年，麻醉药品和第一类精神药品处方保存期限为 3 年。

（3）处方签保存期满后，由药剂科报请院领导批准后登记并销毁。

（4）医师利用计算机开具、传递普通处方时，应当同时打印出纸质处方，其格式与手写处方一致；打印的纸质处方经签名或者加盖签章后有效。药师核发药品时，应当核对打印的纸质处方，无误后发给药品，并将打印的纸质处方与计算机传递处方同时收存备查。

知识拓展

随着信息技术的飞速发展，医疗机构的医疗模式也在发生快速变化，越来越多的医院实行了电子处方。

采用电子处方后，每位医师都配有一台电脑，只需将患者的医疗卡插入刷卡机，就可以在电脑里直接配药，药品的数量、价格一目了然。药房维护的药品信息能及时到达医师的电脑上，所以药品信息正确、及时，医师开方过程是在电脑上作选择的过程，药品的剂量、规格一般不会出错，处方的正确率比手工处方有明显提高。与手工处方相比，电子处方上的用法用量清晰，避免了对医师和药师手写用法的误认，提高了患者用药方法的正确率。当收费处收费完成，处方药品信息已经传递到药房，药房即可以先行配方，缩短了患者取药等候时间。药师根据正规、清晰的配药单配药，配方速度快。因为有打印的用法清单交给患者，省却了粘贴用法的时间，又可以加快一些配方速度。

实行电子处方后，药品的消耗可以随时查询、统计；将药剂人员的工号输入电脑，工作量情况可以一目了然；以往出现问题时就要查找手工处方，需要花费大量人力和时间，电子处方很好地解决了这个问题。这些在手工处方时代费时费力又难保证结果正确的统计，现在可以省时、方便、正确地完成。

第四节 医疗机构药品供应管理

医疗机构药学部门在日常的工作中，需要采购大量的药品，并且保证药品在有效期内的质量合格，所以监督管理部门对于医疗机构购进药品、验收药品、储存药品、保养药品有着严格的要求，目的就是为了使患者用上质量合格的药品。

一、医疗机构药品购进

（一）对医疗机构购进药品的法律规定

医疗机构应当根据《国家基本药物目录》、《处方管理办法》、《国家处方集》、《药品采购供应质量管理规范》等制订本机构《药品处方集》和《基本用药供应目录》，编制药品采购计划，按规定购入药品。医疗机构应当制订本机构药品采购工作流程；建立健全药品成本核算和账务管理制度；严格执行药品购入检查、验收制度；不得购入和使用不符合规定的药品。医疗机构临床使用的药品应当由药学部门统一采购供应。经药事管理与药物治疗学委员会（组）审核同意，核医学科可以购用、调剂本专业所需的放射性药品。其他科室或者部门不得从事药品的采购、调剂活动，不得在临床使用非药学部门采购供应的药品。

（二）医疗机构药品集中招标采购

1. 药品集中招标采购的概念 药品集中招标采购是指医疗机构采用联合采购方式购买药品和伴随服务的行为，采购方式包括公开集中招标采购和竞价采购。

公开集中招标采购是指医疗机构以招标公告的方式，向所有潜在投标人进行公开采购，操作流程上是根据招标人的主观评审、投标人资质的客观评价以及投标人的报价等综合因素确定成交品种的交易方式。

集中竞价采购是指医疗机构以网上竞价公告的方式，邀请不特定的医药企业，对拟采购的药品进行公开的动态竞争性报价，并直接通过价格竞争或其他客观评分确定成交品种的采购方式。

药品集中招标采购对于保证城镇职工基本医疗保险制度的顺利实施，从源头上治理医药购销中的不正之风，规范医疗机构药品购销工作，减轻社会医药费用负担具有重要意义。

我国药品招标采购的相关法律法规和政策包括《中华人民共和国招标投标法》，《关于印发医疗机构药品集中招标采购试点工作若干规定的通知》（2000年），《关于进一步做好医疗机构药品集中招标采购工作的通知》，《医疗机构药品集中招标采购工作规范（试行）》（2001年），《医疗机构药品集中招标采购监督管理暂行办法》，《医疗机构药品集中招标采购和集中议价采购文件范本（试行）》，《关于进一步规范医疗机构药品集中招标采购的若干规定》（2004年），《进一步规范医疗机构药品集中采购工作的意见》（2009年），《医疗机构药品集中采购工作规范》（2010年）等。

2. 药品招标管理

（1）药品招标采购管理机构 药品集中采购工作管理机构设在卫生行政部门，一般由卫生厅药政处负责。纠风、物价、医保、药监等相关部门可确定专人参加管理机构工作，其主要职责是制定规则、组织管理、监督检查。

（2）药品采购工作机构　药品集中采购工作机构原则上设在卫生行政部门，也可根据本地实际依托政府采购工作机构或医保部门负责，接受药品集中采购工作管理机构的领导，负责全省（区、市）药品集中采购工作的具体实施。其主要职责是具体操作、提供服务、维护平台。

（3）招标平台　药品集中采购平台是政府建立的非营利性药品集中采购、监督管理平台。政府拥有平台的所有权和使用权。采购平台要做到安全可靠、功能完善、数据齐全、监管严密。采购平台设置在药品集中采购工作机构内，不得单独设置。

（4）招标采购程序　药品集中采购主要按以下程序实施：制定药品集中采购实施细则和集中采购文件等，并公开征求意见；发布药品集中采购公告和集中采购文件；接受企业咨询，企业准备并提交相关资质证明文件，企业同时提供国家食品药品监督管理局为所申报药品赋予的编码；相关部门对企业递交的材料进行审核；公示审核结果，接受企业咨询和申诉，并及时回复；组织药品评价和遴选，确定入围企业及其产品；将集中采购结果报药品集中采购工作管理机构审核；对药品集中采购结果进行公示；受理企业申诉并及时处理；价格主管部门按照集中采购价格审核入围药品零售价格；公布入围品种、药品采购价格及零售价格；医疗机构确认纳入本单位药品购销合同的品种及采购数量；医疗机构与药品生产企业或受委托的药品经营企业签订药品购销合同并开展采购活动。

药品集中采购文件主要包括集中采购药品目录（范围）、药品评价办法、企业应当提交的资质证明文件、药品配送方法、网上药品采购与使用原则、药品质量要求、采购工作监督等内容。

药品集中采购的周期原则上不少于一年。对在采购期内新上市的产品，可建立增补或备案采购流程，具体由各省（区、市）药品集中采购管理部门确定。

二、医疗机构药品验收

医疗机构必须建立和执行进货验收制度，购进药品应当逐批验收，并建立真实、完整的药品验收记录。

医疗机构接受捐赠药品、从其他医疗机构调入急救药品也应当遵守前款规定。

药品验收记录应当包括药品通用名称、生产厂商、规格、剂型、批号、生产日期、有效期、批准文号、供货单位、数量、价格、购进日期、验收日期、验收结论等内容。

验收记录必须保存至超过药品有效期1年，但不得少于3年。

案例 8-1

某县药品监管局在日常监督检查中，发现辖区内 A 中心卫生院的三七伤药片质量可疑，遂送所属市药品检验机构检验，检验结论为"性状不符合规定（药片表面出现花斑），为不合格药品。"检验报告书按法定时间送达 A 中心卫生院，且在法定时间内该院对检验结果无异议，该局便立案调查。经查，A 中心卫生院三七伤药片是从 B 药品批发企业购进，数量为 300 瓶（整件）。且 A 中心卫生院提供的供货方《营业执照》、《税务登记证》、《药品经营许可证》、《GSP 认证证书》、"法人授权委托书"等相关证照的复印件，均可以证实该三七伤药片来源于合法的药品经营企业。从 A 中心卫生院药品保管清单和验收记录等证实，该三七伤药片已验收入库。但 300 瓶三七伤药片除抽检取样 6 瓶外，清单上记录余额为 294 瓶，清点库房实物与其相吻合，即还未发给药房使用。

思考：A 中心卫生院有哪些违反规定的行为。

三、医疗机构药品储存与保管

医疗机构应当有专用的场所和设施、设备储存药品。药品的存放应当符合药品说明书标明的条件。医疗机构需要在急诊室、病区护士站等场所临时存放药品的，应当配备符合药品存放条件的专柜。有特殊存放要求的，应当配备相应设备。

（一）药品的分类储存

为避免药品混淆或污染，也便于拿取药品，在进行储存的时候应按药品的自然属性分类，按区、排、号进行。应做到以下几点：

（1）医疗机构储存药品，应当按照药品属性和类别分库、分区、分垛存放，并实行色标管理。药品与非药品分开存放；中药饮片、中成药、化学药品分别储存、分类存放；过期、变质、被污染等药品应当放置在不合格库（区）。

（2）麻醉药品、第一类精神药品、毒性药品、放射性药品专库或专柜存放。

（3）危险性药品、易燃、易爆物专库存放。

（二）在库药品的保管

1. 影响药品质量的因素

（1）日光、紫外线。对药品变化起催化作用，能加速药品的氧化、分解等。

（2）空气。空气中的氧气、二氧化碳等气体易使某些药物发生化学反应而变质。

（3）湿度。湿度过大易使药物潮解、液化、变质或霉烂；湿度过小容易使某些药物风化。

（4）温度。温度过高或过低都能使药物变质。储存时，要根据药物的不同性质选择适宜的温度。例如，各种生物制剂需低温保存，应置于冰箱内，温度保持在 2 ~ 10℃。另外，某些药物因其性质或效价不稳，即便是在符合规定的条件下储存，时间过久也会变质。例如，抗生素、细胞色素 C 等。

2. 药品的保管方法

（1）避光措施 除药品的包装必须采用避光容器或其他遮光材料包装外，药品在库贮存期间应尽量置于阴暗处，对门、窗、灯具等可采取相应的措施进行遮光，特别是一些大包装药品，在分发之后剩余部分药品应及时遮光密闭，防止漏光，造成药品氧化分解、变质失效。

（2）降温措施 温度过高，能使许多药品变质失效，装配有排风扇等通风设备的仓库，可启用通风设备进行通风降温。对一些怕潮解，对湿度特别敏感的安瓿类注射剂，如生物制品、脏器制剂、疫苗、菌苗注射剂一般可置地下室或冰箱、冷藏库内贮存。

（3）保温措施 一般可采用暖气片取暖，火炉取暖，火墙取暖等方法，提高库内温度，保证药品安全过冬。

（4）降湿措施　通风降湿要注意室外空气的相对湿度，正确掌握通风时机，一般应是库外天气晴朗，空气干燥时，才能打开门窗进行通风。密封防潮是阻止外界空气中的潮气入侵库内。人工吸潮是当库内空气湿度过高，室外气候条件不适宜通风降湿时，采取的一种降湿措施。

（5）升湿措施　向库内地面洒水，或以喷雾设备喷水；库内设置盛水容器，贮水自然蒸发等。

（6）防鼠措施　堵塞一切可能窜入鼠害的通道；库内无人时，应随时关好库门、库窗（通风时例外），特别是夜间；加强库内灭鼠，可采用电猫，鼠夹，鼠笼等工具。

（7）防火措施　在库内四周墙上适当的地方要挂有消防用具和灭火器，并建立严格的防火岗位责任制。对有关人员进行防火安全教育，进行防火器材使用的培训，使这些人员能非常熟练地使用防火器材。库内外应有防火标记或警示牌，消防栓应定期检查，危险药品库应严格按危险药品有关管理方法进行管理。

医疗机构应当配备药品养护人员，定期对储存药品进行检查和养护，监测和记录储存区域的温湿度，维护储存设施设备，并建立相应的养护档案。

3. 药品的在库检查

（1）"三三四"检查　即将在库药品分为 A、B、C 3 类，每类分别占总库存的30%、30%、40%左右，然后每个月检查一类，3 个月就可将在库药品检查完一遍，总计 1 年检查 4 遍。

（2）突击检查　一般是在汛期、雨季、霉季、高温、严寒或者发现有商品质量变质苗头的时候，临时组织力量进行全面或局部的检查。

知识拓展

医疗机构应当建立药品效期管理制度。药品发放应当遵循"近效期先出"的原则。

医疗机构应当加强对使用药品的质量监测。发现假药、劣药的，应当立即停止使用、就地封存并妥善保管，及时向所在地药品监督管理部门报告。在药品监督管理部门作出决定之前，医疗机构不得擅自处理。

医疗机构发现存在安全隐患的药品，应当立即停止使用，并通知药品生产企业或者供货商，及时向所在地药品监督管理部门报告。需要召回的，医疗机构应当协助药品生产企业履行药品召回义务。

医疗机构应当逐步建立覆盖药品购进、储存、调配、使用全过程质量控制的电子管理系统，实现药品来源可追溯、去向可查清，并与国家药品电子监管系统对接。

第五节　医疗机构制剂管理

医疗机构制剂，是指医疗机构根据本单位临床需要经过批准而配制、自用的固定处方制剂。所谓"固定处方制剂"，是指制剂处方固定不变，配制工艺成熟，并且可在临床上长期使用于某一病症的制剂。

一、《医疗机构制剂许可证》制度

医疗机构配制制剂，须经所在省、自治区、直辖市人民政府卫生行政部门审核同意，由省、自治区、直辖市人民政府药品监督管理部门批准，发给《医疗机构制剂许可证》。无《医疗机构制剂许可证》的，不得配制制剂。

二、医疗机构制剂品种审批制度

医疗机构配制的制剂，应当是本单位临床需要而市场上没有供应的品种。医疗机构配制制剂，必须按照国务院药品监督管理部门的规定报送有关资料和样品，经所在地省、自治区、直辖市人民政府药品监督管理部门批准，并发给制剂批准文号后，方可配制。

医疗机构制剂批准文号的格式为：X 药制字 H（Z）＋4 位年号＋4 位流水号；其中，X 表示省、自治区、直辖市简称，H 表示化学制剂，Z 表示中药制剂。由于医疗机构只可以配置化学药品和中药制剂，所以只有 H 和 Z 两个字母。

三、医疗机构制剂配制的规定

1. 机构与人员

（1）医疗机构制剂配制应在药剂部门设制剂室、药检室和质量管理组织。机构与岗位人员的职责应明确，并配备具有相应素质及相应数量的专业技术人员。

（2）制剂室和药检室的负责人应具有大专以上药学或相关专业学历，具有相应管理的实践经验，有对工作中出现的问题作出正确判断和处理的能力。制剂室和药检室的负责人不得互相兼任。

2. 房屋与设施

（1）为保证制剂质量，制剂室要远离各种污染源。周围的地面、路面、植被等不应对制剂配制过程造成污染。制剂室应有防止污染、昆虫和其他动物进入的有效设施。制剂室的房屋和面积必须与所配制的制剂剂型和规模相适应。应设工作人员更衣室。

（2）各工作间应按制剂工序和空气洁净度级别要求合理布局。一般区和洁净区分开；配制、分装与贴签、包装分开；内服制剂与外用制剂分开；无菌制剂与其他制剂分开。中药材的前处理、提取、浓缩等必须与其后续工序严格分开，并应有有效的除尘、排风设施。

（3）洁净室（区）的建筑结构、装备及其使用均具有减少该区域内污染源的介入、产生和滞留的功能。其内表面应平整光滑，无裂缝、接口严密，无颗粒物脱落并能耐受清洗和消毒。墙壁与地面等交界处宜成弧形或采取其他措施，以减少积尘和便于清洁。洁净室内各种管道、灯具、风口以及其他公用设施在设计和安装时应避免出现不易清洁的部位。应有足够照度，主要工作间的照度宜为 300 勒克斯。洁净室（区）应维持一定的正压，并送入一定比例的新风。安装的水池、地漏的位置应适宜，不得对制剂造成污染。

（4）实验动物房应远离制剂室。

3. 设备

设备的选型、安装应符合制剂配制要求，易于清洗、消毒或灭菌，便于操作、维修和保养，并能防止差错和减少污染。纯化水、注射用水的制备、储存和分配应能防止微生物的滋生和污染。储罐和输送管道所用材料应无毒、耐腐蚀，管道的设计和安装应避免死角、盲管。与药品直接接触的设备表面应光洁、平整、易清洗或消毒、耐腐蚀；不与药品发生化学变化和吸附药品。设备所用的润滑剂、冷却剂等不得对药品和容器造成污染。用于制剂配制和检验的仪器、仪表、量具、衡器等其适用范围和精密度应符合制剂配制和检验的要求，应定期校验，并有合格标志。校验记录应至少保存一年。

4. 卫生

（1）制剂室应制定卫生管理制度，并有防止污染的措施，由专人负责。

（2）配制间内不得存放与配制无关的个人物品和杂物。配制中的废弃物应及时处理。配制间和制剂设备、容器等应有清洁规程，内容包括：清洁方法、程序、间隔时间、使用的清洁剂或消毒剂、清洁工具的清洁方法和存放地点。

（3）更衣室、浴室及厕所的设施不得对洁净室（区）产生不良影响。

（4）洁净室应定期消毒，使用的消毒剂不得对设备、物料和成品产生污染。消毒剂品种应定期更换，防止产生耐药菌株。洁净室仅限于在该室的配制人员和批准的人员进入。

（5）工作服的选材、式样及穿戴方式应与配制操作和洁净室等级要求相适应，并不得混穿。洁净室工作服的质地应光滑、不产生静电、不脱落纤维和颗粒性物质。无菌工作服必须包盖全部头发、胡须及脚部，并能阻留人体脱落物。不同洁净级别房间使用的工作服（鞋、帽、口罩）应定期分别清洗、整理、必要时消毒或灭菌。洗涤时不应带入附加的颗粒物质。在配制输液的洁净区内使用的工作服（鞋、帽、口罩）应在制剂室内设专用洗衣设备并进行清洗、整理、消毒或灭菌。

（6）配制人员不得化妆和佩带饰物，不得裸手直接接触药品。制剂人员应有健康档案，并每年至少体检一次。传染病、皮肤病和体表有伤口者不得从事制剂的配制和分装工作。

5. 文件

（1）制剂室应有下列文件：①《医疗机构制剂许可证》及申报文件、验收、整改记录；②制剂品种申报及批准文件；③制剂室年检、抽验及监督检查文件及记录。

（2）医疗机构制剂室应有配制管理、质量管理的各项制度和记录：①制剂室操作间、设施和设备的使用、维护、保养等制度和记录；②物料的验收、配制操作、检验、发放、成品分发和使用部门及患者的反馈、投诉等制度和记录；③配制返工、不合格品管理、物料退库、报损、特殊情况处理等制度和记录；④留样观察制度和记录；⑤制剂室内外环境、设备、人员等卫生管理制度和记录；⑥专业技术培训的制度和记录。

（3）制剂室还应有制剂配制的相关管理文件：包括配制规程和标准操作规程，以及配制记录。其中配制规程包括：制剂名称、剂型、处方、配制工艺的操作要求，原料、中间产品、成品的质量标准和技术参数及储存注意事项，成品容器、包装材料的要求等。配制记录应包括：编号、制剂名称、配制日期、制剂批号、有关设备名称与操作记录、原料用量、成品和半成品数量、配制过程的控制记录及特殊情况处理记录和各工序的操作者、复核者、清场者的签名等。

6. 配制管理

（1）在同一配制周期中制备出来的一定数量常规配制的制剂为一批，一批制剂在规定限度内具有同一性质和质量。

（2）每批制剂均应编制制剂批号。每批制剂均应有一份能反映配制各个环节的完整记录。操作人员应及时填写记录，填写字迹清晰、内容真实、数据完整，并由操作人、复核人及清场人签字。记录应保持整洁，不得撕毁和任意涂改。需要更改时，更改人应在更改处签字，并需使被更改部分可以辨认。

7. 质量管理与自检

（1）质量管理组织负责制剂配制全过程的质量管理。其主要职责是：①制定质量管理组织任务、职责；②决定物料和中间品能否使用；③研究处理制剂重大质量问题；④制剂经检验合格后，由质量管理负责人审查配制全过程记录并决定是否发放使用；⑤审核不合格品的处理程序及监督实施。

药检室负责制剂配制全过程的检验。其主要职责是：①制定和修订物料、中间品和成品的内控标准和检验操作规程，制定取样和留样制度；②制定检验用设备、仪器、试剂、试液、标准品（或参考品）、滴定液与培养基及实验动物等管理办法；③对物料、中间品和成品进行取样、检验、留样，并出具检验报告；④监测洁净室（区）的微生物数和尘粒数；⑤评价原料、中间品及成品的质量稳定性，为确定物料储存期和制剂有效期提供数据；⑥制定药检室人员的职责。

（3）医疗机构制剂质量管理组织应定期组织自检。自检应按规定的程序，按规定内容进行检查，以证实与本规范的一致性。自检应有记录并写出自检报告，包括评价及改进措施等。

8. 使用管理

（1）医疗机构制剂应按药品监督管理部门制定的原则并结合剂型特点、原料药的稳定性和制剂稳定性试验结果规定使用期限。

（2）制剂配发必须有完整的记录或凭据。内容包括领用部门、制剂名称、批号、规格、数量等。制剂在使用过程中出现质量问题时，制剂质量管理组织应及时进行处理，出现质量问题的制剂应立即收回，并填写收回记录。收回记录应包括制剂名称、批号、规格、数量、收回部门、收回原因、处理意见及日期等。

（3）制剂使用过程中发现的不良反应，应按《药品不良反应监测管理办法》的规定予以记录，填表上报。保留病历和有关检验、检查报告单等原始记录至少一年备查。

四、医疗机构制剂检验、使用规定

医疗机构配制的制剂必须按照规定进行质量检验；合格的，凭医师处方在本医疗机构使用。医疗机构配制的制剂，不得在市场销售或者变相销售，不得发布医疗机构制剂广告。经国务院或省、自治区、直辖市人民政府的药品监督管理部门批准，医疗机构配制的制剂可以在指定的医疗机构之间调剂使用。国务院药品监督管理部门规定的特殊制剂的调剂使用以及省自治区、直辖市之间医疗机构制剂的调剂使用，必须经过国务院药品监督管理部门批准。

案例 8-2

某药品监管部门在某住宅小区巡查时发现,陈某席地摆放六种用输液瓶盛装的标注治疗脚气和治疗皮肤病的自配制剂,现场进行宣传和免费试用。陈某自称其为某个体诊所聘用人员,摆放的制剂为某个体诊所负责人张某自行配制,现场未发现销售活动。后对张某诊所检查核实,其为内科个体诊所,现场发现并查扣与在小区查扣的制剂包装、标识名称、适应证和外观性状相似的制剂,张某承认二者为同一物品,均由其自行配制,配制成分主要为中药材或中药饮片加医用酒精浸渍后,取浸渍液并配伍以马来酸氯苯那敏等化学药品制成,系中医经验方,给患者使用过几次。

思考:

1. 本案中有哪些违反规定的行为?
2. 违法主体是谁?

第六节 临床药学与药物临床应用管理

临床药学是药师联系临床,探讨药物应用规律,促进临床用药合理化的一门新兴综合性交叉学科,其研究对象是个体化的病人,任务是保证病人用药的安全、经济、有效。临床药学的核心是合理用药。合理用药最起码的要求是:将适当的药物,以适当的剂量,在适当的时间,经适当的途径,给适当的病人使用适当的疗程,达到适当的治疗目标。

一、临床药师与临床药学服务

1. 对医疗机构临床药师的配备要求 医疗机构应当根据本机构性质、任务、规模配备适当数量临床药师,三级医院临床药师不少于 5 名,二级医院临床药师不少于 3 名。临床药师应当具有高等学校临床药学专业或者药学专业本科毕业以上学历,并应当经过规范化培训。

2. 临床药师的工作职责

(1) 负责药品采购供应、处方或者用药医嘱审核、药品调剂、静脉用药集中调配和医院制剂配制,指导病房(区)护士请领、使用与管理药品。

(2) 参与临床药物治疗,进行个体化药物治疗方案的设计与实施,开展药学查房,为患者提供药学专业技术服务。

(3) 参加查房、会诊、病例讨论和疑难、危重患者的医疗救治,协同医师做好药物使用遴选,对临床药物治疗提出意见或调整建议,与医师共同对药物治疗负责。

(4) 开展抗菌药物临床应用监测,实施处方点评与超常预警,促进药物合理使用。

(5) 开展药品质量监测,药品严重不良反应和药品损害的收集、整理、报告等工作。

(6) 掌握与临床用药相关的药物信息,提供用药信息与药学咨询服务,向公众宣传合理用药知识。

（7）结合临床药物治疗实践，进行药学临床应用研究；开展药物利用评价和药物临床应用研究；参与新药临床试验和新药上市后安全性与有效性监测。

3. 临床药师开展临床药学服务的主要内容

（1）收集整理病人信息，制定、设计、修正治疗计划 临床药师首先要认真收集整理病人的相关信息，参与制定、设计治疗用药计划。在治疗监测过程中还要密切关注病人的病情变化，及时更改、修正用药方案。

（2）深入临床，参与药物治疗 这是临床药学服务最重要的工作，要求临床药师深入临床第一线，参与查房、会诊、病案讨论等，发挥自己的专业特长，指导合理用药，提供咨询服务，如对病人进行用药指导，建立药历，对药物治疗的全过程进行监护和处理，解答医护人员提出的有关药物治疗、相互作用、配伍禁忌以及药物不良反应等方面的问题等。

（3）治疗药物监测 治疗药物监测是指导药物个体化治疗、提高医疗服务质量的有效途径，对临床药物的合理应用起至关重要的指导作用。药师利用现代分析测试手段，对一些重点药物和重点病人进行血药浓度测定，并根据测定结果，运用药动学理论调整用药剂量或给药间隔，设计个体化给药方案，做到合理用药。

（4）药品不良反应监测 医疗机构是药品不良反应监测的重要场所，药品不良反应监测应列为其常规工作，药师通过药物不良反应监测报告，把分散的不良反应病例资料汇集起来，并进行因果关系的分析和评价。

（5）处方分析 处方分析也是临床药学服务的常规任务之一。通过处方调查和分析，可以掌握本单位或本地区的用药情况，了解药品的动态消耗规律；可进行不同时期和不同单位之间的比较，评价药物使用的合理性，并发现和查找存在问题，为今后合理用药提供依据。

（6）药物利用研究 药物利用研究从经济学的角度出发，结合临床疗效，可针对某一类药物，或具有某些特性的药物，或某一疾病的药物治疗方案进行对照和评价，探讨其使用的合理性，对节约卫生资源、药品使用的社会和经济效益进行综合评估。

（7）药学信息服务 正确的药学信息服务是医疗机构开展临床药学工作和实施临床药学管理必不可少的基础性工作，是药师工作的重要组成部分。在药学服务领域，按信息产生的来源大致可将药学信息分为历史积累的药学知识、医药研究机构及企业的最新信息、临床的药物治疗信息三类。

二、药物临床应用管理

药物临床应用管理是对医疗机构临床诊断、预防和治疗疾病的用药全过程实施监督管理。临床用药管理的基本出发点和归宿也是合理用药。

（1）医疗机构应当建立由医师、临床药师和护士等组成的临床治疗团队，开展临床合理用药工作。

（2）医疗机构应当依据国家基本药物制度，抗菌药物临床应用指导原则和中成药临床应用指导原则，制定本机构基本药物临床应用管理办法，建立并落实抗菌药物临床应用分级管理制度。

（3）医疗机构应当遵循有关药物临床应用指导原则、临床路径、临床诊疗指南和药品说明书等合理使用药物。

（4）医疗机构应当建立临床用药监测、评价和超常预警制度，对药物临床使用安全性、有效性和经济性进行监测、分析、评估，实施处方和用药医嘱点评与干预。医务人员如发现可能与用药有关的严重不良反应，在做好观察与记录的同时，应及时报告本机构药学部门和医疗管理部门，并按规定上报药品监督管理部门和卫生行政部门。

（5）医疗机构开展新药临床研究必须严格执行国家卫生行政部门和国家药品监督管理部门的有关规定。未经批准，任何医疗机构和个人不得擅自进行新药临床研究。违反规定者，将依法严肃处理，所获数据不得作为新药审批和申报科技成果依据。

（6）做好处方和病历用药调查统计，及时总结临床用药的经验与教训，把握临床药品使用的规律和发展趋势，发现医生的不良处方和医嘱行为，以便针对问题，采取有力措施，不断提高合理用药水平。

三、抗菌药物临床应用管理

为加强医疗机构抗菌药物临床应用管理，规范抗菌药物临床应用行为，提高抗菌药物临床应用水平，促进临床合理应用抗菌药物，控制细菌耐药，保障医疗质量和医疗安全，2012年4月24日原卫生部通过了《抗菌药物临床应用管理办法》，2012年8月1日起施行。

（一）抗菌药物的分级管理

抗菌药物临床应用实行分级管理。根据安全性、疗效、细菌耐药性、价格等因素，将抗菌药物分为三级，即非限制使用级、限制使用级与特殊使用级。

非限制使用级抗菌药物是指经长期临床应用证明安全、有效，对细菌耐药性影响较小，价格相对较低的抗菌药物。

限制使用级抗菌药物是指经长期临床应用证明安全、有效，对细菌耐药性影响较大，或者价格相对较高的抗菌药物。

特殊使用级抗菌药物是指具有以下情形之一的抗菌药物：①具有明显或者严重不良反应，不宜随意使用的抗菌药物；②需要严格控制使用，避免细菌过快产生耐药的抗菌药物；③疗效、安全性方面的临床资料较少的抗菌药物；④价格昂贵的抗菌药物。

抗菌药物分级管理目录由各省级卫生行政部门制定，报国务院卫生行政部门备案。

（二）抗菌药物的采购管理

1. 医疗机构采购抗菌药物的品种　医疗机构应当按照省级卫生行政部门制定的抗菌药物分级管理目录，制定本机构抗菌药物供应目录，并向核发其《医疗机构执业许可证》的卫生行政部门备案。医疗机构抗菌药物供应目录包括采购抗菌药物的品种、品规。未经备案的抗菌药物品种、品规，医疗机构不得采购。

医疗机构应当严格控制本机构抗菌药物供应目录的品种数量。同一通用名称抗菌药物品种，注射剂型和口服剂型各不得超过2种。具有相似或者相同药理学特征的抗菌药物不得重复列入供应目录。

医疗机构确因临床工作需要，抗菌药物品种和品规数量超过规定的，应当向核发其《医疗机构执业许可证》的卫生行政部门详细说明原因和理由；说明不充分或者理由不成立的，卫生行政部门不得接受其抗菌药物品种和品规数量的备案。

医疗机构应当定期调整抗菌药物供应目录品种结构，并于每次调整后 15 个工作日内向核发其《医疗机构执业许可证》的卫生行政部门备案。调整周期原则上为 2 年，最短不得少于 1 年。

医疗机构应当按照国家药品监督管理部门批准并公布的药品通用名称购进抗菌药物，优先选用《国家基本药物目录》、《国家处方集》和《国家基本医疗保险、工伤保险和生育保险药品目录》收录的抗菌药物品种。

基层医疗卫生机构只能选用基本药物（包括各省区市增补品种）中的抗菌药物品种。

2. 医疗机构采购抗菌药物的渠道　医疗机构抗菌药物应当由药学部门统一采购供应，其他科室或者部门不得从事抗菌药物的采购、调剂活动。临床上不得使用非药学部门采购供应的抗菌药物。

因特殊治疗需要，医疗机构需使用本机构抗菌药物供应目录以外抗菌药物的，可以启动临时采购程序。临时采购应当由临床科室提出申请，说明申请购入抗菌药物名称、剂型、规格、数量、使用对象和使用理由，经本机构抗菌药物管理工作组审核同意后，由药学部门临时一次性购入使用。

医疗机构应当严格控制临时采购抗菌药物品种和数量，同一通用名抗菌药物品种启动临时采购程序原则上每年不得超过 5 例次。如果超过 5 例次，应当讨论是否列入本机构抗菌药物供应目录。调整后的抗菌药物供应目录总品种数不得增加。

医疗机构应当每半年将抗菌药物临时采购情况向核发其《医疗机构执业许可证》的卫生行政部门备案。

（三）抗菌药物遴选和定期评估制度

医疗机构遴选和新引进抗菌药物品种，应当由临床科室提交申请报告，经药学部门提出意见后，由抗菌药物管理工作组审议。

抗菌药物管理工作组三分之二以上成员审议同意，并经药事管理与药物治疗学委员会三分之二以上委员审核同意后方可列入采购供应目录。

抗菌药物品种或者品规存在安全隐患、疗效不确定、耐药率高、性价比差或者违规使用等情况的，临床科室、药学部门、抗菌药物管理工作组可以提出清退或者更换意见。清退意见经抗菌药物管理工作组二分之一以上成员同意后执行，并报药事管理与药物治疗学委员会备案；更换意见经药事管理与药物治疗学委员会讨论通过后执行。

清退或者更换的抗菌药物品种或者品规原则上 12 个月内不得重新进入本机构抗菌药物供应目录。

（四）处方及调剂抗菌药物的要求

1. 医师和药师的资格　具有高级专业技术职务任职资格的医师，可授予特殊使用级抗菌药物处方权；具有中级以上专业技术职务任职资格的医师，可授予限制使用级抗菌药物处方权；具有初级专业技术职务任职资格的医师，在乡、民族乡、镇、村的医疗机构独立从事一般执业活动的执业助理医师以及乡村医生，可授予非限制使用级抗菌药物处方权。药师经培训并考核合格后，方可获得抗菌药物调剂资格。

二级以上医院应当定期对医师和药师进行抗菌药物临床应用知识和规范化管理的

培训。医师经本机构培训并考核合格后，方可获得相应的处方权。

其他医疗机构依法享有处方权的医师、乡村医生和从事处方调剂工作的药师，由县级以上地方卫生行政部门组织相关培训、考核。经考核合格的，授予相应的抗菌药物处方权或者抗菌药物调剂资格。

2. 处方抗菌药物的限制　医疗机构和医务人员应当严格掌握使用抗菌药物预防感染的指证。预防感染、治疗轻度或者局部感染应当首选非限制使用级抗菌药物；严重感染、免疫功能低下合并感染或者病原菌只对限制使用级抗菌药物敏感时，方可选用限制使用级抗菌药物。

严格控制特殊使用级抗菌药物使用。特殊使用级抗菌药物不得在门诊使用。临床应用特殊使用级抗菌药物应当严格掌握用药指证，经抗菌药物管理工作组指定的专业技术人员会诊同意后，由具有相应处方权医师开具处方。

特殊使用级抗菌药物会诊人员由具有抗菌药物临床应用经验的感染性疾病科、呼吸科、重症医学科、微生物检验科、药学部门等具有高级专业技术职务任职资格的医师、药师或具有高级专业技术职务任职资格的抗菌药物专业临床药师担任。

因抢救生命垂危的患者等紧急情况，医师可以越级使用抗菌药物。越级使用抗菌药物应当详细记录用药指证，并应当于 24 小时内补办越级使用抗菌药物的必要手续。

（五）抗菌药物的临床应用监测

医疗机构应当开展抗菌药物临床应用监测工作，分析本机构及临床各专业科室抗菌药物使用情况，评估抗菌药物使用适宜性；对抗菌药物使用趋势进行分析，对抗菌药物不合理使用情况应当及时采取有效干预措施与预警机制。

（1）主要目标细菌耐药率超过 30% 的抗菌药物，应当及时将预警信息通报本机构医务人员。

（2）主要目标细菌耐药率超过 40% 的抗菌药物，应当慎重经验用药。

（3）主要目标细菌耐药率超过 50% 的抗菌药物，应当参照药敏试验结果选用。

（4）主要目标细菌耐药率超过 75% 的抗菌药物，应当暂停针对此目标细菌的临床应用，根据追踪细菌耐药监测结果，再决定是否恢复临床应用。

医疗机构应当建立本机构抗菌药物临床应用情况排名、内部公示和报告制度。对临床科室和医务人员抗菌药物使用量、使用率和使用强度等情况进行排名并予以内部公示；对排名后位或者发现严重问题的医师进行批评教育，情况严重的予以通报。按照要求对临床科室和医务人员抗菌药物临床应用情况进行汇总，并向核发其《医疗机构执业许可证》的卫生行政部门报告。非限制使用级抗菌药物临床应用情况，每年报告一次；限制使用级和特殊使用级抗菌药物临床应用情况，每半年报告一次。

执业药师考点

处方管理：包括处方权的获得、处方的开具、调剂；

医疗机构药事管理规定：包括组织结构、药物临床应用管理、药剂管理、药学专业技术人员配置与管理；

医疗机构药品监督管理办法：包括药品的购进、储存、调配和使用；

抗菌药物临床应用管理办法：包括组织结构与职责、抗菌药物临床应用管理；

医疗机构制剂注册管理办法：包括医疗机构机制的申报与审批、补充申请与再注册；

医疗机构制剂配置管理：对于《医疗机构制剂许可证》的管理、机构与人员的规定、使用管理。

◢ 思考题 ◣

1. 何谓医疗机构药事、医疗机构药事管理？简述医疗机构药事管理的主要内容。
2. 处方由哪几部分组成？处方管理的主要内容是什么？
3. 医疗机构购进药品有哪些规定？药品储存与养护的主要措施有哪些？

（李维涅）

掌握：药品不良反应相关定义；药品不良反应、定期安全性更新报告报告范围及程序；药品召回的概念、等级与分类；药品主动召回和责令召回的程序和时限要求；

熟悉：我国药品上市后监测、药品再评价及上市后药品强制管理措施的主要内容；药品质量公告、药品安全"黑名单"制度的主要内容。

了解：药品风险、药品风险管理、药品警戒概念及国际药品风险管理制度。

药品具有两重性，在发挥其有效性，起到预防、诊断、治疗作用的同时，也存在着用药安全性风险。贯彻药品风险管理理念，对药品研发、生产、流通、使用全程，尤其是上市后阶段进行有效的监督管理，是减少药品风险，保证用药安全的重要手段。本章将介绍我国与国际上主要的上市后安全监管制度与手段。

第一节　概　述

一、药品风险管理与药物警戒

（一）药品风险

1. 药品风险的涵义　药品风险是指药品整个生命周期中存在或产生的可能影响用药者安全的潜在或显在危害。由于医药技术水平的制约和上市前临床试验的局限性，任何获得上市的药品，都可能存在已知或尚未发现的不良反应风险；药品在生产、流通、使用过程中，也可能由于各种人为或客观因素，产生影响药品质量或使用安全的风险。

2. 药品风险的来源　药品风险可以分为天然风险和人为风险。天然风险包括已知的药品不良反应、毒副作用、不良相互作用、适应证禁忌等，以及未及发现的不良反应、特殊人群应用风险等，药品天然风险主要是由于医药科技水平、管理水平和研究的局限性产生，是客观存在、不可避免的，只能通过药品不良反应报告等上市后监测手段进行警戒和预防；人为风险包括由于药品的设计缺陷、生产缺陷、标识缺陷导致的药品在质量标准、处方工艺、原辅料、生产过程、适应证、说明书等方面可能影响药品使用安全性的隐患，以及假劣药品、用药差错、药品不合理使用甚至滥用所导致的风险。人为风险可以通过规范药品研发、生产、流通、使用等环节的行为，加强各环节监督管理予以控制和减少。

（二）药品风险管理

1. 药品风险管理的概念　药品风险管理是发现、识别和监测药品相关风险，并对药品风险和效益进行综合评估，以采取适当的干预策略与方法，降低药品风险，实现风险效益最优化的管理过程。药品风险管理贯穿于药品生命周期的全过程，药品风险管理的实施者，既可以是药品监督管理部门，也可以是具体药品研发、生产、流通、使用机构。前者通过制定相关法规、规范、指南或实施相应的监督管理措施控制药品风险，保障药品安全；后者则通过具体的技术或管理方案的实施，减少产品的风险。

2. 药品风险管理的主要内容　根据药品批准上市的时间，药品风险管理可分为药品上市前风险管理和上市后的风险管理。

（1）药品上市前风险管理。任何一个药品在上市前，都需要经过一系列临床前和临床研究，获得足够的安全性、有效性证据并进行充分的利益/风险分析后方可被批准上市。药品上市前的风险管理主要依赖于药品上市前规范的临床前和临床研究及严格的评价和审批管理。一些国家，如美国，专门制定了"上市前风险评估指南"。

（2）药品上市后风险管理。药品上市后的风险管理涵盖药品上市后的每个环节，包括对已批准上市药品的有效性、安全性、经济性以及用药方案的再评价，药品质量抽查检验及质量公告，药品不良反应监测与报告，药品暂停、召回、撤市，药品淘汰等。药品上市后风险管理是药品风险管理的重要部分，很多国家均制定了药品上市后风险管理的制度。

（三）药物警戒

1. 药物警戒的定义与发展　"药物警戒"一词最早于1974年由法国医药学家提出，其意为"监视、守卫，时刻准备应付可能来自药物的危害"。2002年，世界卫生组织（WHO）将药物警戒定义为：有关不良反应或任何其他可能与药物相关问题的发现、评估、理解与防范的科学与活动。

早期的药物警戒活动主要围绕药品不良反应监测展开，以规范药品不良反应和不良事件的信息收集，促进国家间报告的交流和传输等为工作重点。随着医药技术发展及公众对药品安全要求的提高，药物警戒的内涵和范围不断扩展。2004年，人用药品注册技术国际协调会（ICH）在其发布的《药物警戒计划指南》中，正式将上市前药品安全评估与上市后监测整合到药物警戒活动范围中。目前药物警戒的范围包括：①药品不良反应监测；②药物误用或用药差错；③药物滥用；④假药和劣药；⑤药物和器械（材）的用法错误；⑥过期药品；⑦用药剂量不当（过量或不足）；⑧无足够依据扩展适应证；⑨不良的药物相互作用或药–食相互作用；⑩与药品相关的死亡率等。药物警戒的工作内容也从最初的药品不良反应被动监测，发展为主动地、系统地、持续地进行风险管理的一种活动和理念，即在产品生命周期的全过程中，主动地综合运用科学手段来发现、评估、沟通风险信息，实现药品风险最小化，并通过广泛的社会合作和恰当的沟通，将药品安全信息正确地传播给公众。

2. 药物警戒与药品风险管理　药物警戒和药品风险管理是当前国际领域及各国药品管理部门均关注并大力开展的既有着密切的交叉联系，又有各自特点的两项活动。药物警戒与药品风险管理均贯穿于药品生命周期全过程，以降低药品风险、保障用药安全为最终目标，在很多环节上的实践活动，如药品不良反应监测和信息沟通等，是相同或互为补充的，但药品风险管理强调通过风险识别、评估、干预和沟通，进行药品风险的控制和管理，提高用药的安全性；而药物警戒则更强调通过对已发现不良事件的监测与技术分析，提升对不良事件的预警能力，预防风险的发生，减小风险的危害。药品风险管理关注于通过政府干预或企业行为的规范，促进科学决策，完善相关法律法规，促进药品安全、合理使用，因此通常通过监测、沟通、修改说明书、暂停、召回、撤市等管理措施实现；药物警戒则更关注于药物效益、风险和危害的技术评估，并通过警戒信息向公众的渗透、沟通、培训，鼓励安全、合理、有效地用药。药物警戒活动的开展可作为重要的技术支撑和循证手段，提高药品风险管理的决策能力和水平。

案例 9-1

含关木通的"龙胆泻肝丸"事件

早在20世纪90年代，比利时、英国、美国等陆续报道了患者服用含马兜铃酸的中草药导致"马兜铃酸肾病"病例。

2003年，国内多名患者经医院检查被确诊为马兜铃酸肾损害，这其中的大部分人有过服用龙胆泻肝丸的服药史。2004年2月，长期服用龙胆泻肝丸致病的28名患者，集体起诉该药生产企业北京同仁堂。但由于我国当时药品不良反应报告监测制度、药品召回制度及其他相关救济制度的不健全，大部分的索赔诉求以败诉告终。

龙胆泻肝丸是个历史悠久的古方，原配方的药味中有"木通"，主要指木通科的白木通或毛茛科的川木通，这两类木通均不含马兜铃酸。20世纪30年代，东北关木通逐渐取代白木通被全国广泛应用。1990年的《中国药典》将龙胆泻肝丸组方中木通类药材改为关木通。服用"龙胆泻肝丸"导致尿毒症的主要原因是该复方制剂中的关木通所含有的马兜铃酸成分可造成肾损害。

2003年4月1日，国家药监局印发《关于取消关木通药用标准的通知》，决定取消关木通的药用标准，龙胆泻肝丸等"关木通制剂"必须凭医师处方购买；责令该类制剂的生产限期用木通科木通替换关木通。2005年版《中国药典》已不再收载关木通、广防己、青木香三个品种（均含马兜铃酸）。

案例思考：

1. 该案例反映了引起药品风险的哪种药品缺陷？（药品设计缺陷、生产缺陷还是标识缺陷）

2. 请对照我国现行《药品召回管理办法》、《药品不良反应报告与监测管理办法》及其他相关法律法规，分析若当前发生类似这类事件，国家相关部门、相关企业及机构可采取哪引起药品风险管理措施？

二、国际主要药物警戒和药品风险管理制度

(一) WHO 国际药品监测合作计划

20 世纪 60 年代爆发的震惊世界的反应停事件，引起国际社会对用药安全问题的重视。1968 年，WHO 制订了一项有 10 个国家参加的国际药物监测合作试验计划，设立了 WHO 协作组，收集和交流药物不良反应报告，并对药品不良反应术语、报表进行了定义和规范。在该合作计划成功开展的基础上，1970 年，WHO 大会通过决议，在日内瓦设立了永久性 WHO 药物监测中心 (WHO Drug Monitoring Centre)。1978 年该中心迁至瑞典的乌普沙拉，名称为世界卫生组织国际药物监测合作中心 (WHO Collaborating Centre for International Drug Monitoring)。1997 年 WHO 国际药物监测合作中心更名为乌普沙拉监测中心 (Uppsala Monitoring Certre，UMC)。至 2011 年，WHO 国际药物监测计划的正式成员国已达到 100 个。中国于 1998 年成为该中心的成员国。

各成员国的国家药物警戒中心作为 WHO 国际药物监测计划的一部分，定期向 UMC 报送不良反应数据。据报道，40 个多成员国家使用 UMC 的 Vigiflow 系统收集上报药品安全性个例报告，其他成员国使用自行开发的系统收集报告，定期发送至 UMC。至 2011 年，UMC 已累计收到 600 多万份个例安全性病例报告。UMC 通过编写和发布《药品不良反应信号》、《乌普萨拉报告》等出版物，实现与成员国国家中心、生产企业、科研机构、公众等进行信息交流与反馈。

(二) 欧盟药物警戒与风险管理制度

欧盟药物警戒与风险管理体系是目前世界上最先进、最全面的监测系统之一。其中比较典型的制度包括以下几种。

1. 药物警戒体系 包括以下四部分：①药物不良反应报告体系：以自发报告系统为主，结合强制性报告体系，其中强制报告体系主要针对制药企业。②定期安全性更新报告：于 1996 年列入 ICH 指导原则临床安全性数据管理中，要求药品生产企业负责向欧盟提供其产品世界范围内药品安全方面的最新数据。③上市后安全研究：主要针对一些特定情况的药物，如新化学结构的药物，评估上市药品的临床安全性，识别未发现的潜在安全性问题，或确认上市药品的预期安全性。④上市后药物的风险利益评估：上市许可持有者和成员国主管当局需要在药品上市后，对其利益或风险进行持续的评估。

2. 药品风险管理指南 2005 年 9 月，欧洲药品管理局制定了关于药品风险管理的 2 个核心文件，即"促进欧盟实施风险管理策略报告"和"人用药品风险管理制度指南"。其中"人用药品风险管理制度指南"规定，上市许可申请人/上市许可持有者应当按照欧盟人用药品风险管理计划的格式要求，提供详细的风险管理方案；同时建议上市许可申请人与管理当局沟通时，应当首先提交风险管理计划。风险管理计划包括两个部分：第 1 部分主要是"安全性说明"和"药物警戒计划"；第 2 部分是"风险最小化措施的必要性评估"和"风险最小化计划"。2009 年欧洲药品管理局发布了《风险评价和降低策略及其评估与修改的格式和内容》，为制药企业制定药品风险评估和降低策略，提供必须遵循的技术规范。

3. 药品风险管理法规 2010 年 12 月欧盟颁布了新修订的药物警戒法规 Regulation

（EU）No1235/2010，2012 年 6 月，欧盟委员会发布了药物警戒法规的实施方案，这套法规和实施方案对药物警戒体系的核心内容做了规定，加强和优化了欧盟上市药品安全性监测系统，通过更好地预防、发现和评估药品不良反应，提高对患者安全和公众健康的保护。为促进欧盟药物警戒各项活动的有效实施，欧洲药品管理局还制定了良好药物警戒管理规范（Good Pharmacovigilance Practices，GVP）。

（三）美国药品风险管理制度

早在 1962 年，美国国会就通过了食品药品化妆品法的《Kefauver - Harris 药品修正案》，要求新药研制公司提供药物临床前和临床安全性和疗效的试验数据，并规定所有的药品不良反应必须报告美国食品药品管理局（FDA）。20 世纪 90 年代以后，除对上市前药品临床前和临床安全性评价的严格要求和审批外，FDA 还通过对药品风险管理机构和职能的调整，逐步加强对药物上市后的安全监管。

1. 药品不良反应报告制度　美国实行自愿报告和强制报告相结合的不良反应信息收集和反馈体系。1993 年 FDA 建立的安全性信息和不良事件报告系统（Medwatch）为专业医务人员和公众提供了自愿报告药品不良反应的信息平台。对制药企业则采取强制性报告制度，据报道，美国 90% 的 ADR 由制药企业报告。

2. 药品风险控制措施　FDA 有一套完善的药品召回、撤市、修改说明书、重新上市等风险管理措施。对于经评估确认存在的药品不良反应或安全隐患，FDA 将发出警告，向公众提醒该药品存在的不良反应，同时与制药企业沟通修改说明书。对于存在质量问题或安全性突发事件的产品，FDA 将通过紧集召回、暂停生产销售等措施加以控制。当风险数据得到进一步验证或通过风险/利益权衡确认产品风险大于利益，FDA 可做出永久撤市的决定。即使药品撤市后，仍有可能若经过风险/利益的重新衡量，在严格限制条件上重新获准上市。另外，FDA 还为高风险药品实施了特殊的风险管理计划。

3. 药品风险管理指南　1999 年 FDA 制定了"药品风险管理的框架"，2005 年 FDA 发布了关于药品风险管理的 3 个指南，即《上市前风险评估指南》、《风险最小化计划的制订与应用指南》以及《药物警戒规范与药物流行病学评价指南》。这套指南没有法律约束性，主要是从上市前、上市后、企业自身控制三个角度对药品风险管理提出建议和技术支持。

（四）日本的药品上市后监测制度

日本自 1967 年开始建立药物不良反应监测制度，1979 年在《药事法》中确立了"药品上市后监测制度"（Post - Marketing Surveillance，PMS）。1997 年 3 月，日本厚生省发布了《关于药品上市后监测的省令》，以法规形式明确规定开展药品上市后监测。厚生省还制定了《药品上市后研究质量管理规范》（Good Post - Marketing Study Practice，GPSP）和《药品上市后安全监管质量管理规范》（Good vigilance Practice，GVP），对药品上市后监测和研究、药品上市后的安全管理等做出规定和指导。日本的药品上市后监测制度由三部分组成。

1. 药品不良反应监测制度　日本自 1967 年开始建立药物不良反应监测制度，1978 年开始推行药房不良反应监测制度，1979 年确定了制药企业不良反应监测报告制度。1997 年，日本医药食品安全局建立了定期安全性报告系统，取代了医院和药店不良反应监测系统。日本的医院和药房不良反应监测以自发报告为主，制药企业则规定其有义务收集全部不良反应信息。

2. 药品再审查制度 日本药品再审查制度自 1967 年提出，1979 年通过《药事法》修订确立为一项正式制度得以实施。该制度以保证药品上市后的安全性为宗旨，规定新药在上市后的 4－6 年内，进行有效性和安全性调查，根据调查结果对新药的有效性、安全性进行再确认；厚生省于第 6 年重新对该新药的有效性和安全性进行裁定审查。

3. 药品再评价制度 药品再评价制度规定了制药企业需要根据医药学的最新研究水平对已经批准上市的全部药品进行重新评价。再评价制度与再审查制度一样，是对制药企业的强制规定，要求所有仍生产、销售、使用的药品，均需不断进行再评价，以确保药物使用的有效性与安全性。

三、我国药品上市后风险管理制度

我国尚未建立正式的药品风险管理制度，但药品风险管理在药品研发、生产、流通、使用各个环节的管理规定中均有体现。药品上市前的风险管理主要体现在上市前的临床研究及注册审批制度（详见第五章），药品上市后的风险管理主要包括以下几个方面。

（一）药品生产和流通质量风险管理

《药品生产质量管理规范》和《药品经营质量管理规范》是药品生产和流通过程中，保证药品质量，预防和控制药品质量风险的重要制度。

2010 年修订发布的《药品生产质量管理规范》第二章第四节，规定了药品生产全过程的质量风险管理。具体内容详见本书第六章。2012 年修订发布的《药品经营质量管理规范》第 10 条，明确规定企业应当采用前瞻或者回顾的方式，对药品流通过程中的质量风险进行评估、控制、沟通和审核。具体内容详见本书第七章。

（二）药品上市后监测

药品上市后监测是通过对上市后药品的质量抽查检验和不良反应监测，对药品进行上市后日常监督管理，从而及时发现与控制药品质量与安全风险，发挥早期预警作用，保障人们用药安全的重要环节。药品上市后监测也是药品上市后再评价的主要依据和手段。

1. 药品质量抽查检验 药品质量抽查检验是上市后药品质量监督管理的重要手段。《药品管理法》第 65 条规定，药品监督管理部门根据监督检查的需要，可以对药品质量进行抽查检验。药品质量抽查检验的概念和类型在本书第四章已有详述。根据《药品管理法》的规定，2006 年 7 月 21 日国家药品监督管理局颁布了《药品质量抽查检验管理规定》。

2. 药品安全性监测 药品不良反应报告与监测是上市后药品安全性监测的主要内容。《药品管理法》第 70 条规定，国家实行药品不良反应报告制度。根据《药品管理法》的规定，国家食品药品监督管理局于 2004 年制定实施《药品不良反应报告和监测管理办法》，并于 2010 年经原卫生部修订发布，详见本章第二节。

高风险品种风险管理计划推进行动

2008 年，国家食品药品监督管理局药品评价中心暨药品不良反应监测中心下发"高风险品种风险管理计划推进行动"通知，要求在药品上市后的监管实践中引进药品风险管理制度措施，有效降低药品安全风险，切实保障公众用药安全。

根据该计划，我国将在企业自愿的前提下，对上市后的高风险品种实施全过程风险管理，对已知的风险有针对性地加以控制，对存在的潜在风险进行科学评估，从而将高风险产品的风险降到最低，确保上市后药品的安全。

在 2008 年计划中纳入风险管理计划推进行动的高风险品种包括被列入化学药品注射剂高风险品种、中药注射剂高风险品种、有严重不良反应报告的注射剂品种。计划的主要内容包括产品基本情况、产品安全性详细说明、药物警戒计划、风险最小化需求评估、风险最小化计划、风险管理计划概要、风险管理计划的联系人等。

（三）药品上市后再评价

1. 药品上市后再评价的概念和意义　药品上市后再评价是指根据医药最新科学水平，从药学、临床医学、药物流行病学、药物经济学及监督管理等方面，对已批准上市的药品在人群中的疗效（有效性）、不良反应（安全性）、用药方案、稳定性及费用等是否符合安全、有效、经济的合理用药原则做出科学评估的过程。

由于药品上市前临床研究具有一定的局限性，如试验病例少、研究时间短、试验对象年龄范围窄、用药对象条件控制严格、研究目的单纯等，药品在上市前的安全性和有效性评价尚不充分，一些发生率较低或迟发的药品不良反应，往往在上市后经过一段时间广泛应用后才会被发现，药品上市后适应人群和禁忌、药物相互作用以及用药方法与剂量等，也需通过药品上市后的不断再评价加以确认和调整。药品上市后再评价通过对药品安全性、有效性的评估和再确认，不仅可以弥补药品上市前研究的局限性，而且为决定药品继续上市还是淘汰，以及药品目录遴选（如国家基本药物目录、国家医保目录、非处方药目录）提供了重要依据。

《药品管理法》第 42 条以法律条文形式，明确了药品上市后再评价的法定依据：国务院药品监督管理部门对已经批准生产或者进口的药品，应当组织调查；对疗效不确、不良反应大或者其他原因危害人体健康的药品，应当撤销批准文号或者进口药品注册证书。我国目前尚没有系统的药品上市后再评价的法律制度，但国务院在 2012 年 1 月印发的《国家药品安全"十二五"规划》中，明确提出健全药品上市后再评价制度；开展药品安全风险分析和评价，重点加强基本药物、中药注射剂、高风险药品的安全性评价；完善药品再评价的技术支撑体系。目前我国开展的主要上市后再评价工作，包括新药上市后的IV期临床评价，药品安全性评价、药品上市后的质量评价以及药物经济学评价。

2. 新药上市后的IV期临床试验　根据《药品注册管理办法》，新药完成III期临床试验后，即可申请上市。上市后，根据药品的审批类别规定，按要求或由申请人自主开展Ⅳ期临床试验。

（1）Ⅳ期临床试验概念：Ⅳ期临床试验是新药上市后应用研究阶段，其目的是考察在广泛使用条件下的药物的疗效和不良反应，评价在普通或者特殊人群中使用的利益与风险关系，以及改进给药剂量等。

（2）开展Ⅳ期临床试验的药品范围：根据《药品注册管理办法》及其附件，化学药品中属注册分类1和2的，应当进行Ⅳ期临床试验；中药和天然药物中属注册分类1、2、4、5、6的新药，以及7类和工艺路线、溶媒等有明显改变的改剂型品种，应当进行Ⅳ期临床试验。国家食品药品监督管理部门根据药品安全需要，也可确定需要开展Ⅳ期临床试验的药品。如2010年9月国家食品药品监督管理局的《中药注射剂安全性再评价临床研究评价技术原则（试行）》中提出，中药注射剂所提供的临床安全性评价数据应为Ⅰ、Ⅱ、Ⅲ、Ⅳ期临床研究资料及上市后的安全性研究资料，未进行Ⅰ、Ⅱ、Ⅲ、Ⅳ期临床试验的，应进行上市后临床研究。

（3）Ⅳ期临床试验研究内容：Ⅳ期临床试验以观察药品有效性和长期安全为主要目的。注重对不良反应、禁忌、长期疗效和使用时注意事项的考察，以及对特殊人群（如老人、儿童、孕妇、肝肾功能不全者）及临床药物相互作用的研究。另外，还将进一步考察药物对患者的经济与生活质量的影响。

（4）Ⅳ期临床试验技术要求：Ⅳ期临床试验一般为多中心的临床试验，也可采用流行病学研究方法，最低病例数为2000例。Ⅳ期临床试验为上市后开放试验，不要求设对照组，但也不排除根据需要对某些适应证或某些试验对象进行小样本随机对照试验。有关病例入选标准、排除标准、退出标准、疗效评价标准、不良反应评价标准、判定疗效与不良反应的各项观察指标等都可参考Ⅱ期临床试验的设计要求。

3. 药品安全性评价 药品安全性评价是药品上市后再评价的重要内容，也是对上市后药品进行淘汰、整顿或采取修改说明书等管理措施的重要依据。药品安全性评价一般依据药品安全性监测的信息和结果常规开展，也可以针对具体品种开展系统的评价工作。如2009年，国家食品药品监督管理局发出《关于开展中药注射剂安全性再评价工作的通知》，在全国范围内开展中药注射剂安全性再评价工作。

知识拓展

中药注射剂安全性评价

为进一步提高中药注射剂安全性和质量可控性，国家药品监督管理部门决定在全国范围内开展中药注射剂安全性再评价工作，并于2009年1月13日印发《中药注射剂安全性再评价工作方案》。

1. 工作目标 全面开展中药注射剂安全性再评价工作，通过开展中药注射剂生产工艺和处方核查、全面排查分析评价、有关评价性抽验、不良反应监测、药品再评价和再注册等工作，进一步规范中药注射剂的研制、生产、经营、使用秩序，消除中药注射剂安全隐患，确保公众用药安全。

2. 工作任务 针对中药注射剂存在的安全风险，主要体现在基础研究不充分、药用物质基础不明确、生产工艺比较简单、质量标准可控性较差，以及药品说明书对合理用药指导不足、使用环节存在不合理用药等。国家局组织开展再评价工作，对中药注射剂风险效益进行综合分析和再评价，研究制定改进措施，由各省（区、市）局监督落实；加快中药注射剂质量标准提高工作进程，切实提高对药品质量的控制水平；加强中药注射剂不良反应监测和分析、反馈工作，指导企业修订好中药注射剂说明书，促进临床合理用药；加强中药注射剂市场抽验工作。

3. 工作措施　具体实施的工作措施包括：①加强中药注射剂生产工艺处方核查和监督检查工作；②加强中药注射剂再注册管理；③组织开展再评价工作；④加快药品标准提高工作步伐；⑤加强中药注射剂不良反应（事件）监测；⑥加强流通环节的监督检查和药品抽验工作。

4. 中药注射剂安全性评价指导原则　为规范和指导中药注射剂安全性再评价工作，2010 年 9 月 29 日，国家食品药品监督管理局组织制定了中药注射剂安全性再评价生产工艺、质量控制、非临床研究、临床研究、风险控制能力、风险效益等 6 个评价技术原则（试行）和 1 个中药注射剂风险管理计划指导原则（试行）。

4. 药品上市后质量评价　药品上市后质量评价是淘汰落后药品质量工艺，完善药品质量标准，促进上市后药品质量提升的重要手段。仿制药质量评价是药品上市后质量评价工作的重点内容。为全面提高仿制药质量，完善仿制药质量评价体系，提高我国仿制质量水平，2012 年国务院发布的《国家药品安全"十二五"规划》提出开展仿制药质量药一致性评价的要求。2013 年 2 月，国家食品药品监督管理局印发《仿制药质量一致性评价工作方案》，启动仿制药质量一致性评价工作。2013 年 7 月，国家食品药品监督管理总局下达《2013 年度仿制药质量一致性评价方法研究任务》，确定了首批开展仿制药一致性评价的 75 个品种。

知识拓展

仿制药质量一致性评价

1. 仿制药质量一致性评价的含义　根据 2013 年 2 月《仿制药质量一致性评价工作方案》，国家食品药品监督管理部门组织相关技术部门及专家，按照给定的评价方法和标准，对药品生产企业提出的仿制药自我评估资料进行评价，评判其是否与参比制剂在内在物质和临床疗效上具有一致性。通过仿制药质量一致性评价，初步建立仿制药参比制剂目录，逐步完善仿制药质量评价体系，淘汰内在质量和临床疗效达不到要求的品种，促进我国仿制药整体水平提升，达到或接近国际先进水平。

2. 仿制药质量一致性评价的评价对象和计划《国家药品安全"十二五"规划》中提出，对 2007 年修订的《药品注册管理办法》施行前批准的仿制药，分期分批与被仿制药进行质量一致性评价，其中纳入国家基本药物目录、临床常用的仿制药在 2015 年前完成，未通过质量一致性评价的不予再注册，注销其药品批准证明文件。药品生产企业必须按《药品注册管理办法》要求，将其生产的仿制药与被仿制药进行全面对比研究，作为申报再注册的依据。《仿制药质量一致性评价工作方案》进一步明确，评价的对象是 2007 年 10 月 1 日前批准的、对在国内外上市药品进行仿制的化学药品，并制定了具体工作计划。

3. **仿制药质量一致性评价的内容** 仿制药质量一致性评价的工作内容包括：①国家食品药品监督管理部门成立仿制药质量一致性评价工作办公室，制定年度工作计划，确定拟评价品种名单；②工作办公室组织确定参比制剂及质量一致性评价方法和标准；③药品生产企业作为评价主体开展质量一致性评价研究；④省级药品监督管理部门进行仿制药质量一致性评价资料的受理和现场检查；⑤工作办公室审查仿制药质量一致性评价资料，公布质量一致性评价信息。

5. **药物经济学评价** 上市后药品的药物经济学评价主要从成本－结果角度，评价上市后药品的经济性，为综合衡量药品的成本效益，制定药品价格，优选药物治疗方案，遴选药品目录提供循证依据。目前很多国家已经将药物经济学评价做为药品注册审批、医疗保险报销决策的重要依据之一，并制定了相应的药物经济学评价指南。我国近年医疗体制改革相关文件中，明确提出应用药物经济学原则或参考药物经济性评价结果指导药品价格制定，遴选医疗保险药品目录，调整国家基本药物目录。2011年，第一版中国药物经济学评价指南正式出台。详见本书第十三章。

（四）上市后药品的强制管理措施

根据药品上市后监测与再评价结果，对上市后药品采取强制措施加以规范和管理，是与药品监测和再评价相辅相成的，药品上市后监督管理的必要手段。根据《药品管理法》第42条及《药品管理法实施条例》第41条规定，国务院药品监督管理部门对已批准生产、销售的药品进行再评价，根据药品再评价结果，可以采取责令修改药品说明书，暂停生产、销售和使用的措施；对不良反应大或者其他原因危害人体健康的药品，应当撤销该药品批准证明文件。目前我国药品上市后管理的强制措施，包括信息公开，暂停生产、销售、使用，修改说明书，药品召回，以及撤市和淘汰。

1. **信息公开** 对药品上市后监测与再评价的结果，通过药品监督管理部门予以通报和公开，是使公众参与和了解药品安全状况，实行药品安全预警，开展社会监督，促使涉药机构规范药品生产、经营、使用行为的有效手段。目前我国建立的相关药品信息公开制度包括药品不良反应信息通报及药品安全警示、药品质量公告、药品安全"黑名单"制度等。

2. **暂停生产、销售、使用** 暂停药品生产、销售、使用是发生药品紧急事件或发现药品安全隐患时，为减少危害后果或防止伤害扩大，由药品监督管理部门采取的一种紧急控制措施。《药品管理法实施条例》规定，对已确认发生严重不良反应的药品，国务院或者省级药品监督管理部门可以采取停止生产、销售、使用的紧急控制措施。并应当在五日内组织鉴定，自鉴定结论作出之日起十五日内依法作出行政处理决定。根据鉴定和评估结果，可决定是否解除暂停或停止药品生产、销售使用，并进一步做出修改说明书、召回药品或撤销药品批准文号等决定。详见相关章节内容。

3. **修改说明书** 对经评估药品存在一定安全风险，但未达到需要召回或撤销售批准证明文件的情形，可通过责令修改说明书的方式进行安全警示，增加临床使用的安全性。药品生产企业应根据药品上市后的安全性、有效性情况及时修改说明书，国家药品监督管理部门也可以根据药品不良反应监测、药品再评价结果等信息要求药品生产企业修改药品说明书。

4. 药品召回 我国自 2007 年起实施药品召回管理制度，对于存在安全隐患的药品，由药品生产企业根据情形确定召回等级，实施召回。详见本章第三节。

5. 撤市和淘汰 根据《药品管理法》的规定，对疗效不确、不良反应大或者其他原因危害人体健康的药品，应当撤销批准文号或者进口药品注册证书。已被撤销批准文号或者进口药品注册证书的药品，不得生产或者进口、销售和使用；已经生产或者进口的，由当地药品监督管理部门监督销毁或者处理。

第二节　药品不良反应报告与监测制度

一、药品不良反应监测的概念与方法

（一）药品不良反应相关定义

1. 药品不良反应 根据 WHO 对药品不良反应的定义，我国《药品不良反应报告和监测管理办法》中，把药品不良反应（Adverse Drug Reaction，ADR）定义为：合格药品在正常用法用量下出现的与用药目的无关的有害反应。这一定义将药品不良反应界定为药品天然风险的范畴，而不包括不合格药品（如假、劣药）及非正常使用（如超剂量）情况下所产生的药品不良事件。

2. 药品不良事件 WHO 将药品不良事件（Adverse Drug Event，ADE）定义为：药品治疗过程中所发生的任何不良医疗事件，该事件不一定与药品治疗有因果关系。WHO 药物警戒监测的范围以药品不良事件为主，它不仅包括药品不良反应，也包括因果关系尚未确定的反应，及可能由药品其他原因（如不合格药品或非正常使用）引起的事件。我国药品不良反应报告监测体系中，为了最大限度地降低人群的用药风险，本着"可疑即报"原则，对有重要意义的药品不良事件也要进行监测。

3. 新的不良反应 我国《药品不良反应报告和监测管理办法》中，把新的不良反应定义为：药品说明书中未载明的不良反应。说明书中已有描述，但不良反应发生的性质、程度、后果或者频率与说明书描述不一致或者更严重的，按照新的药品不良反应处理。

4. 严重药品不良反应 因使用药品引起以下损害情形之一的反应：①导致死亡；②危及生命；③致癌、致畸、致出生缺陷；④导致显著的或者永久的人体伤残或者器官功能的损伤；⑤导致住院或者住院时间延长；⑥导致其他重要医学事件，如不进行治疗可能出现上述所列情况的。

5. 药品群体不良事件 同一药品在使用过程中，在相对集中的时间、区域内，对一定数量人群的身体健康或者生命安全造成损害或者威胁，需要予以紧急处置的事件。

6. 药品不良反应发生率 根据国际医学科学组织委员会推荐，用下列术语和百分率表示药品不良反应发生频率：十分常见（>10%），常见（>1% - <0%），偶见（>0.1% - <1%），罕见（>0.01% - <0.1%），十分罕见（<0.01%）。

（二）药品不良反应监测

1. 药品不良反应报告和监测定义 药品不良反应报告和监测是指药品不良反应的

发现、报告、评价和控制的过程。其中药品重点监测是指为进一步了解药品的临床使用和不良反应发生情况，研究不良反应的发生特征、严重程度、发生率等，开展的药品安全性监测活动。

2. 药品不良反应监测的主要方法 国际上药品不良反应监测的主要方法，包括以下几种。

（1）自发呈报 自发呈报（spontaneous reporting）是指医务人员、患者或其他人员，自发地将在医疗或用药实践过程中发现的可疑药品不良反应报告给生产、经营企业、不良反应监测机构或药品管理部门。自发呈报是药品不良反应报告与监测最简单和最常用的形式，是国际上很多国家采用的方式之一，如最早开始药品不良反应监测的英国黄卡系统（Yellow Card System），以及美国的 Medwatch 系统等。

（2）强制报告 即通过强制性规定，要求医疗机构、制药企业等在规定时间和范围内监测、收集和报告其发现的药品不良反应信息。目前很多国家同时采用自愿报告和强制报告两种方式开展药品不良反应监测，如美国、日本对制药企业的强制性报告要求。

（3）处方事件的监测 处方事件监测（Prescription Event Monitoring, PEM）是对上市药品的一种重点监测制度。它通过收集药品的若干个处方，并向处方医生发出调查表，征询暴露于该药后病人的结果，回收调查表进行资料分析，从而实现对新上市药品的重点监测，弥补自愿报告制度的不足。国际比较典型的处方事件监测系统是最早于英国实施的绿表制度（因调查表单为绿色而得名）。

（4）医院集中监测 医院集中监测是指在一定的时间（数月或数年）、一定的范围内对某一医院或某一地区内所发生的 ADR 及药物利用详细记录，以探讨 ADR 的发生规律。

（5）药物流行病学研究 常用方法包括病例对照研究、队列研究等。运用药物流行病学可以判断出药品和 ADR 之间的关联强度，计算出 ADR 的发生率。

二、我国药品不良反应报告与监测制度

（一）我国药品不良反应监测制度的建立与发展

我国药品不良反应报告与监测工作始于 20 世纪 80 年代。1984 年我国颁布的第一部《药品管理法》中，对药品不良反应监测做出明确规定，药品生产企业、药品经营企业和医疗单位，应当经常考察本单位所生产、经营、使用的药品的质量、疗效和不良反应。1988 年，原卫生部药政局和医政司先后在北京、上海、广东、湖北等地区14 个医疗单位进行了药品不良反应报告试点工作。1998 年 3 月，我国正式加入WHO 国际药品监测合作中心，成为第 68 个成员国。1998 原国家药品监督管理局、卫生部颁布了《药品不良反应监测管理办法》（试行），标志着我国药品不良反应监测制度正式建立。

2001 年我国修订颁布的《药品管理法》原规定，国家实行药品不良反应报告制度。2004 年 3 月，原国家食品药品监督管理局和卫生部共同颁布《药品不良反应报告和监测管理办法》。2010 年 12 月 13 日原卫生部修订发布了《药品不良反应报告和监测管理办法》，自 2011 年 7 月 1 日起施行。

（二）我国药品不良反应监测制度的特点

我国药品不良反应监测实行强制性报告为主，自发报告为辅的报告制度。《药品不良反应报告和监测管理办法》中规定，国家实行药品不良反应报告制度。药品生产企业（包括进口药品的境外制药厂商）、药品经营企业、医疗机构应当按照规定报告所发现的药品不良反应。同时也提出，国家鼓励公民、法人和其他组织报告药品不良反应。

三、我国药品不良反应监测管理部门、机构与网络

（一）管理部门

国家食品药品监督管理部门负责全国药品不良反应报告和监测的管理工作，各省级药品监督管理部门负责本行政区域内药品不良反应报告和监测的管理工作。国家和省级药品监督管理部门负责通报本行政区域内药品不良反应报告和监测情况；对已确认发生严重药品不良反应或者药品群体不良事件的药品依法采取紧急控制措施，作出行政处理决定，并向社会公布；与同级卫生行政部门联合组织开展本行政区域内发生的药品群体不良事件的调查和处理，并发布相关信息。

设区的市级、县级药品监督管理部门负责本行政区域内药品不良反应报告和监测的管理工作，与同级卫生行政部门联合组织开展本行政区域内发生的药品群体不良事件的调查，并采取必要控制措施；组织开展本行政区域内药品不良反应报告和监测的宣传、培训工作。

县级以上卫生行政部门加强对医疗机构临床用药的监督管理，在职责范围内依法对已确认的严重药品不良反应或者药品群体不良事件采取相关的紧急控制措施。

（二）药品不良反应监测机构

国家药品不良反应监测中心负责全国药品不良反应报告和监测的技术工作，承担国家药品不良反应报告和监测资料的收集、评价、反馈和上报，以及全国药品不良反应监测信息网络的建设和维护；制定药品不良反应报告和监测的技术标准和规范，对地方各级药品不良反应监测机构进行技术指导；组织开展严重药品不良反应的调查和评价，协助有关部门开展药品群体不良事件的调查。地方各级药品监督管理部门应建立健全药品不良反应监测机构，负责本行政区域内药品不良反应报告和监测的技术工作。

至 2013 年底，我国已经形成了 1 个国家中心、34 个省级中心、300 余个地市级中心构成的监测技术体系，基层注册用户达到近 20 万个，国家药品不良反应监测数据已经达到了 600 余万份。

（三）药品不良反应监测信息网络

为保证及时、有效的药品不良反应信息传递，国家食品药品监督管理部门建立了国家药品不良反应监测信息网络。药品生产、经营企业和医疗机构获知或者发现可能与用药有关的不良反应，应当通过国家药品不良反应监测信息网络报告；不具备在线报告条件的，应当通过纸质报表报所在地药品不良反应监测机构，由所在地药品不良反应监测机构代为在线报告。目前我国药品不良反应监测信息网络已覆盖全国，实现了药品不良反应信息的电子报告和在线实时报告，并通过该网络与世界卫生组织国际药品监测合作中心数据库直接联网，广泛开展国际信息交流与技术合作，及时得到世

界范围内有关药品不良反应的数据和资料。

四、药品不良反应的报告和处置

（一）药品不良反应报告范围及重点监测

1. 药品不良反应报告范围 新药监测期内的国产药品应当报告该药品的所有不良反应；其他国产药品，报告新的和严重的不良反应。进口药品自首次获准进口之日起 5 年内，报告该进口药品的所有不良反应；满 5 年的，报告新的和严重的不良反应。

2. 药品重点监测 药品生产企业应当经常考察本企业生产药品的安全性，对新药监测期内的药品和首次进口 5 年内的药品，应当开展重点监测，并按要求对监测数据进行汇总、分析、评价和报告；对本企业生产的其他药品，应当根据安全性情况主动开展重点监测。省级以上药品监督管理部门根据药品临床使用和不良反应监测情况，可以要求药品生产企业对特定药品进行重点监测；必要时，也可以直接组织药品不良反应监测机构、医疗机构和科研单位开展药品重点监测。

（二）药品不良反应报告程序

1. 个例药品不良反应报告程序 个例不良反应报告，根据药品不良反应的情形，分别按规定程序和时限，由药品生产企业、经营企业、医疗机构或个人，依次向设区的市、县级，省级及国家药品不良反应监测中心报告并作出评价。程序和时限要求见图 9 - 1。

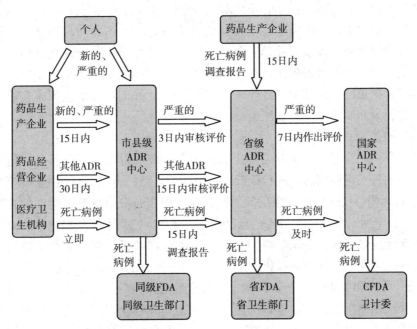

图 9 - 1　个例不良反应报告程序和要求

2. 药品群体不良反应报告程序 药品群体不良反应发生时，除立即按规定程序和时限报告外，还应采取相关救治措施及必要的控制措施，如暂停生产、销售，召回等。报告报告的程序和时限要求见图 9 - 2。

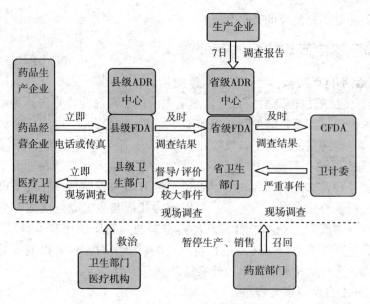

图 9 - 2　药品群体不良反应报告程序和要求

3. 境外严重不良反应报告程序　进口药品和国产药品在境外发生的严重药品不良反应（包括自发报告系统收集的、上市后临床研究发现的、文献报道的），药品生产企业应当填写《境外发生的药品不良反应/事件报告表》，自获知之日起 30 日内报送国家药品不良反应监测中心。国家药品不良反应监测中心对收到的药品不良反应报告进行分析、评价，每半年向国家药品监督管理部门和卫计委报告，发现提示药品可能存在安全隐患的信息应当及时报告。进口药品和国产药品在境外因药品不良反应被暂停销售、使用或者撤市的，药品生产企业应当在获知后 24 小时内书面报国家食品药品监督管理总局和国家药品不良反应监测中心。

（三）定期安全性更新报告

药品生产企业应当对本企业生产药品的不良反应报告和监测资料进行定期汇总分析，汇总国内外安全性信息，进行风险和效益评估，撰写定期安全性更新报告。

1. 报告时间　设立新药监测期的国产药品，应当自取得批准证明文件之日起每满 1 年提交一次定期安全性更新报告，直至首次再注册，之后每 5 年报告一次；其他国产药品，每 5 年报告一次。首次进口的药品，自取得进口药品批准证明文件之日起每满一年提交一次定期安全性更新报告，直至首次再注册，之后每 5 年报告一次。

2. 报告程序和要求　国产药品的定期安全性更新报告向药品生产企业所在地省级药品不良反应监测机构提交。进口药品（包括进口分包装药品）的定期安全性更新报告向国家药品不良反应监测中心提交。省级药品不良反应监测机构对收到的定期安全性更新报告进行汇总、分析和评价，于每年 4 月 1 日前将上一年度定期安全性更新报告统计情况和分析评价结果报省级药品监督管理部门和国家药品不良反应监测中心。国家药品不良反应监测中心对收到的定期安全性更新报告进行汇总、分析和评价，于每年 7 月 1 日前将上一年度国产药品和进口药品的定期安全性更新报告统计情况和分析评价结果报国家食品药品监督管理总局和卫计委。

五、药品不良反应评价与控制

（一）药品生产、经营企业、医疗机构的评价与控制措施

药品生产企业应当对收集到的药品不良反应报告和监测资料进行分析、评价，并主动开展药品安全性研究。对已确认发生严重不良反应的药品，应当通过各种有效途径将药品不良反应、合理用药信息及时告知医务人员、患者和公众；采取修改标签和说明书，暂停生产、销售、使用和召回等措施，减少和防止药品不良反应的重复发生。对不良反应大的药品，应当主动申请注销其批准证明文件。

药品经营企业和医疗机构应当对收集到的药品不良反应报告和监测资料进行分析和评价，并采取有效措施减少和防止药品不良反应的重复发生。

（二）省级药品不良反应监测部门及机构的评价与控制措施

省级药品不良反应监测机构每季度对收到的药品不良反应报告进行综合分析，提取需要关注的安全性信息，并进行评价，提出风险管理建议，及时报省级药品监督管理部门、卫生行政部门和国家药品不良反应监测中心。省级药品监督管理部门根据分析评价结果，可以采取暂停生产、销售、使用和召回药品等措施，并监督检查，同时将采取的措施通报同级卫生行政部门。

（三）国家药品不良反应监测部门和机构的评价与控制措施

国家药品不良反应监测中心每季度对收到的严重药品不良反应报告进行综合分析，提取需要关注的安全性信息，并进行评价，提出风险管理建议，及时报国务院药品监督管理部门和国务院卫生行政部门。国家食品药品监督管理部门根据药品分析评价结果，可以要求企业开展药品安全性、有效性相关研究。必要时，应当采取责令修改药品说明书，暂停生产、销售、使用和召回药品等措施，对不良反应大的药品，应当撤销药品批准证明文件，并将有关措施及时通报国务院卫生行政部门。

六、药品不良反应信息管理

（一）药品不良反应信息分析与反馈

各级药品不良反应监测机构对收到的药品不良反应报告和监测资料进行统计和分析，并以适当形式反馈。国家药品不良反应监测中心根据对药品不良反应报告和监测资料的综合分析和评价结果，及时发布药品不良反应警示信息，如《药品不良反应信息通报》

我国于2001年11月启动了药品不良反应信息通报制度。《药品不良反应信息通报》由国家药品不良反应监测中心不定期发布，是及时反馈有关药品新的、严重的安全隐患的技术通报，主要目的是提醒药品生产、经营企业、医疗机构注意被通报的药品品种的安全性隐患，为药品监督管理部门、卫生行政部门的监督管理和医疗机构临床用药提供参考。同时提醒被通报品种的生产企业加强其生产品种的追踪监测，不断深入研究、改进工艺、提高质量，更有效地保障公众安全用药。至2014年2月，我国药品不良反应信息通报已发布60期，为推动我国药品不良反应监测工作，保障广大公众用药安全起到了积极的作用。

（二）药品不良反应信息发布

省级以上药品监督管理部门定期发布药品不良反应报告和监测情况。对于影响较大并造成严重后果的药品群体不良事件，以及其他重要的药品不良反应信息和认为需要统一发布的信息，由国务院食品药品监督管理部门和国务院卫生行政部门统一发布或授权省级药品监督管理部门、卫生行政部门发布。

自 2009 年起，国家食品药品监督管理部门以年度报告的形式，对每年我国药品不良反应监测情况，对药品不良反应监测工作进展、药品不良反应/事件报告情况、数据分析及用药安全提示、药品风险控制等进行了和通报，对实现药品不良反应监测情况的公开和共享，引导药品安全监管方向起到重要作用。

（三）药品信息的保密、共享与利用

在药品不良反应报告和监测过程中获取的商业秘密、个人隐私、患者和报告者信息应当予以保密。鼓励医疗机构、药品生产企业、药品经营企业之间共享药品不良反应信息。药品不良反应报告的内容和统计资料是加强药品监督管理、指导合理用药的依据。

第三节　药品召回管理

一、药品召回管理制度

对通过上市后药品再评价或药品不良反应监测发现存在问题的药品采取暂停、召回、撤市和淘汰等措施，是上市后药品监督管理的主要内容，其中缺陷药品的召回是其中比较重要的制度之一。对于确认存在安全隐患的药品，通过药品召回方式快速、有效地撤回，可以最大程度地减少对消费者健康的危害，保障消费者用药安全，同时也是发挥生产企业产品质量第一责任人作用，督促企业自觉严格地按照 GMP 要求组织生产，提高药品生产企业对药品风险的预警意识，维护生产企业利益的有效手段。

美国是最早实行药品召回制度的国家。1966 年，美国国会通过立法确立了缺陷汽车的产品召回制度，随后缺陷产品召回范围逐渐扩大到可能严重影响消费者人身安全的其他产品，20 世纪 70 年代初期被引入药品安全监管领域，成为对缺陷药品风险控制的有效手段。据报道，2002 年一年，美国共发生了 437 次药品召回行动。

我国对缺陷药品的召回管理起步较晚。2003 年，因关木通的毒副作用，原国家药品监督管理局取消关木通的药用标准，但由于缺失有效手段，已生产上市的含关木通的龙胆泻肝丸并未及时退出市场，使得对患者继续造成危害，引发了对建立药品召回制度的思考。2004 年默沙东制药公司实施在包括中国在内的"万络"（罗非昔布）全球召回行动，为药品召回树立了很好的典型。2004 年 11 月，在武汉市药品监督管理局的倡导下，该市 20 家药品生产企业联名向社会倡议并公开承诺主动召回可能存在安全隐患的药品，并承担全部损失。2006 年 5 月 1 日武汉市食品药品监督管理局发布了《关于限期召回违法药品的暂行规定》，尝试推行违法药品强制召回制度，一定程度上为我国药品召回制度的出台提供了参考。2007 年 12 月 6 日原国家食品药品监督管理局发布实施《药品召回管理办法》，由此建立了我国正式的药品召回管理制度。《药品召

回管理办法》的公布和实施，使药品召回具有了可操作性，填补了这一环节监督管理的空白，标志着我国对缺陷药品的管理步入了规范化轨道。

二、药品召回的定义、等级与分类

（一）药品召回的定义

对于药品召回，各个国家的定义略有不同。美国 FDA 将药品召回定义为企业对FDA 认为违反规定但尚不至采取法律措施（如没收）的已上市产品的撤回或改正，并指出召回不包括撤市和库存回收。欧盟对药品召回的定义是：企业对违反现行法规并可能对公众健康产生潜在危害的上市药品的回收或改正。我国于 2007 年实施的《药品召回管理办法》中，将药品召回定义为：药品生产企业（包括进口药品的境外制药厂商）按照规定的程序收回已上市销售的存在安全隐患的药品。

（二）药品召回的等级和范围

我国《药品召回管理办法》将安全隐患定义为由于研发、生产等原因可能使药品具有的危及人体健康和生命安全的不合理危险，但未对药品召回的范围作出规定。美国将药品召回的范围包括：①药品或说明书的错误使用；②市场销售产品的微生物污染、理化性质的显著变化、其他显著变化或变质，一个或多个批次产品不符合规定的标准范围；③对健康具有急迫或实质性危害（即违反了强制标准或存在危及人身安全的缺陷）的生物制品。

根据药品安全隐患的严重程度，药品召回分为三级。一级召回针对使用该药品可能引起严重健康危害的情形，二级召回针对使用该药品可能引起暂时的或者可逆的健康危害的情形，三级召回针对使用该药品一般不会引起健康危害，但由于其他原因需要收回的情形。级别越高，药品召回的时限越短。已经确认为假药劣药的，不适用召回程序，应根据规定采取销毁等处理措施。药品生产企业应当根据召回分级与药品销售和使用情况，科学设计药品召回计划并组织实施。

（三）药品召回的分类

美国将药品召回分为三种，分别是企业自愿召回、FDA 要求召回和强制召回。我国《药品召回管理办法》将药品召回分为主动召回和责令召回。

主动召回是药品生产企业通过对所收集信息的分析及可能存在安全隐患药品的调查评估，对发现药品存在安全隐患的药品决定和实施召回；责令召回是药品监督管理部门经过调查评估，认为药品存在安全隐患应当召回而未主动召回的，责令药品生产企业召回药品。

三、药品召回的主体和管理部门

（一）药品召回的主体

药品生产企业作为药品安全第一责任人，是药品召回的主体。药品生产企业应当建立和完善药品召回制度，建立健全药品质量保证体系和药品不良反应监测系统，收集药品安全的相关信息，对可能具有安全隐患的药品进行调查、评估，召回存在安全隐患的药品。进口药品的境外制药厂商在境外实施药品召回的，应当及时报告国家药品监督管理部门；在境内进行召回的，由进口单位负责具体实施。

（二）药品召回的协助机构

药品经营企业、使用单位应当协助药品生产企业履行召回义务，按照召回计划的要求及时传达、反馈药品召回信息，控制和收回存在安全隐患的药品。当药品经营企业、使用单位发现其经营、使用的药品存在安全隐患时，应当立即停止销售或者使用该药品，通知药品生产企业或者供货商，并向药品监督管理部门报告。另外，无论是药品生产企业、经营企业和使用单位应当建立和保存完整的购销记录，保证销售药品的可溯源性。

（三）药品召回的管理机构

国家食品药品监督管理部门监督全国药品召回的管理工作。召回药品的生产企业所在地省级药品监督管理部门负责药品召回的监督管理工作，其他省级药品监督管理部门应当配合、协助做好药品召回的有关工作。国家食品药品监督管理总局和省级药品监督管理部门应当建立药品召回信息公开制度，采用有效途径向社会公布存在安全隐患的药品信息和药品召回的情况。

四、药品安全隐患的调查与评估

（一）药品质量与不良反应信息收集与报告

药品生产企业应当建立健全药品质量保证体系和药品不良反应监测系统，收集、记录药品的质量问题与药品不良反应信息，并按规定及时向药品监督管理部门报告。

（二）药品安全隐患调查

药品生产企业应当对药品可能存在的安全隐患进行调查，药品监督管理部门对药品可能存在的安全隐患开展调查时，药品生产企业应当予以协助。药品经营企业、使用单位应当配合药品生产企业或者药品监督管理部门开展有关药品安全隐患的调查，提供有关资料。

（三）药品安全隐患调查内容

药品安全隐患调查的内容应当根据实际情况确定，可以包括：①已发生药品不良事件的种类、范围及原因；②药品使用是否符合药品说明书、标签规定的适应证、用法用量的要求；③药品质量是否符合国家标准，药品生产过程是否符合 GMP 等规定，药品生产与批准的工艺是否一致；④药品储存、运输是否符合要求；⑤药品主要使用人群的构成及比例；⑥可能存在安全隐患的药品批次、数量及流通区域和范围；⑦其他可能影响药品安全的因素。

（四）药品安全隐患评估内容

药品安全隐患评估的主要内容包括：①该药品引发危害的可能性，以及是否已经对人体健康造成了危害；②对主要使用人群的危害影响；③对特殊人群，尤其是高危人群的危害影响，如老年、儿童、孕妇、肝肾功能不全者、外科病人等；④危害的严重与紧急程度；⑤危害导致的后果。

五、主动召回的程序和要求

（一）召回通知和报告

药品生产企业在作出药品召回决定后，应当制定召回计划并组织实施，一级召回在 24 小时内，二级召回在 48 小时内，三级召回在 72 小时内，通知到有关药品经营企业、使用单位停止销售和使用，同时向所在地省级药品监督管理部门报告。

（二）调查评估报告和召回计划的提交与评估

1. 调查评估报告的内容　调查评估报告应包括：①召回药品的具体情况，包括名称、批次等基本信息；②实施召回的原因；③调查评估结果；④召回分级。

2. 召回计划内容　召回计划应包括：①药品生产销售情况及拟召回的数量；②召回措施的具体内容，包括实施的组织、范围和时限等；③召回信息的公布途径与范围；④召回的预期效果；⑤药品召回后的处理措施；⑥联系人的姓名及联系方式。

3. 提交与评估　药品生产企业在启动药品召回后，一级召回在 1 日内，二级召回在 3 日内，三级召回在 7 日内，应当将调查评估报告和召回计划提交给所在地省级药品监督管理部门备案。省级药品监督管理部门应当将收到一级药品召回的调查评估报告和召回计划报告国家药品监督管理部门。药品生产企业对上报的召回计划进行变更时，应及时报药品监督管理部门备案。

省级药品监督管理部门可以根据实际情况组织专家对药品生产企业提交的召回计划进行评估，认为药品生产企业所采取的措施不能有效消除安全隐患的，可以要求药品生产企业采取扩大召回范围、缩短召回时间等更为有效的措施。

（三）药品召回、处理及进展汇报

药品生产企业在实施召回的过程中，一级召回每日，二级召回每 3 日，三级召回每 7 日，向所在地省级药品监督管理部门报告药品召回进展情况。对召回药品的处理应当有详细的记录，并向所在地省级药品监督管理部门报告。必须销毁的药品，应当在药品监督管理部门监督下销毁。

（四）召回效果评估与反馈

药品生产企业在召回完成后，应当对召回效果进行评价，向所在地省级药品监督管理部门提交药品召回总结报告。省级药品监督管理部门应当自收到总结报告之日起 10 日内对报告进行审查，并对召回效果进行评价，必要时组织专家进行审查和评价。审查和评价结论应当以书面形式通知药品生产企业。

经过审查和评价，认为召回不彻底或者需要采取更为有效的措施的，药品监督管理部门应当要求药品生产企业重新召回或者扩大召回范围。

六、责令召回程序与要求

药品监督管理部门经过调查评估，认为存在安全隐患应当召回，而药品生产企业未主动召回的，可责令药品生产企业召回药品。必要时，药品监督管理部门可以要求药品生产企业、经营企业和使用单位立即停止销售和使用该药品。

药品监督管理部门作出责令召回决定，将责令召回通知书送达药品生产企业。药品生产企业在收到责令召回通知书后，按照主动召回的程序，通知药品经营企业和使用单位，制定、提交召回计划组织实施并按规定向药品监督管理部门报告药品召回的相关情况，进行召回药品的后续处理。药品监督管理部门对召回效果进行审查、评价并根据评价结果决定是否要求药品生产企业重新召回或者扩大召回范围。

第四节 其他药品上市后监督管理制度

一、药品质量公告制度

（一）药品质量公告制度的建立和意义

药品质量抽查检验是上市后药品质量监管的重要手段，而药品质量公告则是与药品质量抽验工作密切相联的一项重要制度，是使公众及时了解药品质量状况，进而督促各机构规范生产、经营、使用行为，接受公众的监督，保证产品质量的必要措施。

《中华人民共和国药品管理法》规定，国务院和省、自治区、直辖市人民政府的药品监督管理部门应当定期公告药品质量抽查检验的结果。《药品管理法实施条例》第59条进一步明确，国务院和省级药品监督管理部门应当根据药品质量抽查检验结果，定期发布药品质量公告。2006年国家药品监督管理局颁布的《药品质量抽查检验管理规定》中，对药品质量公告作了具体规定。

（二）药品质量公告的主体和程序

根据《药品管理法》的规定，行使药品质量公告职权的主体是国务院和省级药品监督管理部门。

1. 国家药品质量公告 国家药品质量告发布前，涉及内容的核实由省级药品监督管理部门负责。省级药品监督管理部门可以组织省级药品检验机构具体落实。核实结果应当经省级药品监督管理部门加盖印章予以确认后按要求报中国药品生物制品检定所汇总。在核实中，对企业反映的情况，应当查证其购销记录、生产记录等原始文件，必要时，应当进行进一步的调查予以确认。对接到不合格报告书后已经立案调查的，核实工作可与立案调查工作结合进行。

2. 省（区、市）药品质量公告 省（区、市）药品质量公告发布前，由省级药品监督管理部门组织核实。涉及外省不合格药品的，应当及时通知相关的省级药品监督管理部门协助核实。省（区、市）药品质量公告，应当及时通过国务院药品监督管理部门网站向社会公布，并在发布后5个工作日内报国务院药品监督管理部门备案。公告不当的，必须在原公告范围内予以更正。

（三）药品质量公告的时间

根据《药品质量抽查检验管理规定》，国家药品质量公告应当根据药品质量状况及时或定期发布。对由于药品质量严重影响用药安全、有效的，应当及时发布；对药品的评价抽验，应给出药品质量分析报告，定期在药品质量公告上予以发布。省（区、市）药品质量公告的发布由各省（区、市）药品监督管理部门自行规定。

（四）药品质量公告的内容

药品质量公告应当包括抽验药品的品名、检品来源、生产企业、生产批号、药品规格、检验机构、检验依据、检验结果、不合格项目等内容。

二、药品安全信用管理制度

为改善药品安全信用环境，培育药品安全信用意识，规范药品企业生产经营行为和药品市场秩序，2004 年 9 月，原国家食品药品监督管理局制定《药品安全信用分类管理暂行规定》，通过评定信用等级、实行分级监管，达到对涉药单位有效监管，引导并推动药品市场信用体系建设发展。

药品安全信用分类管理单位包括药品、医疗器械生产、经营企业和研制单位。药品安全信用分类管理工作包括：建立药品、医疗器械生产经营企业和研制单位的信用信息档案，根据信用等级标准划分信用等级，并按照信用等级给予相应的奖惩。国家食品药品监督管理部门对各级食品药品监督管理部门开展信用分类管理工作进行指导和监督。县级以上食品药品监督管理部门依据法定职责和工作权限，负责本辖区内的药品安全信用分类管理工作。

药品安全信用信息档案的主要内容包括药品、医疗器械生产、经营企业和研制单位登记注册信息及对其的日常监管信息。药品安全信用等级分为守信、警示、失信、严重失信四级。确定药品安全信用等级的原则以是否有因违反药品、医疗器械监督管理法律、法规和规章等而被处以刑事或者行政处罚作为信用等级划分的主要标准，以违法行为情节的轻重和主观过错的大小作为信用等级划分的辅助标准。药品安全信用等级采用动态认定的方法。食品药品监督管理部门应当按照药品安全信用等级划分标准，对已经达到某一信用等级的药品、医疗器械生产、经营企业和研制单位，作出相应的认定。对被认定为守信等级的，食品药品监督管理部门给予政策支持；对被认定为警示、失信或者严重失信等级的，采取防范、提示、加强日常和专项监管等措施予以惩戒。

三、药品安全"黑名单"管理制度

为进一步加强药品和医疗器械安全监督管理，推进诚信体系建设，完善行业禁入和退出机制，督促和警示生产经营者全面履行质量安全责任，依据《药品管理法》、《行政许可法》、《医疗器械监督管理条例》、《政府信息公开条例》以及其他相关法律、行政法规，2012 年 8 月 16 日，原国家食品药品监督管理局颁布《药品安全"黑名单"管理规定（试行）》。

（一）药品安全"黑名单"的含义

根据规定，省级以上食品药品监督管理部门应当按照要求建立药品安全"黑名单"，将因严重违反药品、医疗器械管理法律、法规、规章受到行政处罚的生产经营者及其直接负责的主管人员和其他直接责任人员（以下简称责任人员）的有关信息，通过政务网站公布，接受社会监督。

符合下列情形之一、受到行政处罚的严重违法生产经营者，应当纳入药品安全"黑名单"："（1）生产销售假药、劣药被撤销药品批准证明文件或者被吊销《药品生产许可证》、《药品经营许可证》或《医疗机构制剂许可证》的；（2）未取得医疗器械产品注册证书生产医疗器械，或者生产不符合国家标准、行业标准的医疗器械情节严重，或者其他生产、销售不符合法定要求医疗器械造成严重后果，被吊销医疗器械产品注册证书、《医疗器械生产企业许可证》、《医疗器械经营企业许可证》的；（3）在申请相关行政许可过程中隐瞒有关情况、提供虚假材料的；（4）提供虚假的证明、文件资料样品或者采取其他欺骗、贿赂等不正当手段，取得相关行政许可、批准证明文件或者其他资格的；（5）在行政处罚案件查办过程中，伪造或者故意破坏现场，转移、隐匿、伪造或者销毁有关证据资料，以及拒绝、逃避监督检查或者拒绝提供有关情况和资料，擅自动用查封扣押物品的；（6）因药品、医疗器械违法犯罪行为受到刑事处罚的；（7）其他因违反法定条件、要求生产销售药品、医疗器械，导致发生重大质量安全事件的，或者具有主观故意、情节恶劣、危害严重的药品、医疗器械违法行为。生产销售假药及生产销售劣药情节严重、受到十年内不得从事药品生产、经营活动处罚的责任人员，也应当纳入药品安全'黑名单'。"

（二）管理部门及公布范围

国家食品药品监督管理部门负责全国药品安全"黑名单"管理工作，各省级食品药品监督管理部门负责本行政区域内药品安全"黑名单"管理工作。

药品安全"黑名单"应当按照依法公开、客观及时、公平公正的原则予以公布。省级以上食品药品监督管理部门应当在其政务网站主页的醒目位置设置"药品安全'黑名单'专栏"，并由专人管理、及时更新。

国家食品药品监督管理部门依照规定将其查办的重大行政处罚案件涉及的生产经营者、责任人员在"药品安全'黑名单'专栏"中予以公布。

各省（区、市）食品药品监督管理部门在其政务网站"药品安全'黑名单'专栏"中公布本行政区域内纳入药品安全"黑名单"的生产经营者、责任人员，并报国家食品药品监督管理局。国家食品药品监督管理部门"药品安全'黑名单'专栏"转载各省（区、市）食品药品监督管理部门公布的药品安全"黑名单"。

（三）公布内容、时限及其他行政处罚措施

药品安全"黑名单"公布事项包括违法生产经营者的名称、营业地址、法定代表人或者负责人，以及责任人员的姓名、职务、身份证号码（隐去部分号码）、违法事由、行政处罚决定、公布起止日期等信息。

在公布药品安全"黑名单"时，对具有不同具体情形的生产经营者，应当按照行政处罚决定一并公布禁止其从事相关活动的期限。在"药品安全'黑名单'专栏"中公布违法生产经营者、责任人员的期限，应当与其被采取行为限制措施的期限一致。法律、行政法规未规定行为限制措施的，公布期限为两年。期限从作出行政处罚决定之日起计算。

公布期限届满，"药品安全'黑名单'专栏"中的信息转入"药品安全'黑名单'数据库"，供社会查询。食品药品监督管理部门在办理药品、医疗器械相关行政许可事项时，应当对照"药品安全'黑名单'专栏"中的信息进行审查，对申请人具有禁止其从事相关活动期限所列情形的不予许可。对"药品安全'黑名单'专栏"中公布的违法生产经营者，食品药品监督管理部门应当记入监管档案，并采取增加检查和抽验频次、责令定期报告质量管理情况等措施，实施重点监管。

执业药师 考点

《药品不良反应报告和监测管理办法》：药品不良反应相关定义；宗旨、适用范围、报告制度；管理部门及职责；报告与处置；药品重点监测；评价与控制。

《药品召回管理办法》：药品召回、安全隐患的界定；药品生产企业、经营企业、使用单位有关药品召回的责任与义务；药品安全隐患的调查与评估；主动召回；责令召回。

思考题

1. 药品风险管理和药物警戒的定义分别是什么？它们有哪些异同之处？

2. 药品上市后再评价的概念是什么？为什么要开展药品上市后再评价？我国开展的药品上市后再评价工作有哪些？

3. 药品不良反应、药品不良事件、新的、严重的、群体不良反应的定义分别是什么？

4. 我国个例药品不良反应、群体药品不良反应、境外严重药品不良反应以及定期安全性更新报告的程序是什么？

5. 药品召回的主体是谁？药品主动召回、责令召回的程序是什么？

（胡　明）

第十章 ▶ 特殊管理药品

要点导航

掌握：麻醉药品和精神药品的监督管理

熟悉：特殊管理药品（麻醉药品、精神药品、放射性药品、医疗用毒性药品）的定义、品种及其研发、生产、经营、使用、运输等方面的重要规定；疫苗的分类、供应和限制、违法责任处理。

了解：特殊管理药品的主要法律责任。

第一节 特殊管理药品概述

案例 10－1

2011 年 6 月 13 日，江苏省溧水百缘药房有限公司当班员工为谋取非法利益，未按照原国家食品药品监督管理局《关于切实加强部分含特殊药品复方制剂销售管理的通知》（国食药监安〔2009〕503 号）中销售含麻制剂非处方药一次不得超过 5 个最小包装的规定，将 400 盒复方盐酸伪麻黄碱缓释胶囊（新康泰克）销售给不明身份的人员，造成大量含麻制剂流入制毒分子手中。2012 年 2 月 22 日，根据南京市食品药品监督管理局的调查结果，溧水百缘药房有限公司违法销售含麻制剂属实，且被制毒分子用于制作毒品，造成了严重后果。

思考：麻醉药品的危害。

一、特殊管理药品的相关概念

（一）特殊药品的概念及其特殊性

《中华人民共和国药品管理法》第三十五条规定，国家对麻醉药品、精神药品、医疗用毒性药品、放射性药品，实行特殊管理（简称为"麻、精、毒、放"）。

特殊管理药品之所以被实施特殊的管制，源于这些药品虽然本身有着重要的医疗价值，在防病治病及维护公众健康方面有着积极的作用，但这类药品同时具有不易掌控的毒副作用，如果不加以管控，极易危害公众的身心健康甚至危害社会，国家因此出台一系列相应的管理办法和措施，对这些特殊管理的药品进行严格的管制。

我国《刑法》第 357 条规定，毒品指鸦片、海洛因、甲基苯丙胺（冰毒）、吗啡、大麻、可卡因以及国家规定管制的其他能够使人形成瘾癖的麻醉药品和精神药品。因此，当麻醉药品等被滥用时，视为毒品，特殊药品的管理也与禁毒工作有着紧密的联系。

（二）其他相关术语

1. 药物滥用 广义的药物滥用是指不合理用药，而狭义的药物滥用是指以非医疗目的过度地使用具有依赖性特性或潜力的药物的行为。这种药物滥用行为的特征有三点：一是以非医疗目的反复、无节制地用药；二是对用药的个体造成精神和身体的危害大；三是引发严重的公共卫生问题和社会危害。

国际公约中确定的药物滥用的范围主要有：①麻醉性药品：阿片类、可卡因类、大麻类。②精神药品：镇静催眠药、抗焦虑药、中枢兴奋药、致幻剂。③其他：挥发性有机溶剂、烟草、酒精。

2. 药物耐受性 药物耐受性是指人体在重复用药情况下形成的一种对药物的反应性逐渐减弱、药学效价降低的状态。

3. 药物依赖性 药物依赖性又称药物成瘾性，是指带有强制性的渴求、追求与不间断地使用某种或某些药物或物质，使机体形成一种特殊的精神状态和特殊的身体状态。

能引起依赖性的药物常兼有精神依赖性和身体依赖性，阿片类和催眠镇痛药在反复用药过程中，先产生精神依赖性，后产生身体依赖性。可卡因、苯丙胺类中枢兴奋药主要引起精神依赖性，但大剂量使用也会产生身体依赖性。少数药物如致幻剂只产生精神依赖性而无身体依赖性。

二、我国特殊管理药品的监督管理历程

（一）新中国建立以前

我国特殊管理的药品的监管历史可以追溯到从 19 世纪中叶，西方殖民主义者强行向中国输入鸦片。晚清、民国禁毒历程的"三次禁毒运动"为新中国成立后的禁毒立法奠定了基础。1839 年，在道光皇帝支持下，以林则徐"虎门销烟"为代表的第一次禁烟运动。第二次禁毒运动是 1909 年上海万国禁烟会，标志着将中国禁毒纳入世界联合反毒体系的开端。第三次禁毒运动始于南京国民政府 1935 年推出"六年禁烟""两年禁毒"计划，包括抗战胜利后进行的"两年断禁"工作。虽然战争因素导致当时政府的禁毒工作做得并不到位，但其取得的效果仍值得肯定，烟毒泛滥的势头有所回落。

（二）新中国成立后

中华人民共和国成立后，政府采取坚决措施，在全国范围内开展了禁毒运动，收缴毒品，禁种罂粟，封闭烟馆，严厉惩办制贩毒品活动，1953 年中国政府宣布已是一个无毒国，基本禁绝了为患百年的烟毒，创造了举世公认的奇迹。

到改革开放前，中央人民政府出台一系列政策、通知、指示等。主要有 1950 年 9 月 12 日内务部《关于贯彻严禁烟毒工作的指示》；1951 年 2 月 10 日原卫生部公布《麻醉药品临时登记处理办法》、《管理麻醉药品暂行条例》和《管理麻醉药品暂行条例实

施细则》；1952 年 4 月 15 日中央批转公安部《关于开展全国规模的禁毒运动的报告》；1952 年 12 月 12 日政务院《关于推行戒烟、禁种鸦片和收缴农村存毒的工作指示》；1963 年 2 月 26 日中央批转原卫生部党组《关于加强去氧麻黄素等剧毒药品管理的报告》；1963 年 5 月 26 日中央《关于严禁鸦片、吗啡毒害的通知》；以及 1973 年 1 月 13 日国务院《关于严禁私种罂粟和贩卖、吸食鸦片等毒品的通知》。

改革开放后，严格管理、禁止滥用麻醉药品和精神药品。在立法方面，1984 年 9 月通过《中华人民共和国药品管理法》，其第三十五条规定，国家对麻醉药品、精神药品实行特殊的管理办法。在行政法规的建设上，国务院先后发布《麻醉药品管理条例》（1978 年 9 月 13 日）、《麻醉药品管理办法》（1987 年 11 月 28 日）和《精神药品管理办法》（1988 年 12 月 27 日），分别对麻醉药品和精神药品的生产、供应、运输、使用、进出口的管理作出了明确规定。

为加强对麻醉药品和精神药品的管理，保证麻醉药品和精神药品的合法、安全、合理使用，防止流入非法渠道，2005 年 8 月 3 日，国务院发布了新的《麻醉药品和精神药品管理条例》。同年，原国家食品药品监督管理局依据《麻醉药品和精神药品管理条例》，颁布了《麻醉药品和精神药品生产管理办法（试行）》、《麻醉药品和精神药品经营管理办法（试行）》、《医疗机构麻醉药品、第一类精神药品管理规定》、《麻醉药品和精神药品邮寄管理办法》等多个配套规范。

对其他特殊管理的药品，1980 年以来，政府对易制毒化学品和麻黄素也实行严格的管制，不断健全管制易制毒化学品的规定。例如，1988 年 10 月对醋酸酐、乙醚、三氯甲烷三类可供制造海洛因等毒品的化学品实行出口管制。1993 年 1 月，中国对《联合国禁止非法贩运麻醉药品和精神药物公约》所列举的 22 种易制毒化学品实行出口许可证管理。1996 年 6 月，又规定对上述 22 种易制毒化学品实行进口许可证管理。1997 年 4 月，外贸部门发布《易制毒化学品进出口管理暂行规定》，1999 年 12 月正式发布《易制毒化学品进出口管理规定》。1992 年至 1998 年，多次发布关于麻黄素管理方面的规定。1998 年 3 月，国务院发出《关于进一步加强麻黄素管理的通知》，规定对麻黄素的生产、经营、运输、使用、出口实行专项管理。1998 年 12 月，有关部门联合下发《关于加强麻黄素类产品出口管理有关问题的通知》，对麻黄素各种盐类、粗品、衍生物和单方制剂等 12 个品种全部实行出口管制。

三、国际特殊管理药品的监督管理历程

（一）国际合作

中国政府积极参与国际麻醉药品与精神药品的管制事务。1985 年 6 月，中国批准加入经 1972 年议定书修正的联合国《1961 年麻醉品单一公约》、《1971 年精神药物公约》。1989 年 9 月，中国批准加入《联合国禁止非法贩运麻醉药品和精神药物公约》。1992 年 6 月，中国、缅甸和联合国禁毒署在缅甸仰光签署《中国、缅甸和联合国禁毒署三方禁毒合作项目》。1993 年 10 月，中国、缅甸、泰国、老挝和联合国禁毒署签署《禁毒谅解备忘录》，确定在次区域禁毒合作中保持高级别接触。1995 年 5 月，中国、越南、老挝、泰国、缅甸、柬埔寨及联合国禁毒署在北京召开第一次次区域禁毒合作部长级会议，通过《北京宣言》，并签署《次区域禁毒行动计划》。中国与美国从 1985

年开始进行禁毒合作，1987 年，两国政府签署《中美禁毒合作备忘录》。1997 年，中美两国首脑签署包括禁毒合作内容的《中美联合声明》，随后两国政府互派了禁毒联络官。中国也开展与俄罗斯、哈萨克斯坦、吉尔吉斯斯坦、塔吉克斯坦等在禁毒领域的合作。1996 年 4 月，中俄两国签署《关于禁止非法贩运和滥用麻醉药品及精神药物的合作协议》。1998 年，中、哈、吉、俄、塔五国元首共同签署联合声明，把打击毒品犯罪和跨国犯罪作为五国合作的一条重要内容。此外，中国政府还与墨西哥、印度、巴基斯坦、哥伦比亚、塔吉克斯坦等国签署了双边禁毒合作协议。

（二）国际麻醉药品和精神药品管制机构

国际上专门组建了管制机构，对世界范围内的麻醉药品和精神药品等特殊管理的药品进行全面监管。它们包括了经济与社会理事会（EconomiC and SoeialCouneil，简称 ECOSOC）、麻醉药品委员会（Commissionon Narcotic Drugs，简称 CND）、麻醉药品司（Division of Narcotic Drugs，简称 DND）、国际麻醉品管制局（xnternational Narcotics Control Board，简称 INCB）、联合国控制药物滥用基金（United Nation Fund for Drug Abuse Control，简称 UNNFDAC）、联合国国际药物管制规划署（The United Nations International Drug Control Programme，简称 UNDCP）、世界卫生组织（World Health organization，简称 WHO）、国际刑警组织（International Criminal Police Organaization - INTERPOL，简称 ICPO）等。

其中，联合国大会于 1990 年 12 月成立了联合国国际药物管制规划署（简称药管署），药管署统一了联合国药物滥用管制结构，使联合国能够加强其作为国际统一行动主要联络点的作用。药管署的任务包括了原国际麻醉品管制局秘书处、麻醉药品司以及联合国药物滥用管制基金的任务，是整个国际药物管制系统的一个组成部分。

第二节　麻醉药品和精神药品的管理

一、麻醉药品和精神药品的概念及分类

（一）麻醉药品的概念及分类

1. 麻醉药品的概念　麻醉药品，是指对中枢神经有麻醉作用，具有依赖性潜力，连续使用、滥用或者不合理使用，易产生身体依赖性和精神依赖性，能成瘾癖的药品、药用原植物或其他物质。

2. 麻醉药品的分类及品种　我国规定麻醉药品主要包括阿片类、可卡因类、大麻类、合成麻醉药类及国务院药品监督管理部门指定的其他易成瘾癖的药品、药用原植物及其制剂。

根据国家食品药品监督管理总局、中华人民共和国公安部、中华人民共和国国家卫生和计划生育委员会联合于 2013 年 11 月 11 日公布的《关于公布麻醉药品和精神药品品种目录的通知》中规定，《麻醉药品品种目录（2013 年版）》和《精神药品品种目录（2013 年版）》于 2014 年 1 月 1 日起施行。

根据《麻醉药品品种目录（2013 年版）》，麻醉药品共 121 种。我国生产及使用的有 22 种：可卡因、罂粟浓缩物、二氢埃托啡、地芬诺酯、芬太尼、氢可酮、氢吗啡酮、美

沙酮、吗啡、阿片、羟考酮、哌替啶、瑞芬太尼、舒芬太尼、蒂巴因、可待因、右丙氧芬、双氢可待因、乙基吗啡、福尔可定、布桂嗪、罂粟壳。（麻醉药品详见附录）

（二）精神药品的概念及分类

1. 精神药品的概念 精神药品是指直接作用中枢神经系统，使之兴奋或抑制，连续使用能产生药物依赖性的药品或其他物质。

2. 精神药品的分类及品种 精神药品根据对人体产生依赖性的程度不同，分为第一类精神药品和第二类精神药品。其中第一类精神药品比第二类精神药品更易产生依赖性，其毒性和成瘾性更强，因此对其管理更加严格。

根据《精神药品品种目录（2013 年版）》，精神药品共 149 种。我国生产和使用的第一类精神药品有 7 种：哌醋甲酯、司可巴比妥、丁丙诺啡、γ-羟丁酸、氯胺酮、马吲哚、三唑仑。

我国生产和使用的第二类精神药品有 27 种：异戊巴比妥、格鲁米特、喷他佐辛、戊巴比妥、阿普唑仑、巴比妥、氯硝西泮、地西泮、艾司唑仑、氟西泮、劳拉西泮、甲丙氨酯、咪达唑仑、硝西泮、奥沙西泮、匹莫林、苯巴比妥、唑吡坦、丁丙诺啡透皮贴剂、布托啡诺及其注射剂、咖啡因、安钠咖、地佐辛及其注射剂、麦角胺咖啡因片、氨酚氢可酮片、曲马多、扎来普隆。（精神药品详见附录）

二、麻醉药品和精神药品监督管理的部门职责

根据《麻醉药品和精神药品管理条例》，麻醉药品和精神药品的监督管理部门及其职责如表 10-1 所列：

表 10-1　麻醉药品和精神药品监督管理部门及其职责

监管部门	职责
国务院药品监督管理部门	负责全国麻醉药品和精神药品的监督管理工作，并会同国务院农业主管部门对麻醉药品药用原植物实施监督管理，根据麻醉药品年度生产计划制定麻醉药品药用原植物年度种植计划。
国务院农业主管部门	会同国务院药品监督管理部门对麻醉药品药用原植物实施监督管理。
国务院公安部门	负责对造成麻醉药品药用原植物、麻醉药品和精神药品流入非法渠道的行为进行查处。
国务院其他有关部门	在各自职责范围内负责与麻醉药品和精神药品有关的管理工作。
省级药品监督管理部门	负责本行政区域内麻醉药品和精神药品的监督管理工作。
县级以上地方公安机关	负责对本行政区域内造成麻醉药品和精神药品流入非法渠道的行为进行查处。
县级以上地方人民政府其他有关主管部门	在各自职责范围内负责与麻醉药品和精神药品有关的管理工作。

在各级管理机构严格履行监督管理的同时，麻醉药品和精神药品生产、经营企业和使用单位可以依法参加行业协会。行业协会应当加强行业自律管理。

三、麻醉药品和精神药品的种植、实验研究和生产管理

国家根据麻醉药品和精神药品的医疗、国家储备和企业生产所需原料的需要确定需求总量，对麻醉药品药用原植物的种植、麻醉药品和精神药品的生产实行总量控制。

（一）麻醉药品药用原植物的种植管理

国务院药品监督管理部门和农业主管部门根据麻醉药品年度生产计划，制定麻醉药品药用原植物年度种植计划。麻醉药品药用原植物种植企业应当向国务院药品监督管理部门和农业主管部门定期报告种植情况。麻醉药品药用原植物种植企业由国务院药品监督管理部门和农业主管部门共同确定，其他单位和个人不得种植麻醉药品药用原植物。

（二）麻醉药品和精神药品的实验研究管理

开展麻醉药品和精神药品实验研究活动应当具备下列条件，并经国务院药品监督管理部门批准：

（1）以医疗、科学研究或者教学为目的；

（2）有保证实验所需麻醉药品和精神药品安全的措施和管理制度；

（3）单位及其工作人员2年内没有违反有关禁毒的法律、行政法规规定的行为。

申请人开展麻醉药品和精神药品实验研究应当填写《麻醉药品和精神药品实验研究立项申请表》，连同相关资料报所在地省级药品监督管理部门。经省级药品监督管理部门初审后报国务院药品监督管理部门审查，必要时国务院药品监督管理部门可以要求申请人补充技术资料，并发给《麻醉药品和精神药品实验研究立项补充通知件》。符合规定的，由国务院药品监督管理部门发给《麻醉药品和精神药品实验研究立项批件》，该立项批件不得转让。

麻醉药品和第一类精神药品的临床试验，不得以健康人为受试对象。

药品研究单位在普通药品的实验研究过程中，若产生规定的管制品种，应当立即停止实验研究活动，并向国务院药品监督管理部门报告。国务院药品监督管理部门应当根据情况，及时作出是否同意其继续实验研究的决定。

（三）麻醉药品和精神药品的生产管理

国家对麻醉药品和精神药品实行定点生产制度。由国务院药品监督管理部门根据麻醉药品和精神药品的需求总量，制定年度生产计划；按照合理布局、总量控制的原则，确定麻醉药品和精神药品定点生产企业的数量和布局，并进行调整、公布。定点生产企业应当严格按照麻醉药品和精神药品年度生产计划安排生产，并依照规定向所在地省、自治区、直辖市人民政府药品监督管理部门报告生产情况。

麻醉药品和精神药品的定点生产企业应当具备下列条件：

（1）有药品生产许可证；

（2）有麻醉药品和精神药品实验研究批准文件；

（3）有符合规定的麻醉药品和精神药品生产设施、储存条件和相应的安全管理设施；

（4）有通过网络实施企业安全生产管理和向药品监督管理部门报告生产信息的能力；

（5）有保证麻醉药品和精神药品安全生产的管理制度；

（6）有与麻醉药品和精神药品安全生产要求相适应的管理水平和经营规模；

（7）麻醉药品和精神药品生产管理、质量管理部门的人员应当熟悉麻醉药品和精神药品管理以及有关禁毒的法律、行政法规；

（8）没有生产、销售假药、劣药或者违反有关禁毒的法律、行政法规规定的行为；

（9）符合国务院药品监督管理部门公布的麻醉药品和精神药品定点生产企业数量和布局的要求。

麻醉药品和精神药品的生产包装中必须有专有标识。（特殊管理药品的专有标识详见附录：特殊药品的专有标识）

从事麻醉药品、第一类精神药品生产以及第二类精神药品原料药生产的企业，应当经所在地省级药品监督管理部门初步审查，由国务院药品监督管理部门批准；从事第二类精神药品制剂生产的企业，应当经所在地省级药品监督管理部门批准。定点生产企业生产麻醉药品和精神药品，应当依照药品管理法的规定取得药品批准文号。未取得药品批准文号的，不得生产麻醉药品和精神药品。经批准定点生产的麻醉药品、第一类精神药品和第二类精神药品原料药不得委托加工。第二类精神药品制剂可以委托加工。具体按照药品委托加工有关规定办理。

四、麻醉药品和精神药品的经营管理

（一）经营制度

国家对麻醉药品和精神药品实行定点经营制度。

由国务院药品监督管理部门根据麻醉药品和第一类精神药品的需求总量，确定麻醉药品和第一类精神药品的定点批发企业布局，并根据年度需求总量对布局进行调整、公布。

药品经营企业不得经营麻醉药品原料药和第一类精神药品原料药。但是，供医疗、科学研究、教学使用的小包装的上述药品可以由国务院药品监督管理部门规定的药品批发企业经营。

麻醉药品和精神药品定点批发企业除应当具备药品管理法第十五条规定的药品经营企业的开办条件外，还应当具备下列条件：

（1）有符合本条例规定的麻醉药品和精神药品储存条件；

（2）有通过网络实施企业安全管理和向药品监督管理部门报告经营信息的能力；

（3）单位及其工作人员2年内没有违反有关禁毒的法律、行政法规规定的行为；

（4）符合国务院药品监督管理部门公布的定点批发企业布局。

麻醉药品和第一类精神药品的定点批发企业，还应当具有保证供应责任区域内医疗机构所需麻醉药品和第一类精神药品的能力，并具有保证麻醉药品和第一类精神药品安全经营的管理制度。

（二）企业审批

1. 批发企业审批　跨省、自治区、直辖市从事麻醉药品和第一类精神药品批发业务的企业（以下称全国性批发企业），应当经国务院药品监督管理部门批准；在本省、自治区、直辖市行政区域内从事麻醉药品和第一类精神药品批发业务的企业（以下称区域性批发企业），应当经所在地省级药品监督管理部门批准。专门从事第二类精神药品批发业务的企业，应当经所在地省级药品监督管理部门批准。

全国性批发企业和区域性批发企业可以从事第二类精神药品批发业务。

国务院药品监督管理部门在批准全国性批发企业以及省、自治区、直辖市药品监督管理部门在批准区域性批发企业时，应当综合各地区人口数量、交通、经济发展水平、医疗服务情况等因素，确定其所承担供药责任的区域。

2. 零售（连锁）企业审批 麻醉药品和第一类精神药品不得零售。申请零售第二类精神药品的药品零售连锁企业，应当向所在地设区的市级药品监督管理机构提出申请，经批准后，方可从事经营活动。经所在地设区的市级药品监督管理部门批准，实行统一进货、统一配送、统一管理的药品零售连锁企业可以从事第二类精神药品零售业务。除经批准的药品零售连锁企业外，其他药品经营企业不得从事第二类精神药品零售活动。

（三）购销管理

1. 麻醉药品和第一类精神药品的购销 全国性批发企业应当从定点生产企业购进麻醉药品和第一类精神药品。区域性批发企业可以从全国性批发企业购进麻醉药品和第一类精神药品；经所在地省级药品监督管理部门批准，也可以从定点生产企业购进麻醉药品和第一类精神药品。

全国性批发企业可以向区域性批发企业，或者经省级药品监督管理部门批准可以向取得麻醉药品和第一类精神药品使用资格的医疗机构以及经批准的其他单位销售麻醉药品和第一类精神药品。区域性批发企业可以向本省、自治区、直辖市行政区域内取得麻醉药品和第一类精神药品使用资格的医疗机构销售麻醉药品和第一类精神药品。

2. 第二类精神药品的购销 从事第二类精神药品批发业务的企业可以从第二类精神药品定点生产企业、全国性批发企业、区域性批发企业、其他专门从事第二类精神药品批发业务的企业购进第二类精神药品。

从事第二类精神药品批发业务的企业可以将第二类精神药品销售给定点生产企业、全国性批发企业、区域性批发企业、其他专门从事第二类精神药品批发业务的企业、医疗机构和从事第二类精神药品零售的药品零售连锁企业。

第二类精神药品零售企业应当凭执业医师出具的处方，按规定剂量销售第二类精神药品，并将处方保存2年备查；禁止超剂量或者无处方销售第二类精神药品；不得向未成年人销售第二类精神药品。

3. 麻醉药品和精神药品实行政府定价，在制定出厂和批发价格的基础上，逐步实行全国统一零售价格。具体办法由国务院价格主管部门制定。

五、麻醉药品和精神药品的使用管理

（一）购用管理

1. 药品生产企业 药品生产企业需要以麻醉药品和第一类精神药品为原料生产普通药品的，应当向所在地省、自治区、直辖市药品监督管理部门报送年度需求计划，由省级药品监督管理部门汇总报国务院药品监督管理部门批准后，向定点生产企业购买。

药品生产企业需要以第二类精神药品为原料生产普通药品的，应当将年度需求计划报所在地省级药品监督管理部门，并向定点批发企业或者定点生产企业购买。

2. 科研教学单位 科学研究、教学单位需要使用麻醉药品和精神药品开展实验、教学活动的，应当经所在地省级药品监督管理部门批准，向定点批发企业或者定点生产企业购买。需要使用麻醉药品和精神药品的标准品、对照品的，应当经所在地省级药品监督管理部门批准，向国务院药品监督管理部门批准的单位购买。

3. 医疗机构　医疗机构需要使用麻醉药品和第一类精神药品的，应当经所在地设区的市级人民政府卫生主管部门批准，取得麻醉药品、第一类精神药品购用印鉴卡（以下称印鉴卡）。医疗机构应当凭印鉴卡向本省、自治区、直辖市行政区域内的定点批发企业购买麻醉药品和第一类精神药品。

医疗机构取得印鉴卡应当具备下列条件：

（1）有专职的麻醉药品和第一类精神药品管理人员；

（2）有获得麻醉药品和第一类精神药品处方资格的执业医师；

（3）有保证麻醉药品和第一类精神药品安全储存的设施和管理制度。

省、自治区、直辖市人民政府卫生主管部门应当将取得印鉴卡的医疗机构名单向本行政区域内的定点批发企业通报。

（二）使用管理

1. 处方权管理　医疗机构对本单位执业医师进行有关麻醉药品和精神药品使用知识的培训、考核，经考核合格的，授予麻醉药品和第一类精神药品处方资格。执业医师取得麻醉药品和第一类精神药品的处方资格后，方可在本医疗机构开具麻醉药品和第一类精神药品处方，但不得为自己开具该种处方。具有麻醉药品和第一类精神药品处方资格的执业医师，根据临床应用指导原则，对确需使用麻醉药品或者第一类精神药品的患者，应当满足其合理用药需求。

2. 处方管理　开具麻醉药品、精神药品要使用专用处方，并对处方进行专册登记。麻醉药品和第一类精神药品处方的印刷用纸为淡红色，处方右上角分别标注"麻"、"精一"；第二类精神药品处方的印刷用纸为白色，处方右上角标注"精二"。

单张处方的最大用量应当符合：麻醉药品、第一类精神药品注射剂处方为 1 次用量，其他剂型处方不得超过 3 日用量，控缓释制剂处方不得超过 7 日用量；第二类精神药品处方一般不得超过 7 日用量。

医疗机构应当对麻醉药品和精神药品处方进行专册登记，麻醉药品处方至少保存 3 年，精神药品处方至少保存 2 年。

3. 制剂配制管理　对临床需要而市场无供应的麻醉药品和精神药品，持有医疗机构制剂许可证和印鉴卡的医疗机构需要配制制剂的，应当经所在地省级药品监督管理部门批准，且只能在本医疗机构使用，不得对外销售。

4. 其他管理　医疗机构、戒毒机构以开展戒毒治疗为目的，可以使用美沙酮或者国家确定的其他用于戒毒治疗的麻醉药品和精神药品。具体管理办法由国务院药品监督管理部门、国务院公安部门和国务院卫生主管部门制定。

六、麻醉药品和精神药品的储存、运输和邮寄管理

（一）储存管理

麻醉药品药用原植物种植企业、定点生产企业、全国性批发企业和区域性批发企业以及国家设立的麻醉药品储存单位，以及麻醉药品和第一类精神药品的使用单位应设置专库或专柜储存麻醉药品和第一类精神药品。专库应当设有防火防盗监控设施并

安装报警装置；专柜应当使用保险柜。专库和专柜应当实行双人双锁管理，并配备专人负责管理工作，并建立储存麻醉药品和第一类精神药品的专用账册。药品入库双人验收，出库双人复核，做到账物相符。专用账册的保存期限应当自药品有效期期满之日起不少于 5 年。

第二类精神药品经营企业应当在药品库房中设立独立的专库或者专柜储存第二类精神药品，并建立专用账册，实行专人管理。专用账册的保存期限应当自药品有效期期满之日起不少于 5 年。

（二）运输管理

托运人办理麻醉药品和第一类精神药品运输手续，应当向所在地省级药品监督管理部门申请领取运输证明，并将运输证明副本交付承运人。承运人应当查验、收存运输证明副本，并检查货物包装。没有运输证明或者货物包装不符合规定的，承运人不得承运。承运人在运输过程中应当携带运输证明副本，以备查验。托运、承运和自行运输麻醉药品和精神药品的，应采取安全保障措施，防止麻醉药品和精神药品在运输过程中被盗、被抢和丢失。

通过铁路运输麻醉药品和第一类精神药品的，应当使用集装箱或者铁路行李车运输；没有铁路需要通过公路或者水路运输麻醉药品和第一类精神药品的，应当由专人负责押运。

运输证明有效期为 1 年，应当由专人保管，不得涂改、转让、转借。

定点生产企业、全国性批发企业和区域性批发企业之间运输麻醉药品、第一类精神药品，发货人在发货前应当向所在地省级药品监督管理部门报送本次运输的相关信息。属于跨省、自治区、直辖市运输的，收到信息的药品监督管理部门应当向收货人所在地的同级药品监督管理部门通报；属于在本省、自治区、直辖市行政区域内运输的，收到信息的药品监督管理部门应当向收货人所在地设区的市级药品监督管理部门通报。

（三）邮寄管理

邮寄麻醉药品和精神药品，寄件人应当提交所在地省级药品监督管理部门出具的准予邮寄证明。邮政营业机构应当查验、收存准予邮寄证明；没有准予邮寄证明的，邮政营业机构不得收寄。

七、主要法律责任

依据《麻醉药品和精神药品管理条例》，相关责任人应承担的法律责任如下：

表 10-2 违反《麻醉药品和精神药品管理条例》主要法律责任

违反本条例的情形	处罚规定
药品监督管理部门、卫生主管部门违反本条例的规定，有下列情形之一的：（一）对不符合条件的申请人准予行政许可或者超越法定职权作出准予行政许可决定的；（二）未到场监督销毁过期、损坏的麻醉药品和精神药品的；（三）未依法履行监督检查职责，应当发现而未发现违法行为、发现违法行为不及时查处，或者未依照本条例规定的程序实施监督检查的；（四）违反本条例规定的其他失职、渎职行为	由其上级行政机关或者监察机关责令改正；情节严重的，对直接负责的主管人员和其他直接责任人员依法给予行政处分；构成犯罪的，依法追究刑事责任

续表

违反本条例的情形	处罚规定
第二类精神药品零售企业违反本条例的规定储存、销售或者销毁第二类精神药品的	由药品监督管理部门责令限期改正，给予警告，并没收违法所得和违法销售的药品；逾期不改正的，责令停业，并处 5000 元以上 2 万元以下的罚款；情节严重的，取消其第二类精神药品零售资格
取得印鉴卡的医疗机构违反本条例的规定，有下列情形之一的：（一）未依照规定购买、储存麻醉药品和第一类精神药品的；（二）未依照规定保存麻醉药品和精神药品专用处方，或者未依照规定进行处方专册登记的；（三）未依照规定报告麻醉药品和精神药品的进货、库存、使用数量的；（四）紧急借用麻醉药品和第一类精神药品后未备案的；（五）未依照规定销毁麻醉药品和精神药品的	由设区的市级人民政府卫生主管部门责令限期改正，给予警告；逾期不改正的，处 5000 元以上 1 万元以下的罚款；情节严重的，吊销其印鉴卡；对直接负责的主管人员和其他直接责任人员，依法给予降级、撤职、开除的处分
提供虚假材料、隐瞒有关情况，或者采取其他欺骗手段取得麻醉药品和精神药品的实验研究、生产、经营、使用资格的	由原审批部门撤销其已取得的资格，5 年内不得提出有关麻醉药品和精神药品的申请；情节严重的，处 1 万元以上 3 万元以下的罚款，有药品生产许可证、药品经营许可证、医疗机构执业许可证的，依法吊销其许可证明文件
定点生产企业、定点批发企业和其他单位使用现金进行麻醉药品和精神药品交易的	由药品监督管理部门责令改正，给予警告，没收违法交易的药品，并处 5 万元以上 10 万元以下的罚款
违反本条例的规定，致使麻醉药品和精神药品流入非法渠道造成危害	构成犯罪的，依法追究刑事责任；尚不构成犯罪的，由县级以上公安机关处 5 万元以上 10 万元以下的罚款；有违法所得的，没收违法所得；情节严重的，处违法所得 2 倍以上 5 倍以下的罚款；由原发证部门吊销其药品生产、经营和使用许可证明文件

第三节　医疗用毒性药品和放射性药品的管理

一、医疗用毒性药品的概念与分类

根据《药品管理法》，国务院于 1988 年颁布了《医疗用毒性药品管理办法》，对毒性药品的生产、供应、使用等做了明确规定，防止中毒或者死亡事故的发生。

（一）医疗用毒性药品的概念

医疗用毒性药品（medicinal toxic drug）（以下简称毒性药品），系指毒性剧烈、治疗剂量与中毒剂量相近，使用不当会致人中毒或死亡的药品。

（二）医疗用毒性药品的分类及品种

毒性药品分为毒性中药和毒性化学药两大类。

1. 毒性中药品种（包括原药材和饮片）共 27 种　砒石（红砒、白砒）、砒霜、水银、生马钱子、生川乌、生草乌、生白附子、生附子、生半夏、生南星、生巴豆、斑蝥、青娘虫、红娘虫、生甘遂、生狼毒、生藤黄、生千金子、生天仙子、闹羊花、雪上一枝蒿、白降丹、蟾酥、洋金花、红粉、轻粉、雄黄。

2. 毒性化学药品种共 13 种　去乙酰毛花苷丙、阿托品、洋地黄毒苷、氢溴酸后马托品、三氧化二砷、毛果芸香碱、升汞、水杨酸毒扁豆碱、亚砷酸钾、氢溴酸东莨菪碱、士的年、亚砷酸注射液、A 型肉毒毒素及其制剂。（其中除亚砷酸注射液、A 型肉毒毒素制剂外，其余品种仅指原料药，不包括制剂）

二、医疗用毒性药品的管理

毒性药品年度生产、收购、供应和配制计划，由所在地省级药品监督管理部门根据医疗需要制定，并下达给指定的毒性药品生产、收购、供应企业，并抄报国务院药品监督管理部门。

（一）生产管理

生产毒性药品及其制剂的生产企业不得擅自改变生产计划自行销售。

毒性药品生产企业必须由医药专业人员负责生产、配制和质量检验，并建立严格的管理制度，严防与其他药品混杂。每次配料，必须经 2 人以上复核无误，并详细记录每次生产所用原料和成品数，经手人要签字备查。必须严格执行生产工艺操作规程，在本单位药品检验人员的监督下准确投料，并建立完整的生产记录，保存 5 年备查。

所有工具、容器要处理干净，以防污染其他药品。标示量要准确无误，包装容器要有毒药标志。生产毒性药品过程中产生的废弃物，必须妥善处理，不得污染环境。医疗用毒性药品的包装必须印有专用标识（详见附录）。

凡加工炮制毒性中药，必须按照《中国药典》或者省级药品监督管理部门制定的炮制规范进行。药材符合药用要求的，方可供应、配方和用于中成药生产。

（二）经营管理

毒性药品的收购、经营，由各级医药管理部门指定的药品经营单位负责；配方用药由国营药店、医疗单位负责。其他任何单位或者个人均不得从事毒性药品的收购、经营和配方业务。

收购、经营、加工、使用毒性药品的单位必须建立健全保管、验收、领发、核对等制度；严防收假、发错，严禁与其他药品混杂，做到划定仓间或仓位，专柜加锁并由专人保管。

毒性药品的包装容器上必须印有毒药标志，在运输毒性药品的过程中，应当采取有效措施，防止发生事故。

（三）使用管理

医疗单位供应和调配毒性药品，必须凭医生签名的正式处方。药品经营企业供应和调配毒性药品，应凭盖有医生所在的医疗单位公章的正式处方。每次处方剂量不得超过 2 日剂量。调配处方时必须认真负责，计量准确，按医嘱注明要求，并由配方人员及具有药师以上技术职称的复核人员签名盖章后方可发出。对处方未注明"生用"的毒性中药，应当附炮制品。如发现处方有疑问时，须经原处方医生重新审定后再行调配。处方一次有效，取药后处方保存 2 年备查。

科研和教学单位所需的毒性药品，必须持本单位的证明信，经单位所在地县以上卫生行政部门批准后，供应部门方能发售。

群众自配民间单方、秘方、验方需用毒性中药，购买时要持有本单位或者城市街道办事处、乡（镇）人民政府的证明信，供应部门方可发售。每次购用量不得超过 2

日极量。

三、放射性药品的概念与品种

我国临床核医学使用放射性药品进行诊断和治疗始于 50 年代后期，60 年代初期我国开始研制放射性药品。放射性药品是一类特殊药品，它释放出的射线具有穿透性，当其通过人体时可与组织发生电离作用，因此更需严加监管。为了加强放射性药品的管理，根据《药品管理法》的有关规定，国务院于 1989 年 1 月发布了《放射性药品管理办法》，对放射性药品的研制、生产、经营、使用及运输等问题做了具体规定。

（一）放射性药品概念

放射性药品是指用于临床诊断或者治疗的放射性核素制剂或者其标记药物。包括裂变制品、加速器制品、放射性同位素发生器及其配套药盒、放射免疫分析药盒等。

（二）放射性药品品种

2010 年版《中国药典》共收载了 17 种放射性药品标准以及 6 种注射用冻干无菌粉末，具体如下：

含锝 $[^{99m}Tc]$ 放射性药品 7 种：高锝 $[^{99m}Tc]$ 酸钠注射液，锝 $[^{99m}Tc]$ 亚甲基二膦酸盐注射液，锝 $[^{99m}Tc]$ 依替菲宁注射液，锝 $[^{99m}Tc]$ 焦磷酸盐注射液，锝 $[^{99m}Tc]$ 喷替酸盐注射液，锝 $[^{99m}Tc]$ 植酸盐注射液，锝 $[^{99m}Tc]$ 聚合白蛋白注射液；

含碘 $[^{131}I]$ 放射性药品 3 种：邻碘 $[^{131}I]$ 马尿酸钠注射液，碘 $[^{131}I]$ 化钠口服溶液，碘 $[^{131}I]$ 化钠胶囊；

含磷 $[^{32}P]$ 放射性药品 3 种：磷 $[^{32}P]$ 酸钠盐口服溶液，磷 $[^{32}P]$ 酸钠盐注射液，胶体磷 $[^{32}P]$ 酸铬注射液；

以及氙 $[^{113}Xe]$ 注射液，枸橼酸镓 $[^{67}Ga]$ 注射液，铬 $[^{51}Cr]$ 酸钠注射液，氯化亚铊 $[^{201}Tl]$ 注射液。

6 种注射用冻干无菌粉末有：注射用亚锡亚甲基二膦酸盐，注射用亚锡依替菲宁，注射用亚锡植酸盐，注射用亚锡喷替酸和注射用亚锡聚合白蛋白，注射用亚锡焦磷酸钠。

四、放射性药品管理

凡在中华人民共和国领域内进行放射性药品的研究、生产、经营、运输、使用、检验、监督管理的单位和个人都必须遵守《放射性药品管理办法》。

（一）放射性药品研制、临床试验和审批管理

放射性新药是指我国首次生产的放射性药品。药品研制单位的放射性新药年度研制计划须报送国家核工业主管部门备案，并报所在地的省级药品监督管理部门汇总后，报国务院药品监督管理部门备案。

放射性新药的研制内容，包括工艺路线、质量标准、临床前药理及临床研究。研制单位在制订新药工艺路线的同时，必须研究该药的理化性能、纯度（包括核素纯度）及检验方法、药理、毒理、动物药代动力学、放射性比活度、剂量、剂型、稳定性等。研制单位对放射免疫分析药盒必须进行可测限度、范围、特异性、准确度、精密度、

稳定性等方法学的研究。

放射性新药进行临床试验或者验证前，应当向国务院药品监督管理部门提出申请，按新药审批办法的规定报送资料及样品，经国务院药品监督管理部门审批同意后，在国务院药品监督管理部门指定的医院进行临床研究。临床研究结束后，向国务院药品监督管理部门提出申请，经审核批准，发给新药证书。

（二）放射性药品生产和经营管理

国家对放射性药品实行合理布局定点生产。

开办放射性药品生产、经营企业，必须具备《药品管理法》规定的生产、经营条件，符合国家的放射卫生防护基本标准，并履行环境影响报告的审批手续，经有关部门审查同意，药监部门审核批准后，由所在地省级药品监督管理部门发给《放射性药品生产企业许可证》、《放射性药品经营企业许可证》。无许可证的生产、经营企业，一律不准生产、销售放射性药品。

放射性药品生产、经营企业，必须配备与生产、经营放射性药品相适应的专业技术人员，具有安全、防护和废气、废物、废水处理等设施，并建立严格的质量管理制度；建立质量检验机构，严格实行生产全过程的质量控制和检验。产品出厂前，须经质量检验。符合国家药品标准的产品方可出厂，不符合标准的产品一律不准出厂。

（三）放射性药品的包装和运输管理

放射性药品的包装必须安全、实用，符合放射性药品质量要求，具有放射性药品质量要求，具有与放射性药品剂量相适应的防护装置。包装必须分内包装和外包装两部分，外包装必须贴有商标、标签、说明书和放射性药品标志（详见附录），内包装必须贴有标签。

标签必须注明药品品名、放射性比活度、装量。

说明书除注明前款内容外，还需注明生产单位、标准文号、批号、主要成分、出厂日期、放射性核素半衰期、适应证、用法、禁忌症、有效期和注意事项等。

放射性药品的运输，按国家运输、邮政等部门制定的有关规定执行。

严禁任何单位和个人随身携带放射性药品乘坐公共交通运输工具。

（四）放射性药品的使用管理

医疗单位设置医学科、室（同位素室），必须配备与其医疗任务相适应的并经核医学技术培训的技术人员。非核医学专业技术人员未经培训，不得从事放射性药品使用工作。

医疗单位使用放射性药品，必须符合国家放射性同位素卫生防护管理的有关规定。所在地的省、自治区、直辖市的公安、环保和药品监督管理部门，应当根据医疗单位核医疗技术人员的水平、设备条件，核发相应等级的《放射性药品使用许可证》，无许可证的医疗单位不得临床使用放射性药品。《放射性药品使用许可证》有效期为5年，期满前6个月，医疗单位应当向原发证的行政部门重新提出申请，经审核批准后，换发新证。

持有《放射性药品使用许可证》的医疗单位，在研究配制放射性制剂并运行临床验证前，应当根据放射性药品的特点，提出该制剂的药理、毒性等资料，由省、自治区、直辖市药品监督管理部门批准，并报国务院卫生行政部门备案，该制剂只限本单位内使用。

持有《放射性药品使用许可证》的医疗单位，必须负责对使用的放射性药品进行临床质量检验，收集药品不良反应等项工作，并定期报告。放射性药品使用后的废物（包括患者排出物），必须按国家有关规定妥善处置。

第四节　其他特殊管理的药品

知识拓展

2014 年 4 月 25 日是第 29 个儿童免疫接种日，主题是"接种疫苗，保障健康"。但是，受 2013 年底，我国各地出现婴幼儿疑似接种"康泰"乙肝疫苗后死亡案例的影响，尽管其最后被政府证实质量合格，但公众对国产疫苗的信心却降至"冰点"。"康泰"乙肝疫苗事件后，10 省（自治区、直辖市）的调查显示，中国儿童乙肝疫苗的报告接种率骤降 30%，其他免疫规划内疫苗（指为儿童免费接种的麻疹等另外 10 种疫苗）的接种率则平均下滑 15%。

在世界其他国家也出现过接种疫苗引发不良反应，导致人们不愿意接种，从而爆发了疾病流行。1974 年，英国有报道称接种全细胞百日咳疫苗后发生 36 例神经系统反应，媒体报道导致接种工作中断，接种率从 81% 大幅下降到 31%，百日咳疫情流行随之而来，发病率由接近 10 万分之 1 上升到 10 万分之 100 万 ~10 万分之 200。日本也出现类似情形，婴儿百日咳疫苗接种率从 1974 年的 80% 下降至 1976 年的 10%，1979 年百日咳疫情流行，出现 1.3 万余病例、41 人死亡。疫苗副反应造成的疫苗事件是国际上共同面临的问题。

一、疫苗的管理

为了加强对疫苗流通和预防接种的管理，预防、控制传染病的发生、流行，保障人体健康和公共卫生，根据《中华人民共和国药品管理法》和《中华人民共和国传染病防治法》，2005 年 3 月 24 日，国务院公布《疫苗流通和预防接种管理条例》，对疫苗的流通、监督管理等方面进行详细的规定，建立了疫苗产品的注册管理、生产质量管理规范、疫苗批签发、不良反应报告和监测等一系列制度，形成了一整套从疫苗研制、生产、流通到使用的安全和质量保障体系。

（一）概述

1. 疫苗的概述　根据《疫苗流通和预防接种管理条例》第二条的规定：疫苗是指为了预防、控制传染病的发生、流行，用于人体预防接种的疫苗类预防性生物制品。

疫苗其实是将病原微生物（如细菌、立克次氏体、病毒等）及其代谢产物，经过人工减毒、灭活或利用基因工程等方法制成的用于预防传染病的自动免疫制剂。疫苗保留了病原菌刺激机体免疫系统的特性。当机体接触到这种不具伤害力的病原菌后，免疫系统便会产生一定的保护物质，如免疫激素、活性生理物质、特殊抗体等；当机体再次接触到这种病原菌时，机体的免疫系统便会依循其原有的记忆，制造更多的保护物质来阻止病原菌的伤害。目前用于人类疾病防治的疫苗有几十种，根据技术特点分为传统疫苗和新型疫苗。传统疫苗主要包括减毒活疫苗和灭活疫苗，新型疫苗则以基因疫苗为主。

接种疫苗是预防和控制传染病的手段之一，通过接种疫苗可以使人群免疫力提高，筑起一道天然的防病屏障，使传染病不易发生，从而降低发病率、减少死亡，以达到控制传染病的流行，最终达到消除或消灭的目的。

2. 疫苗的分类　根据《疫苗流通和预防接种管理条例》的规定，疫苗可分为第一类疫苗和第二类疫苗。

第一类疫苗是指政府免费向公民提供，公民应当依照政府的规定受种的疫苗。包括：①国家免疫规划规定的疫苗，省、自治区、直辖市人民政府在执行国家免疫规划时增加的疫苗；②县级以上人民政府或者其卫生主管部门组织的应急接种所使用的疫苗；③县级以上人民政府或者其卫生主管部门组织的群体性预防接种所使用的疫苗。主要有：乙肝疫苗、卡介苗、脊髓灰质炎疫苗、百白破疫苗、麻风腮疫苗、白破疫苗、甲肝疫苗、流脑疫苗、乙脑疫苗，以及在重点地区对重点人群接种的出血热疫苗、炭疽疫苗和钩端螺旋体疫苗。

第二类疫苗是指由公民自费并且自愿受种的其他疫苗。目前常用的第二类疫苗有流感疫苗、水痘疫苗、B 型流感嗜血杆菌疫苗、口服轮状病毒疫苗、肺炎疫苗、狂犬病疫苗等。

第一类疫苗与第二类疫苗是相对的，不是绝对不变。由于国家的经济承受能力、疫苗的供应等多种原因，第二类疫苗暂时实行自费接种，随着条件的成熟，许多第二类疫苗也将纳入国家免疫规划。

3. 疫苗接种制度　国家实行有计划的预防接种制度，推行扩大免疫规划。

需要接种第一类疫苗的受种者应当依照本条例规定受种；受种者为未成年人的，其监护人应当配合有关的疾病预防控制机构和医疗机构等医疗卫生机构，保证受种者及时受种。

4. 疫苗接种监管的主体　国务院卫生主管部门负责全国预防接种的监督管理工作。县级以上地方人民政府卫生主管部门负责本行政区域内预防接种的监督管理工作。

国务院药品监督管理部门负责全国疫苗的质量和流通的监督管理工作。省、自治区、直辖市人民政府药品监督管理部门负责本行政区域内疫苗的质量和流通的监督管理工作。

5. 疫苗接种的承担单位　根据《疫苗流通和预防接种管理条例》的规定，经县级人民政府卫生主管部门依照本条例规定指定的医疗卫生机构，承担预防接种工作。

县级人民政府卫生主管部门指定接种单位时，应当明确其责任区域。

接种单位应当具备下列条件：①具有医疗机构执业许可证；②具有经过县级人民政府卫生主管部门组织的预防接种专业培训并考核合格的执业医师、执业助理医师、护士或者乡村医生；③具有符合疫苗储存、运输管理规范的冷藏设施、设备和冷藏保管制度。

承担预防接种工作的城镇医疗卫生机构，应当设立预防接种门诊。

知识链接

疫苗是可作用于健康人体的预防性生物制品，其自身的特殊性使得国务院药品监督管理部门一直将其作为高风险药品进行监管。2010年12月，世界卫生组织对我国疫苗国家监管体系进行了评估，我国疫苗疑似预防接种异常反应（AEFI）监测职能8项指标通过率为100%，25项亚指标通过率为96%。2011年3月世界卫生组织宣布：经评估验证，中国疫苗监管系统符合国际标准。

（二）疫苗的流通管理

1. 经营许可条件及范围

（1）取得疫苗经营许可的条件　药品批发企业申请从事疫苗经营活动的，应当具备下列条件：①具有从事疫苗管理的专业技术人员；②具有保证疫苗质量的冷藏设施、设备和冷藏运输工具；③具有符合疫苗储存、运输管理规范的管理制度。

省、自治区、直辖市人民政府药品监督管理部门对药品批发企业是否符合上述条件进行审查；对符合条件的，在其药品经营许可证上加注经营疫苗的业务。

取得疫苗经营资格的药品批发企业，应当对其冷藏设施、设备和冷藏运输工具进行定期检查、维护和更新，以确保其符合规定要求。

（2）疫苗经营企业的经营范围　药品批发企业依照《疫苗流通和预防接种管理条例》的规定经批准后可以经营疫苗。药品零售企业不得从事疫苗经营活动。

2. 第一类疫苗的供应和限制

（1）第一类疫苗的供应　省级疾病预防控制机构应当根据国家免疫规划和本地区预防、控制传染病的发生、流行的需要，制定本地区第一类疫苗的使用计划，并向依照国家有关规定负责采购第一类疫苗的部门报告，同时报同级人民政府卫生主管部门备案。使用计划应当包括疫苗的品种、数量、供应渠道与供应方式等内容。

（2）第一类疫苗的采购　依照国家有关规定负责采购第一类疫苗的部门应当依法与疫苗生产企业或者疫苗批发企业签订政府采购合同，约定疫苗的品种、数量、价格等内容。

（3）第一类疫苗的限制规定　疫苗生产企业或者疫苗批发企业应当按照政府采购合同的约定，向省级疾病预防控制机构或者其指定的其他疾病预防控制机构供应第一类疫苗，不得向其他单位或者个人供应。

医疗卫生机构不得向其他单位或者个人分发第一类疫苗；分发第一类疫苗，不得收取任何费用。

传染病暴发、流行时，县级以上地方人民政府或者其卫生主管部门需要采取应急接种措施的，设区的市级以上疾病预防控制机构可以直接向接种单位分发第一类疫苗。

3. 第二类疫苗的范围和限制　疫苗生产企业可以向疾病预防控制机构、接种单位、疫苗批发企业销售本企业生产的第二类疫苗。疫苗批发企业可以向疾病预防控制机构、接种单位、其他疫苗批发企业销售第二类疫苗。

县级疾病预防控制机构可以向接种单位供应第二类疫苗；设区的市级以上疾病预

防控制机构不得直接向接种单位供应第二类疫苗。

4. 疫苗包装的规定 自2006年1月1日起上市的纳入国家免疫规划的疫苗，其包装必须标注"免费"字样以及"免疫规划"专用标识。

疫苗生产企业、疫苗批发企业应当在其供应的纳入国家免疫规划疫苗的最小外包装的显著位置，标明"免费"字样以及国务院卫生主管部门规定的"免疫规划"专用标识（详见附录）。

"免费"字样应当标注在疫苗最小外包装的显著位置，字样颜色为红色，宋体字，大小可与疫苗通用名称相同。

"免疫规划"专用标识应当印刷在疫苗最小外包装的顶面的正中处，标识颜色为宝石蓝色。

5. 购进、销售疫苗的规定

（1）储运要求 疾病预防控制机构、接种单位、疫苗生产企业、疫苗批发企业应当遵守疫苗储存、运输管理规范，保证疫苗质量。疫苗储存、运输管理规范由国务院卫生主管部门会同国务院药品监督管理部门制定。

（2）销售规定 疫苗生产企业、疫苗批发企业在销售疫苗时，应当提供由药品检验机构依法签发的生物制品每批检验合格或者审核批准证明复印件，并加盖企业印章；疫苗批发企业经营进口疫苗的，还应当提供进口药品通关单复印件，并加盖企业印章。

疾病预防控制机构、接种单位在接收或者购进疫苗时，应当向疫苗生产企业、疫苗批发企业索取前款规定的证明文件，并保存至超过疫苗有效期2年备查。

疫苗生产企业、疫苗批发企业应当依照药品管理法和国务院药品监督管理部门的规定，建立真实、完整的购销记录，并保存至超过疫苗有效期2年备查。

疾病预防控制机构应当依照国务院卫生主管部门的规定，建立真实、完整的购进、分发、供应记录，并保存至超过疫苗有效期2年备查。

（三）疫苗的监督管理

1. 接种实施者的相关规定

（1）医疗卫生人员在实施接种前，应当告知受种者或者其监护人所接种疫苗的品种、作用、禁忌、不良反应以及注意事项，询问受种者的健康状况以及是否有接种禁忌等情况，并如实记录告知和询问情况。受种者或者其监护人应当了解预防接种的相关知识，并如实提供受种者的健康状况和接种禁忌等情况。

（2）医疗卫生人员应当对符合接种条件的受种者实施接种，并依照国务院卫生主管部门的规定，填写并保存接种记录。

（3）对于因有接种禁忌而不能接种的受种者，医疗卫生人员应当对受种者或者其监护人提出医学建议。

（4）任何单位或者个人不得擅自进行群体性预防接种。

2. 第二类疫苗的相关规定 国务院卫生主管部门或者省、自治区、直辖市人民政府卫生主管部门可以根据传染病监测和预警信息发布接种第二类疫苗的建议信息，其他任何单位和个人不得发布。

接种第二类疫苗的建议信息应当包含所针对传染病的防治知识、相关的接种方案等内容，但不得涉及具体的疫苗生产企业、疫苗批发企业。

3. 其他保障措施

（1）县级以上人民政府负责疫苗和有关物资的储备，以备调用。

（2）各级财政安排用于预防接种的经费应当专款专用，任何单位和个人不得挪用、挤占。有关单位和个人使用用于预防接种的经费应当依法接受审计机关的审计监督。

（四）法律责任

1. 预防接种异常　预防接种异常反应是指合格的疫苗在实施规范接种过程中或者实施规范接种后造成受种者机体组织器官、功能损害，相关各方均无过错的药品不良反应。

下列情形不属于预防接种异常反应：①因疫苗本身特性引起的接种后一般反应；②因疫苗质量不合格给受种者造成的损害；③因接种单位违反预防接种工作规范、免疫程序、疫苗使用指导原则、接种方案给受种者造成的损害；④受种者在接种时正处于某种疾病的潜伏期或者前驱期，接种后偶合发病；⑤受种者有疫苗说明书规定的接种禁忌，在接种前受种者或者其监护人未如实提供受种者的健康状况和接种禁忌等情况，接种后受种者原有疾病急性复发或者病情加重；⑥因心理因素发生的个体或者群体的心因性反应。

疾病预防控制机构和接种单位及其医疗卫生人员发现预防接种异常反应、疑似预防接种异常反应或者接到相关报告的，应当依照预防接种工作规范及时处理，并立即报告所在地的县级人民政府卫生主管部门、药品监督管理部门。接到报告的卫生主管部门、药品监督管理部门应当立即组织调查处理。县级以上地方人民政府卫生主管部门、药品监督管理部门应当将在本行政区域内发生的预防接种异常反应及其处理的情况，分别逐级上报至国务院卫生主管部门和药品监督管理部门。

预防接种异常反应的鉴定参照《医疗事故处理条例》执行，具体办法由国务院卫生主管部门会同国务院药品监督管理部门制定。因预防接种异常反应造成受种者死亡、严重残疾或者器官组织损伤的，应当给予一次性补偿。

因接种第一类疫苗引起预防接种异常反应需要对受种者予以补偿的，补偿费用由省、自治区、直辖市人民政府财政部门在预防接种工作经费中安排。因接种第二类疫苗引起预防接种异常反应需要对受种者予以补偿的，补偿费用由相关的疫苗生产企业承担。预防接种异常反应具体补偿办法由省、自治区、直辖市人民政府制定。

2. 疫苗质量不合格　因疫苗质量不合格给受种者造成损害的，依照药品管理法的有关规定处理；因接种单位违反预防接种工作规范、免疫程序、疫苗使用指导原则、接种方案给受种者造成损害的，依照《医疗事故处理条例》的有关规定处理。

药品监督管理部门在监督检查中，对有证据证明可能危害人体健康的疫苗及其有关材料可以采取查封、扣押的措施，并在 7 日内作出处理决定；疫苗需要检验的，应当自检验报告书发出之日起 15 日内作出处理决定。

疾病预防控制机构、接种单位、疫苗生产企业、疫苗批发企业发现假劣或者质量可疑的疫苗，应当立即停止接种、分发、供应、销售，并立即向所在地的县级人民政府卫生主管部门和药品监督管理部门报告，不得自行处理。接到报告的卫生主管部门应当立即组织疾病预防控制机构和接种单位采取必要的应急处置措施，同时向上级卫生主管部门报告；接到报告的药品监督管理部门应当对假劣或者质量可疑的疫苗依法采取查封、扣押等措施。

3. 监管部门责任

表 10-3　监管部门违反《疫苗流通和预防接种管理条例》的主要法律责任

违反本条例的情形	处罚规定
县级以上人民政府卫生主管部门、药品监督管理部门违反规定，造成受种者人身损害，传染病传播、流行或者其他严重后果的	对直接负责的主管人员和其他直接责任人员依法给予行政处分；构成犯罪的，依法追究刑事责任
疾病预防控制机构有下列情形之一的，①未按照使用计划将第一类疫苗分发到下级疾病预防控制机构、接种单位、乡级医疗卫生机构的；②设区的市级以上疾病预防控制机构违反本条例规定，直接向接种单位供应第二类疫苗的；③未依照规定建立并保存疫苗购进、分发、供应记录的	由县级以上人民政府卫生主管部门责令改正，通报批评，给予警告；有违法所得的，没收违法所得；拒不改正的，对主要负责人、直接负责的主管人员和其他直接责任人员依法给予警告、降级的处分
接种单位有下列情形之一的，①未依照规定建立并保存真实、完整的疫苗接收或者购进记录的；②未在其接种场所的显著位置公示第一类疫苗的品种和接种方法的；③医疗卫生人员在接种前，未依照本条例规定告知、询问受种者或者其监护人有关情况的；④实施预防接种的医疗卫生人员未依照规定填写并保存接种记录的；⑤未依照规定对接种疫苗的情况进行登记并报告的	由所在地的县级人民政府卫生主管部门责令改正，给予警告；拒不改正的，对主要负责人、直接负责的主管人员依法给予警告、降级的处分，对负有责任的医疗卫生人员责令暂停 3 个月以上 6 个月以下的执业活动
疾病预防控制机构、接种单位有下列情形之一的，①从不具有疫苗经营资格的单位或者个人购进第二类疫苗的；②接种疫苗未遵守预防接种工作规范、免疫程序、疫苗使用指导原则、接种方案的；③发现预防接种异常反应或者疑似预防接种异常反应，未依照规定及时处理或者报告的；④擅自进行群体性预防接种的	由县级以上地方人民政府卫生主管部门责令改正，给予警告；有违法所得的，没收违法所得；拒不改正的，对主要负责人、直接负责的主管人员和其他直接责任人员依法给予警告、降级的处分；造成受种者人身损害或者其他严重后果的，对主要负责人、直接负责的主管人员依法给予撤职、开除的处分，并由原发证部门吊销负有责任的医疗卫生人员的执业证书
药品检验机构出具虚假的疫苗检验报告的	依照药品管理法第八十七条的规定处罚
疫苗生产企业、疫苗批发企业未依照规定建立并保存疫苗销售或者购销记录的	分别依照药品管理法第七十九条、第八十五条的规定处罚
疫苗生产企业、疫苗批发企业未依照规定在纳入国家免疫规划疫苗的最小外包装上标明"免费"字样以及"免疫规划"专用标识的	由药品监督管理部门责令改正，给予警告；拒不改正的，处 5000 元以上 2 万元以下的罚款，并封存相关的疫苗
疫苗生产企业、疫苗批发企业向疾病预防控制机构、接种单位、疫苗批发企业以外的单位或者个人销售第二类疫苗，或者疫苗批发企业从不具有疫苗经营资格的单位或者个人购进第二类疫苗的	由药品监督管理部门没收违法销售的疫苗，并处违法销售的疫苗货值金额 2 倍以上 5 倍以下的罚款；有违法所得的，没收违法所得；情节严重的，依法吊销疫苗生产资格、疫苗经营资格

续表

违反本条例的情形	处罚规定
疾病预防控制机构、接种单位、疫苗生产企业、疫苗批发企业未在规定的冷藏条件下储存、运输疫苗的	由药品监督管理部门责令改正，给予警告，对所储存、运输的疫苗予以销毁；疾病预防控制机构、接种单位拒不改正的，由卫生主管部门对主要负责人、直接负责的主管人员和其他直接责任人员依法给予警告、降级的处分；造成严重后果的，由卫生主管部门对主要负责人、直接负责的主管人员和其他直接责任人员依法给予撤职、开除的处分，并吊销接种单位的接种资格；疫苗生产企业、疫苗批发企业拒不改正的，由药品监督管理部门依法责令停产、停业整顿，并处 5000 元以上 2 万元以下的罚款；造成严重后果的，依法吊销疫苗生产资格、疫苗经营资格
不具有疫苗经营资格的单位或者个人经营疫苗的	由药品监督管理部门依照药品管理法第七十三条的规定处罚

知识链接

国家免疫规划，是指按照国家或者省、自治区、直辖市确定的疫苗品种、免疫程序或者接种方案，在人群中有计划地进行预防接种，以预防和控制特定传染病的发生和流行。

二、兴奋剂的管理

我国自 2004 年 3 月 1 日起施行《反兴奋剂条例》（国务院令第 398 号），防止在体育运动中使用兴奋剂，保护体育运动参加者的身心健康，维护体育竞赛的公平竞争。

（一）兴奋剂的概念、目录和分类

1. 兴奋剂的概念及目录 在国际上，兴奋剂实际是对禁用药物约定俗成的一种统称。兴奋剂最初定义为"供赛马使用的一种鸦片麻醉混合剂"，早期的运动员为提高成绩服用的药物大多属于兴奋剂药物中的刺激剂类，尽管后来被禁用的其他类型药物并不都具有兴奋性（如利尿剂），甚至有的还具有抑制性（如 β - 阻断剂），但对这部分禁用药物仍习惯沿用"兴奋剂"的称谓，因此凡能提高运动成绩并对人体有害的物质统称为兴奋剂。

按照我国法规所称的兴奋剂，是指兴奋剂目录所列的禁用物质等。最新一版的兴奋剂目录是 2013 年 12 月 30 日，由国家体育总局、中华人民共和国商务部、中华人民共和国国家卫生和计划生育委员会、中华人民共和国海关总署和国家食品药品监督管理总局联合按照联合国教科文组织《反对在体育运动中使用兴奋剂国际公约》和国务院《反兴奋剂条例》的有关规定，公布了 2014 版兴奋剂目录，其中 236 个品种中含有77 个蛋白同化剂品种、15 个肽类激素品种、13 个麻醉药品品种、70 个刺激剂（含精神药品）品种、3 个药品类易制毒化学品品种、1 个医疗用毒性药品品种和 57 个其他品种。

2. 兴奋剂的分类 根据国际奥委会相关规定，目前禁用的药物有七大类：刺激剂、麻醉止痛剂、合成代谢类固醇、β‐阻断剂、利尿剂、内源性肽类激素、血液兴奋剂等。

（二）兴奋剂的危害

兴奋剂之所以要严格管理，源于其危害性。

首先，国际奥委会严禁运动员使用兴奋剂。因为使用兴奋剂是不道德的行为，是欺骗行为。使用非法药物与方法让使用者在比赛中获得优势，这种违法行为不符合诚实和公平竞争的体育道德。

其次，使用不同种类和不同剂量的禁用药物，对人体的健康会产生不同程度的损害，例如生理危害、出现严重的性格变化、产生药物依赖性、导致细胞和器官功能异常、产生过敏反应、损害免疫力而引起各种感染等。尤其一些禁用药物的危害是服用后数年才突显出后遗反应或者伴随个体终身的。

（三）兴奋剂的管理

1. 兴奋剂的管理主体 国务院体育主管部门负责并组织全国的反兴奋剂工作。

县级以上人民政府食品药品监督管理、卫生、教育等有关部门，在各自职责范围内依照本条例和有关法律、行政法规的规定负责反兴奋剂工作。

2. 分品种管理 第一，属于麻醉药品、精神药品、医疗用毒性药品和易制毒化学品品种的，其生产、销售、进口、运输和使用，依照《中华人民共和国药品管理法》和有关行政法规的规定实施特殊管理。

第二，属于蛋白同化制剂和肽类激素品种的，依照《中华人民共和国药品管理法》的规定，根据《反兴奋剂条例》和《关于进一步加强兴奋剂管理的通知》（国食药监办〔2008〕712号）、《关于进一步加强含麻黄碱类复方制剂管理的通知》（国食药监办〔2008〕613号）有关规定，对其生产、销售、进口和使用环节实施严格管理。

第三，兴奋剂目录所列的其他禁用物质品种的，实行处方药管理。

3. 其他主要管理规定

（1）凡含有目录所列物质的药品必须在药品包装、标签或说明书中标注"运动员慎用"字样；医疗机构配制含有目录所列物质的医疗机构制剂品种，参照药品生产企业相关要求执行。

（2）任何单位和个人不得向体育运动参加者提供或者变相提供兴奋剂。

（3）国家对兴奋剂目录所列禁用物质实行严格管理，任何单位和个人不得非法生产、销售、进出口。

（4）除胰岛素外，药品零售企业不得经营蛋白同化制剂或者其他肽类激素。

（5）境内企业接受境外企业委托生产的蛋白同化制剂、肽类激素不得在境内销售。

（6）医疗机构只能凭依法享有处方权的执业医师开具的处方向患者提供蛋白同化制剂、肽类激素。

三、易制毒化学品的管理

我国为加强易制毒化学品管理，规范易制毒化学品的生产、经营、购买、运输和进口、出口等行为，防止易制毒化学品被用于制造毒品，维护经济和社会秩序，国务院于 2005 年 8 月 26 日颁布了《易制毒化学品管理条例》。

（一）易制毒化学品的概念和分类

1. 易制毒化学品的概念 易制毒化学品是指可用于非法生产、制造或者合成海洛因、甲基苯丙胺（冰毒）、可卡因等多种毒品以及国家规定管制的其他麻醉药品和精神药品的化学品。包括用于生产和制造各种毒品及国家规定管制的麻醉药品和精神药品的化学原料、化学试剂、溶剂及稀释剂、添加剂等。

易制毒化学品自身是化学品并不是毒品，但其特点是具有合法与非法的双重性质，因为易制毒化学品既是生产、生活中必不可少的工业原料和试剂，也是毒品生产中必不少的制毒物品。易制毒化学品一旦流入非法渠道，将对社会产生巨大危害。

2. 易制毒化学品的分类 易制毒化学品分为三类。

第一类是可以用于制毒的主要原料：1 - 苯基 - 2 - 丙酮、3，4 - 亚甲基二氧苯基 - 2 - 丙酮、胡椒醛、黄樟素、黄樟油、异黄樟素、N - 乙酰邻氨基苯酸、邻氨基苯甲酸、麦角酸*、麦角胺*、麦角新碱*、麻黄素、伪麻黄素、消旋麻黄素、去甲麻黄素、甲基麻黄素、麻黄浸膏、麻黄浸膏粉等麻黄素类物质*（其中带有 * 标记的品种为药品类易制毒化学品，包括原料药及其单方制剂）。2008 年 4 月 23 日，国务院批准将羟亚胺增加列为第一类易制毒化学品进行管制。

第二类、第三类是可以用于制毒的化学配剂。第二类包括：苯乙酸、醋酸酐、三氯甲烷、乙醚、哌啶。第三类包括：甲苯、丙酮、甲基乙基酮、高锰酸钾、硫酸、盐酸。

其中第一类、第二类所列物质可能存在的盐类也纳入管制范围。

（二）易制毒化学品的管理

易制毒化学品的管理是依据国家法律对易制毒化学品的生产、经营、运输、使用等环节实施许可、备案的过程。除 2005 年 8 月 26 日颁布的《易制毒化学品管理条例》外，2006 年 4 月 21 日公安部部长办公会议通过的《易制毒化学品购销和运输管理办法》、2006 年 5 月 17 日原商务部部务会议审议通过的《易制毒化学品进出口管理规定》和 2009 年 6 月 26 日国际禁毒日，最高人民法院、最高人民检察院、公安部联合公布了《关于办理制毒物品犯罪案件适用法律若干问题的意见》等一系列法律法规，都为防止和打击违法犯罪活动，将易制毒化学品进行特殊的管理。

1. 国家对易制毒化学品的生产、经营、购买、运输和进口、出口实行分类管理和许可制度。

2. 易制毒化学品的管理主体

国务院公安部门、食品药品监督管理部门、安全生产监督管理部门、商务主管部门、卫生主管部门、海关总署、价格主管部门、铁路主管部门、交通主管部门、工商行政管理部门、环境保护主管部门在各自的职责范围内，负责全国的易制毒化学品有关管理工作。

县级以上地方各级人民政府有关行政主管部门在各自的职责范围内，负责本行政区域内的易制毒化学品有关管理工作。

3. 易制毒化学品的禁止性规定

（1）禁止走私或者非法生产、经营、购买、转让、运输易制毒化学品。

（2）禁止使用现金或者实物进行易制毒化学品交易。但是，个人合法购买第一类中的药品类易制毒化学品药品制剂和第三类易制毒化学品的除外（个人不得购买第一类、第二类易制毒化学品）。

4. 药品类易制毒化学品的相关管理规定 为防止药品类易制毒化学品流入非法渠道，原国务院卫生部于2010年2月23日审议通过《药品类易制毒化学品管理办法》，用以加强药品类易制毒化学品的管理。其中主要特殊管理规定有：

（1）药品类易制毒化学品以及含有药品类易制毒化学品的制剂不得委托生产。药品生产企业不得接受境外厂商委托加工药品类易制毒化学品以及含有药品类易制毒化学品的产品；特殊情况需要委托加工的，须经国务院食品药品监督管理部门批准。

（2）药品类易制毒化学品单方制剂和小包装麻黄素（指国务院食品药品监督管理部门指定生产的供教学、科研和医疗机构配制制剂使用的特定包装的麻黄素原料药），纳入麻醉药品销售渠道经营，仅能由麻醉药品全国性批发企业和区域性批发企业经销，不得零售。

（3）药品类易制毒化学品经营企业之间不得购销药品类易制毒化学品原料药。

（4）麻醉药品区域性批发企业之间不得购销药品类易制毒化学品单方制剂和小包装麻黄素。

（5）药品类易制毒化学品禁止使用现金或者实物进行交易。

（6）药品类易制毒化学品生产企业、经营企业和使用药品类易制毒化学品的药品生产企业，应当建立药品类易制毒化学品专用账册。专用账册保存期限应当自药品类易制毒化学品有效期期满之日起不少于2年。

药品类易制毒化学品入库应当双人验收，出库应当双人复核，做到账物相符。

执业药师考点

麻醉药品和精神药品的相关立法宗旨和适用范围、精神药品分类、麻精品种、管制要求、监管部门职责、定点生产制度、定点经营制度、储存管理制度、运输制度、印鉴卡的使用、审批程序及监督管理、法律责任等。

医疗用毒性药品生产和经营用药的规定、保管和核对制度、医疗机构供应和调配规定、法律责任。

疫苗的分类，两类疫苗的销售和供应的范围和限制，从事疫苗经营活动的条件、审批主体和许可，包装标注要求，购销疫苗的证明文件、记录保存，发现假劣或质量可以的疫苗的处理措施。

思考题

1. 麻醉药品和精神药品的定义、分类和品种。

2. 麻醉药品和精神药品生产、销售的审批主管部门区别。

3. 麻醉药品和第一类精神药品储存管理制度要求。

4. 医疗用毒性药品的在使用中的规定。

5. 疫苗的分类。

6. 疫苗的销售和供应的范围与限制。

（李果果）

第十一章 ▶ 中药管理

要点导航

掌握：野生药材资源保护管理的内容；中药保护品种的等级划分、保护期限、中药品种保护相关规定。

熟悉：《中药材生产质量管理规范》的主要内容及其认证程序；规范性文件中涉及中药的管理规定。

了解：中药的概念；中药保护品种受理与审批程序；中药材 GAP 认证程序。

第一节 概 述

中药是指在中医理论指导下用以防病治病的药物，包括中药材、中药饮片、中成药。中药的应用历史悠久，是我国劳动人民与疾病作斗争中积累起来的宝贵财富，它对维护公众健康、保障中华民族的繁衍昌盛做出了重要贡献。

一、中药的相关概念

（一）中药材

中药材是指药用植物、动物、矿物的药用部分采收后经产地初加工形成的原料药材。中药材主要来源于植物、动物和矿物。

（二）中药饮片

中药饮片是指在中医药理论指导下，根据辨证施治和调剂、制剂的需要，对中药材进行特殊加工炮制后的制成品。"饮片"的名称是取药材切片作煎汤饮用之义。广义而言，凡是供中医临床配方用的全部药材统称"饮片"；狭义则指切制成一定形状的药材，如片、块、丝、段等。中药饮片大多由中药饮片加工企业提供。

（三）中成药

中成药是指以中药材或中药饮片为原料，按照固定处方配制加工而成的药物制剂。传统制剂有汤、丸、散、丹等，现代剂型又有片剂、颗粒剂、滴丸剂、注射剂等。中成药必须依法取得药品批准文号，由取得药品生产许可证的企业生产，质量符合国家药品标准，包装、标签、说明书符合有关规定。

二、中药的应用现状

中药是中华民族的传统药,是祖国医学极其重要的组成部分,也是我国卫生事业的重要组成部分,具有独特的优势,是重要的社会卫生资源。中药是防治疾病的主要武器,中药在医疗实践中得到发展,中药的发展又丰富了祖国医学的内容,也促进了中医理论的发展。同时,中医药事业的发展和现代医药又相互补充,共同承担保护公众健康、提高人口素质的战略任务。

中医药优势特色明显,不但在常见病、多发病防治中发挥了重要作用,也在突发事件卫生应急和重大传染病防治中发挥了独特作用。目前,中医中药约占我国临床医疗服务总量的近1/3,批准上市的中成药共有9000多种。中药现代化在积极推进,中医药产业在不断壮大。

中药的资源优势、疗效优势、预防保健优势及市场前景越来越被国际认可,对促进世界医药科学的发展和人类健康产生了积极影响。国际市场对中药产品的需求日趋加大,中医药的应用范围明显扩大。据统计,2009年中药材、中药饮片、中成药及提取物出口超过14亿美元。已有140多个国家和地区有中医医疗机构,在国外的中医医疗机构已达10万多家,每年有30%的当地人和70%以上的华人接受中医药服务。

中国与许多国家和地区在传统药物等领域的合作取得了重要成果,20个中药材品种进入法国植物药用药手册目录,7个中药材标准进入法国药典,4个中药材标准由法国推荐进入了欧洲药典。5个中药标准作为第一批中美国际互认标准拟收入美国膳食补充剂的法典。

三、中医药发展规划

为了推进中药现代化、中药产业的发展,2002年11月,由科技部、国家计委、国家经贸委、原卫生部、药品监管局、知识产权局、中医药局、中科院共同编制完成的《中药现代化发展纲要(2002–2010年)》发布实施。经过两个五年计划的支持,中医药行业整体上有了显著的进步,受到了海内外的普遍关注和支持。2007年3月,科技部、原卫生部、国家中医药管理局、原国家食品药品监督管理局等国务院十六个部门联合发布了《中医药创新发展规划纲要(2006–2020年)》。根据中医药的特点、趋势及面临的关键问题,提出了"继承与创新并重,中医中药协调发展,现代化与国际化相互促进,多学科结合"四个基本原则。提出中医药创新发展到2020年的总体目标是:通过科技创新支撑中医药现代化发展,不断提高中医药对我国经济和社会发展的贡献率,巩固和加强我国在传统医药领域的优势地位;重点突破中医药传承和医学及生命科学创新发展的关键问题,争取成为中国科技走向世界的突破口之一;促进东西方医学优势互补、相互融合,为建立具有中国特色的新医药学奠定基础;应用全球科技资源推进中医药国际化进程,弘扬中华民族优秀文化,为人类卫生保健事业做出新贡献。为提高中医药创新发展能力,要努力完善中医疾病防治、养生保健和诊疗技术体系;健全中药现代产业技术体系;丰富发展中医药理论体系;建立国际认可的中医药标准规范体系;构建符合中医药特点的科技创新体系;形成国际科技合作网络体系。

标准化是经济社会发展的技术支撑,是构成国家核心竞争力的基本要素,是国家综合实力的集中体现。为了充分发挥中医药标准化在中医药事业发展中的基础性、战略性、全局性作用，引领和支撑中医药事业科学发展，2012 年 11 月，国家中医药管理局编制了《中医药标准化中长期发展规划纲要（2011－2020 年）》，作为"十二五"及今后一个时期指导中医药标准化工作的基本依据。中医药标准化的重点任务是加强中医药标准化理论和技术研究；加强中医药标准体系建设；加强中医药标准化支撑体系建设；加强中医药标准应用推广；推进中医药国际标准化工作等。其中关于中药标准的重点任务是完成中药材种子种苗术语规范、检验规程、质量标准和中药材原种生产技术规程研究制定；重点开展道地药材标准通则和道地药材示范标准的研究制定，完成道地药材种植基地标准、规范生产标准、产地加工标准等的制定；开展制定中药处方、中药调剂、处方给付、中药饮片煎煮等规范，完成临床常见病中成药临床使用与再评价指南的制定。

第二节 中药材生产质量管理规范

药材是通过一定的生产过程形成的。药用动植物不同种质、不同环境、不同种植和养育技术以及采收、加工等方法都会影响药材的产量和质量，药材生产是中药研制、生产、开发和应用整个过程的源头。我国中药材生产由于多方面原因存在诸多问题，如种质不清；种植养殖、加工、贮藏、包装技术不规范；农药残留和重金属含量超标；野生资源破坏严重。因此，通过规范化药材生产，从源头提升中药质量十分重要。

1998 年，我国首次提出了中药材生产质量管理规范的概念。国家药品监督管理局开始着手组织制定，经过周密的调研和反复修改，国家食品药品监督管理局于 2002 年 4 月 17 日以第 32 号令令发布《中药材生产质量管理规范（试行）》（Good Agriculture Practice For Chinese Crude Drugs，简称中药材 GAP），2002 年 6 月 1 日起施行。它是世界上第一个国家政府主管部门颁布的中药材 GAP。

一、中药材 GAP 概况

中药材 GAP 从保证中药材质量出发，规范中药材各生产环节以至全过程，以控制影响中药材质量的各种因子，达到药材真实、优质、稳定、可控的目的，是中药材生产和质量管理的基本准则。其核心内容和最终目标就是生产优质高效的药材。

中药材 GAP 适用于中药材生产企业生产中药材的全过程，全过程系指从种子种苗等繁殖材料经过不同阶段的生长发育到形成商品中药材的过程。包括产地生态环境、种质和繁殖材料的选定与繁育（产前）、栽培和养殖管理（产中）、采收、初加工、包装、运输及贮藏（产后）等环节的质量监督与管理；人员培训与文件档案等方面。

中药材 GAP 的研究对象既包括药用动植物及其生态环境，也包括人的管理、经营活动。

（一）中药材 GAP 的特点

1. 内容广泛、复杂 中药材 GAP 是生物学、农学、药学和法学结合的产物，是一个复杂的系统工程。其核心是规范生产全过程以保证药材的质量稳定、可控，内容均围绕药材质量及可能影响药材质量的内在因素（如种质）和外在因素（环境、生产技术等）的调控而制定。

2. 涵盖面广　中药材 GAP 涵盖的不仅是栽培的药用植物（欧共体 GAP 仅包括药用植物和芳香植物），还包括药用动物和药用野生植物和动物。

3. 国外经验与中国国情相结合　注重汲取国际先进生产技术和管理模式，也强调地道药材和传统栽培技术和加工方法；允许施用充分腐熟达到无害化卫生标准的农家肥（欧共体禁止用人的排泄物作肥料）。

4. 符合安全、有效的原则　药材是防病治病的武器，采纳新技术、新工艺一定要符合安全、有效的原则，并应经过鉴定和安全性评价。

（二）中药材 GAP 框架

中药材 GAP 共十章五十七条，包括第一章总则、第二章产地生态环境、第三章种质和繁殖材料、第四章栽培与养殖管理、第五章采收与初加工、第六章包装、运输与贮藏、第七章质量管理、第八章人员和设备、第九章文件管理、第十章附则。

二、中药材 GAP 的主要内容

（一）宗旨与适用范围

为规范中药材生产，保证中药材质量，促进中药标准化、现代化，制订本规范。本规范是中药材生产和质量管理的基本准则，适用于中药材生产企业生产中药材的全过程。生产企业应运用规范化管理和质量监控手段，保护野生药材资源和生态环境，坚持"最大持续产量"原则，实现资源的可持续利用。

（二）产地生态环境

中药材生产企业应按照中药材产地适宜性优化原则，因地制宜，合理布局。中药材产地的环境如空气、土壤、灌溉水、动物饮用水应符合国家相应标准。药用动物养殖企业应满足动物种群对生态因子的需求及与生活、繁殖相适应的条件。

（三）种质和繁殖材料

对生产中药材采用的物种的种名、亚种、变种或品种应准确鉴定和审核。对种子、菌种和繁殖材料在生产、储运过程中应实行检验和检疫制度，对动物应按习性进行药用动物的引种及驯化。加强中药材良种选育、配种工作，建立良种繁殖基地，保护药用动植物种质资源。

（四）药用植物栽培管理

根据药用植物生长发育要求确定栽培区域，制定种植规程。根据其营养特点及土壤的供肥能力，确定施肥种类、时间和数量；根据药用植物不同生长发育时期的需水规律及气候条件、土壤水分状况，适时、合理灌溉和排水；根据其生长发育特性和不同的药用部位，加强田间管理，及时打顶、摘蕾、整枝、修剪、覆盖遮荫等措施，调控植株生长发育。药用植物病虫害的防治采取综合措施，必须施用农药时，采用最小有效剂量并选用高效、低毒、低残留农药，以降低其残留和重金属污染。

（五）药用动物养殖管理

根据其生存环境、食性、行为特点及对环境的适应能力，确定养殖方式和方法。应科学配制饲料，定时定量喂食，适时适量地补充精料、维生素、矿物质及必需的添加剂，不得添加激素、类激素等添加剂；应确定适宜的给水时间及次数；养殖环境应保持清洁卫生，建立消毒制度；药用动物的疫病防治，应以预防为主，定期接种疫苗。禁止将中毒、感染疫病的药用动物加工成中药材。

（六）采收与初加工

野生或半野生药用动植物的采集应坚持"最大持续产量"原则，即不危害生态环境，可持续生产的最大产量。有计划地进行野生抚育、轮采与封育，确定适宜的采收期、采收年限和采收方法。所采用的采收机械、器具应保持清洁，无污染。药用部分采收后，应经拣选、清洗、切制或修整等加工，需干燥的应采用适宜的办法和技术迅速干燥。

鲜用药材可采用冷藏、砂藏、罐储、生物保鲜等适宜的保鲜方法，尽可能不使用保鲜剂和防腐剂。对地道药材应按传统方法进行加工，如有改动，应提供充分试验数据。

（七）包装、运输与贮藏

对包装操作、包装材料、包装记录的内容做了明确规定，对药材批量运输、药材仓库应具备的设施和条件提出了要求。

（八）质量管理

生产企业应设质量管理部门，并对该部门的主要职责做了明确规定。要求药材在包装前，质量检验部门应对每批药材按照国家规定或常规的标准进行检验。检验项目应至少包括药材性状与鉴别、杂质、水分、灰分与酸不溶性灰分、浸出物、指标性成分或有效成分含量。农药残留量、重金属及微生物限度应符合国家标准和有关规定。不合格的中药材不得出场和销售。

（九）人员和设备

生产企业的技术负责人、质量管理部门负责人应有相关专业的大专以上学历和药材生产实践经验。对从事中药材生产的人员和田间工作的人员也提出了具体要求，并规定从事加工、包装、检验的人员应定期进行健康检查，患有传染病、皮肤病或外伤性疾病等不得从事直接接触药材的工作。对从事中药材生产的有关人员应定期培训和考核。

生产企业的环境卫生、生产和检验用的仪器、仪表、量具、衡器等适用范围和精密度应符合生产和检验的要求，有明显的状态标志，并定期校验。

（十）文件管理

生产企业应有生产管理、质量管理等标准操作规程。对每种中药材的生产全过程均应详细记录，必要时可附图片、图像。对记录的内容做了具体规定。要求原始记录、生产计划及执行情况、合同及协议书均应存档，至少保存5年。

三、中药材 GAP 认证管理

为贯彻和落实中药材 GAP，2003年9月19日，国家食品药品监督管理局印发了《中药材生产质量管理规范认证管理办法（试行）》及《中药材 GAP 认证检查评定标准（试行）》。自2003年11月1日起，正式受理中药材 GAP 的认证申请。截至2012年底，国家食品药品监督管理局共计发布了21期 GAP 检查公告，共有103家中药材企业通过中药材 GAP 认证。

（一）中药材 GAP 认证管理部门

国家食品药品监督管理总局（CFDA）负责全国中药材 GAP 认证工作；负责中药材 GAP 认证检查评定标准及相关文件的制定、修订工作；负责中药材 GAP 认证检查员的培训、考核和聘任等管理工作。总局食品药品审核查验中心承担中药材 GAP 认证的具体工作。省级食品药品监督管理部门负责本行政区域内中药材生产企业的 GAP 认证申报资料初审和通过中药材 GAP 认证企业的日常监督管理工作。

（二）中药材 GAP 认证程序

1. 认证申请 申请认证的中药材生产企业，其申报的品种至少完成一个生产周期。申报时需填写《中药材 GAP 认证申请表》（一式二份），并向所在省级药品监督管理部门提交相关资料。

2. 初审与审查 省级食品药品监督管理部门自收到申报资料之日起 40 个工作日内提出初审意见，符合规定的，将初审意见和认证资料转报 CFDA。CFDA 对初审合格的认证资料在 5 日内进行形式审查，必要时可请专家论证（时限可延长至 30 个工作日）。符合要求的予以受理并转食品药品审核查验中心。中心在 30 个工作日内提出技术审查意见，制定现场检查方案。

3. 现场检查 现场检查一般安排在该品种的采收期，一般为 3～5 天。检查组一般由 3～5 名检查员组成，选派遵循本行政区域内回避原则。检查中如实记录缺陷项目，现场检查结束后，形成书面报告，并在 5 个工作日内将检查报告及相关资料报食品药品审核查验中心。

4. 认证审批 食品药品审核查验中心在收到现场检查报告后 20 个工作日内进行技术审核，符合规定的，报 CFDA 审批。符合认证标准的，颁发《中药材 GAP 证书》并予以公告。

《中药材 GAP 证书》有效期一般为 5 年，生产企业在证书有效期满前 6 个月，按照规定重新申请认证。《中药材 GAP 证书》由 CFDA 统一印制，应当载明证书编号、企业名称、法定代表人、企业负责人、注册地址、种植（养殖）区域（地点）、认证品种、种植（养殖）规模、发证机关、发证日期、有效期限等项目。

（三）检查评定标准

《中药材 GAP 认证检查评定标准》（试行）共 104 项，其中关键项目 19 项，一般项目 85 项。根据具体申请认证品种确定相应的检查项目，关键项目不合格则称为严重缺陷，一般项目不合格则称为一般缺陷。一般缺陷≤20% 则通过认证；严重缺陷≥1 项则认证不通过。

（四）中药材 GAP 认证后监督检查

CFDA 负责组织对取得《中药材 GAP 证书》的企业，根据中药材品种生长特点确定检查频次和重点进行跟踪检查。在证书有效期内，省级药品监督管理部门负责每年对企业跟踪检查一次，跟踪检查情况应及时报 CFDA。取得《中药材 GAP 证书》的企业，如发生重大质量问题或者未按照中药材 GAP 组织生产的，CFDA 将予以警告，并责令改正；情节严重的，将吊销《中药材 GAP 证书》。

中药材生产企业《中药材 GAP 证书》登记事项发生变更的，应在事项发生变更之日起 30 日内，向 CFDA 申请办理变更手续，CFDA 应在 15 个工作日内作出相应变更。

　　申请中药材 GAP 认证的中药材生产企业应按照有关规定缴纳认证费用，未按规定缴纳认证费用的，终止认证或收回《中药材 GAP 证书》。中药材生产企业终止生产中药材或者关闭的，由 CFDA 收回《中药材 GAP 证书》。

第三节　野生药材资源管理

　　我国自 1981 年加入《濒危野生动植物种国际贸易公约》，在履行公约义务、加强野生动植物资源保护管理等方面作出了积极努力，受到了国际社会好评。1987 年国务院发布《野生药材资源保护管理条例》，对野生药材资源保护问题作出了具体规定，这是我国关于中药资源问题的第一部行政法规。2006 年发布《濒危野生动植物进出口管理条例》，专门规范濒危野生动植物进出口管理活动。

　　国家全面禁止犀角、虎骨等珍稀濒危动物入药使用，限制天然麝香、天然牛黄、赛加羚羊角、穿山甲片和稀有蛇类原材料等珍稀中药资源的使用范围，开展珍稀濒危中药资源的替代品研究。

一、野生药材资源保护的目的及其原则

　　1. 目的　为了保护和合理利用野生药材资源，适应人民医疗保健事业的需要，国务院制定了《野生药材资源保护管理条例》，1987 年 12 月 1 日起施行。

　　2. 适用范围　在我国境内采猎、经营野生药材的任何单位或个人，除国家另有规定外，都必须遵守本条例。

　　3. 原则　国家对野生药材资源实行保护、采猎相结合的原则，并创造条件开展人工种养。

二、国家重点保护的野生药材物种分级及名录

（一）国家重点保护的野生药材物种的分级

国家重点保护的野生药材物种分为三级管理。

一级：濒临灭绝状态的稀有珍贵野生药材物种。

二级：分布区域缩小，资源处于衰竭状态的重要野生药材物种。

三级：资源严重减少的主要常用野生药材物种。

（二）国家重点保护的野生药材名录

　　国务院在颁布该条例的同时，也公布了《国家重点保护野生药材物种名录》，共收载野生药材物种 76 种，包含中药材 42 种。其中一级保护的野生药材物种 4 种、中药材 4 种；二级保护野生药材物种 27 种、中药材 17 种；三级保护野生药材物种 45 种、中药材 22 种。

　　一级保护药材名称：虎骨（已禁用）、豹骨、羚羊角、鹿茸（梅花鹿）。

　　二级保护药材名称：鹿茸（马鹿）、麝香（3 个品种）、熊胆（2 个品种）、穿山甲、蟾酥（2 个品种）、蛤蟆油、金钱白花蛇、乌梢蛇、蕲蛇、蛤蚧、甘草（3 个品种）、黄连（3 个品种）、人参、杜仲、厚朴（2 个品种）、黄柏（2 个品种）、血竭。

　　三级保护药材名称：川贝母（4 个品种）、伊贝母（2 个品种）、刺五加、黄芩、天

冬、猪苓、龙胆（4个品种）、防风、远志（2个品种）、胡黄连、肉苁蓉、秦艽（4个品种）、细辛（3个品种）、紫草、五味子（2个品种）、蔓荆子（2个品种）、诃子（2个品种）、山茱萸、石斛（5个品种）、阿魏（2个品种）、连翘、羌活（2个品种）。

三、野生药材资源保护管理

1. 对一级保护野生药材物种的管理　禁止采猎一级保护野生药材物种。一级保护野生药材物种属于自然淘汰的，其药用部分由各级药材公司负责经营管理，但不得出口。根据国家规定，自2006年1月1日起我国已全面禁止从野外猎捕豹类和收购豹骨。对非内服中成药处方中含豹骨的品种，一律除去豹骨，不用代用品。

2. 对二、三级保护野生药材物种的管理　采猎、收购二、三级保护野生药材物种必须按照批准的计划执行。采猎者必须持有采药证，需要进行采伐或狩猎的，必须申请采伐证或狩猎证。不得在禁止采猎区、禁止采猎期采猎二、三级保护野生药材物种，不得使用禁用工具进行采猎。二、三级保护野生药材物种属于国家计划管理的品种，由中国药材公司统一经营管理，其余品种由产地县药材公司或其委托单位按照计划收购。二、三级保护野生药材物种的药用部分，除国家另有规定外，实行限量出口。

3. 罚则　违反采猎、收购、保护野生药材物种规定的单位或个人，由当地县以上药品监督管理部门会同同级有关部门没收其非法采猎的野生药材及使用工具，并处以罚款。

违反规定，未经野生药材资源保护管理部门批准进入野生药材资源保护区从事科研、教学、旅游等活动的，当地县以上药品监督管理部门和自然保护区主管部门有权制止，造成损失的，必须承担赔偿责任。

违反保护野生药材物种收购、经营、出口管理的，由工商行政管理部门或有关部门没收其野生药材和全部违法所得，并处以罚款。

保护野生药材资源管理部门工作人员徇私舞弊的，由所在单位或上级管理部门给予行政处分；造成野生药材资源损失的，必须承担赔偿责任。

破坏野生药材资源情节严重，构成犯罪的，由司法机关依法追究刑事责任。

第四节　中药品种保护

1992年10月14日国务院颁发了《中药品种保护条例》（以下简称《条例》），自1993年1月1日起施行。《条例》的实施，在一定程度上解决了中药品种的低水平重复问题，中药品种保护制度推动了中药整体质量水平的提高和科技进步，提高了中药生产的集约化水平。

2009年2月，国家食品药品监督管理局发布了《中药品种保护指导原则》（以下简称《指导原则》），提高了中药品种保护技术门槛，优化审评审批程序，使中药保护品种的结构日趋合理，保护品种质量明显提高，切实起到了鼓励创新、保护先进、带动发展的目的。

截至2012年底，共有中药品种保护913个，其中初次申报品种192个，同品种32个，延长保护期689个。

一、中药品种保护的目的意义

国家鼓励研制开发临床有效的中药品种，对质量稳定，疗效确切的中药品种实行分级保护制度，其目的是为了提高中药品种的质量，保护中药生产企业的合法权益，促进中药事业的发展。中药品种保护法规的颁布实施，对保护中药名优产品，保护中药研制生产的知识产权，提高中药质量和信誉，推动中药制药企业的科技进步，开发临床安全有效的新药和促进中药走向国际医药市场均具有重要的意义。

二、《中药品种保护条例》的适用范围及管理部门

（一）适用范围

适用于中国境内生产制造的中药品种，包括中成药、天然药物的提取物及其制剂和中药人工制品。

申请专利的中药品种，依照专利法的规定办理，不适用本条例。

凡存在专利等知识产权纠纷的品种，应解决纠纷以后再办理保护事宜。

（二）监督管理部门

国家药品监督管理部门负责全国中药品种保护的监督管理工作。国家中医药管理部门协同管理全国中药品种的保护工作。

国家药品监督管理部门组建国家中药品种保护审评委员会办公室，负责国家中药品种保护审评委员会的日常工作，组织国家中药保护品种的技术审查和审评工作，配合国家食品药品监督管理总局（CFDA）制定或修订中药品种保护的技术审评标准、要求、工作程序以及监督管理局中药保护品种等。

三、中药保护品种等级划分、保护申请类别

申请受保护品种必须是列入国家药品标准的品种。

《条例》规定受保护的中药品种分为一级和二级。中药一级保护品种的保护期限分别为 30 年、20 年、10 年，中药二级保护品种的保护期限为 7 年。

（一）中药保护品种等级划分

1. 一级保护 符合下列条件之一的中药品种，可以申请一级保护。①对特定疾病有特殊疗效的；②相当于国家一级保护野生药材物种的人工制成品；③用于预防和治疗特殊疾病的。

对特定疾病有特殊疗效，是指对某一疾病在治疗效果上能取得重大突破性进展。例如，对常见病、多发病等疾病有特殊疗效；对既往无有效治疗方法的疾病能取得明显疗效；或者对改善重大疑难疾病、危急重症或罕见疾病的终点结局（病死率、致残率等）取得重大进展。

相当于国家一级保护野生药材物种的人工制成品是指列为国家一级保护物种药材的人工制成品；或目前虽属于二级保护物种，但其野生资源已处于濒危状态物种药材的人工制成品。

用于预防和治疗特殊疾病中的特殊疾病，是指严重危害公众身体健康和正常社会生活经济秩序的重大疑难疾病、危急重症、烈性传染病和罕见病。如恶性肿瘤、终末期肾病、脑卒中、急性心肌梗死、艾滋病、传染性非典型肺炎、人禽流感、苯酮尿症、

地中海贫血等疾病。

用于预防和治疗重大疑难疾病、危急重症、烈性传染病的中药品种，其疗效应明显优于现有治疗方法。

2. 二级保护 符合下列条件之一的中药品种，可以申请二级保护。①符合上述一级保护的品种或者已经解除一级保护的品种；②对特定疾病有显著疗效的；③从天然药物中提取的有效物质及特殊制剂。

对特定疾病有显著疗效，是指能突出中医辨证用药理法特色，具有显著临床应用优势，或对主治的疾病、证候或症状的疗效优于同类品种。

从天然药物中提取的有效物质及特殊制剂，是指从中药、天然药物中提取的有效成分、有效部位制成的制剂，且具有临床应用优势。

（二）中药品种保护申请类别

1. 初次保护申请 指首次提出的中药品种保护申请；其他同一品种生产企业在该品种保护公告前提出的保护申请，按初次保护申请管理。申报品种由多家企业生产的，应由原研企业提出首次申报。

2. 同品种保护申请 同品种指药品名称、剂型、处方都相同的品种；同品种保护申请，是指初次保护申请品种公告后，其他同品种生产企业按规定提出的保护申请。

3. 延长保护期申请 指中药保护品种生产企业在该品种保护期届满前按规定提出延长保护期的申请。

申请延长保护的品种应能证明其对主治的疾病、证候或症状较同类品种有显著临床疗效优势。申请企业应提出在延长保护期内对品种改进提高的详细计划及实施方案。

4. 补充申请 中药保护品种审批件及证书中有关事项发生变更时，该保护品种生产企业应提出补充申请。

四、中药品种保护受理与审批

（一）程序

（1）申请中药品种保护的企业，应按《指导原则》规定的中药保护品种申报资料向国家食品药品监督管理局行政受理服务中心（以下简称局受理中心）报送 1 份完整资料，并将 2 份相同的完整资料报送申请企业所在地省（区、市）食品药品监管部门。局受理中心在收到企业的申报资料后，应在 5 日内完成形式审查，对同意受理的品种出具中药品种保护申请受理通知书，同时抄送申请企业所在地省（区、市）食品药品监管部门，并将申报资料转送国家中药品种保护审评委员会办公室。

对已受理的中药品种保护申请，将在国家局政府网站予以公示。自公示之日起至作出行政决定期间，各地一律暂停受理该品种的仿制申请。

（2）各省（自治区、直辖市）药品监管部门在收到企业的申报资料及局受理中心受理通知书后，应在 20 日内完成申报资料的真实性核查和初审工作，并将核查报告、初审意见和企业申报资料（1 份）一并寄至国家中药品种保护审评委员会。国家中药品种保护审评委员会办公室在收到上述资料后，开始进行审评工作，并在 6 个月内做出审评结论。

（3）根据国家中药品种保护审评委员会办公室的审评结论，由 CFDA 决定是否给予保护。对批准保护的品种，由 CFDA 发给《中药品种保护证书》，并在政府网站和

《中国医药报》上予以公告；生产该品种的其他生产企业应自公告发布之日起6个月内向局受理中心提出同品种保护申请并提交完整资料；对逾期提出申请的，局受理中心将不予受理；申请延长保护期的生产企业，应当在该品种保护期届满6个月前向局受理中心提出申请并提交完整资料；对已被终止保护的品种的生产企业，不得再次申请该品种的中药品种保护。

（4）申请企业对审批结论有异议的，可以在收到审批意见之日起60日内向国家食品药品监督管理总局提出复审申请并说明复审理由。复审仅限于原申报资料，国家局应当在50日内做出结论，如需进行技术审查的，由国家中药品种保护审评委员会按照原申请时限组织审评。

（5）中药保护品种生产企业变更保护审批件及证书中有关事项的，应向局受理中心提出中药保护品种补充申请。

上述程序见图11－1。

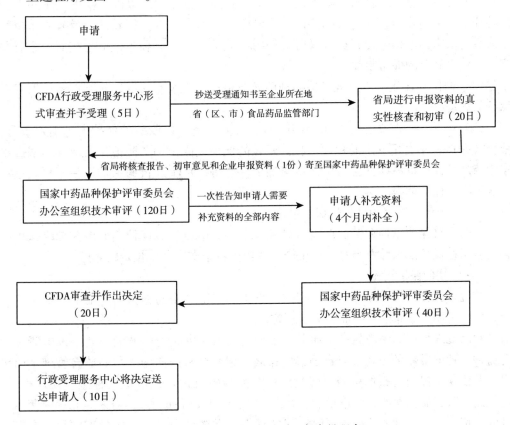

图11－1 中药品种保护受理与审批程序

（二）申报资料

申报企业参照《中药品种保护申报资料项目及说明》（国家中药品种保护审评委员会发布，2012年1月1日起执行）对中药品种保护资料进行规范及申报。中药生产企业申请保护时，应按申请类别要求提交相应的申报资料，以充分证明其可保性。获准保护后，相关生产企业应按要求履行保护义务，否则将可能被提前终止保护。

申报资料项目包括：

（1）《中药品种保护申请表》；

（2）证明性文件，包括药品批准证明文件（复印件），初次保护申请企业还应提供其为原研企业的相关证明资料，《药品生产许可证》及《药品 GMP 证书》（复印件），现行国家药品标准、说明书和标签实样，专利权属状态说明书及有关证明文件；

（3）申请保护依据与理由综述；

（4）批准上市前、上市后医学、药学、药理毒理学相关研究资料；

（5）拟改进提高计划与实施方案。

五、中药保护品种的保护措施

（一）中药一级保护品种的保护措施

（1）中药一级保护品种的处方组成、工艺制法，在保护期限内由获得《中药保护品种证书》的生产企业和有关的药品生产经营主管部门、卫生行政部门及有关单位和个人负责保密，不得公开。负有保密责任的有关部门、企业和单位应当按照国家有关规定，建立必要的保密制度。

（2）向国外转让中药一级保护品种的处方组成、工艺制法的，应当按照国家有关保密的规定办理。

（3）因特殊情况需要延长保护期限的，由生产企业在该品种保护期满前六个月，依照《条例》第九条规定的程序申报。延长的保护期限由国务院卫生行政部门根据国家中药品种保护审评委员会的审评结果确定；但是，每次延长的保护期限不得超过第一次批准的保护期限。

（二）中药二级保护品种的保护措施

中药二级保护品种在保护期满后可延长七年。申请延长保护期的中药二级保护品种，应当在保护期满前六个月，由生产企业依照本条例第九条规定的程序申报。

（三）其他保护措施

被批准保护的作用品种在保护期内仅限于由获得《中药保护品种证书》的企业生产，但临床用药紧张的保护品种另有规定。

对已批准保护的中药品种，如果在批准前是由多家企业生产的，其中未申请《中药保护品种证书》的企业应当自公告发布之日起六个月内向国家药品监督管理部门申报，并依规定提交完整的资料，经指定的药品检验机构对该申报品种进行质量检验，对达到国家药品标准的，经审批后，补发《中药保护品种证书》；对未达到国家药品标准的，依照药品管理的法律、行政法规的规定，撤销该中药品种的批准文号。未申报或逾期申报的，发通告终止药品批准文号。

生产中药保护品种的企业及中药生产经营主管部门，应当根据省、自治区、直辖市药品监督管理部门提出的要求，改进生产条件，提高品种质量。

中药保护品种在保护期内向国外申请注册时，必须经国家药品监督管理部门批准同意。否则，不得办理。

（四）保护终止

在保护期内的品种，有下列情形之一的，国家局将提前终止保护，收回其保护审批件及证书：①保护品种生产企业的《药品生产许可证》被撤销、吊销或注销的；②保护品种的药品批准文号被撤销或注销的；③申请企业提供虚假的证明文件、资料、样品或者采取其他欺骗手段取得保护审批件及证书的；④保护品种生产企业主动提出终止保护的；⑤累计2年不缴纳保护品种年费的；⑥未按照规定完成改进提高工作的；⑦其他不符合法律、法规规定的。已被终止保护的品种的生产企业，不得再次申请该品种的中药品种保护。

（五）罚则

（1）违反本《条例》规定，将一级保护品种的处方组成、工艺制法泄密者，对其责任人员，由所在单位或其上级机关给予行政处分；构成犯罪的，依法追究刑事责任。

（2）违反本《条例》规定，擅自仿制和生产中药保护品种的，由县级以上药品监督管理部门以生产假药论处。伪造《中药品种保护证书》及有关证明文件进行生产、销售的，由县级以上药品监督管理部门没收其全部有关药品及违法所得，并可处有关药品正品价格3倍以下罚款；构成犯罪的，依法追究刑事责任。

案例 11-1

原告海南某药业公司诉称，其生产的"抗癌平丸"经原SDA批准为国家中药保护品种，取得《中药保护品种证书》。保护期为2002年9月12日至2009年9月12日。被告江苏某药业公司无视国家法律规定，在原告获得《中药保护品种证书》之后，继续大量生产和销售同品种的"抗癌平丸"，该行为侵害了原告的"中药品种保护专属权"，是一种不正当竞争侵权行为。据此，原告请求法院判令被告停止侵权，并在中国医药报公开赔礼道歉，赔偿经济损失480万元。

被告江苏某药业公司答辩称，"抗癌平丸"是其于1974年研制、1979年首先生产，并已获得国家批准生产，依法享有在先权，不是仿制，不存在侵权。中药保护并无绝对排他权，被告也已按规定正在申报同品种保护，且在公告6个月后停止了生产，未违反有关规定，更不属于不正当竞争。原告诉讼系滥用诉权的一种不正当竞争行为，法院应依法驳回原告的诉讼请求。

思考讨论：

1. 中药品种保护是知识产权？它与药品专利保护、药品行政保护的区别。

2. 江苏公司的行为是否构成侵权？

第五节　中药管理相关规定

《药品管理法》确立了国家发展现代药和传统药，充分发挥其作用的方针，国务院及药品监督管理主管部门相继制定颁布了一系列管理中药的法规，涉及到中药的监督管理、研制、审批、质量标准、中药品种保护和中药材市场管理等方面，从而保证中药的质量及其研制、生产、经营、使用等良好秩序，有力促进中药事业发展。

《药品管理法》、《药品管理法实施条例》中涉及中药管理的具体内容详见本书第二章。《药品经营质量管理规范》中涉及中药管理的具体内容详见本书第七章。

2003年10月1日起施行的《中华人民共和国中医药条例》是我国第一部专门的中

医药行政法规。该条例明确,中药的研制、生产、经营、使用和监督管理依照《中华人民共和国药品管理法》执行。《中医药条例》强调,发展中医药事业应当遵循继承与创新相结合的原则,保持和发扬中医药特色和优势,积极利用现代科学技术,促进中医药理论和实践的发展,推进中医药现代化;国家鼓励开展中医药专家学术经验和技术专长继承工作,培养高层次的中医临床人才和中药技术人才;国家保护野生中药材资源,扶持濒危动植物中药材人工代用品的研究和开发利用;县级以上地方人民政府应当加强中药材的合理开发和利用,鼓励建立中药材种植、培育基地,促进短缺中药材的开发、生产。

其他规范性文件中涉及中药管理的相关规定有以下几方面。

一、中药材管理规定

(一)《进口药材管理办法(试行)》涉及中药管理的规定

1. 进口药材申请与审批　进口药材申请人,应当是中国境内取得《药品生产许可证》或者《药品经营许可证》的药品生产企业或者药品经营企业。药材进口申请包括首次进口药材申请和非首次进口药材申请。首次进口药材申请包括已有法定标准药材首次进口申请和无法定标准药材首次进口申请。

国家食品药品监督管理总局(CFDA)负责药材进口的审批,并对登记备案、口岸检验等工作进行监督管理。中国食品药品检定研究院完成首次进口药材质量标准复核和样品检验,并将检验报告和复核意见报送 CFDA。CFDA 进行技术审评和行政审查。对符合要求的,颁发《进口药材批件》;对不符合要求的,发给《审查意见通知件》,并说明理由。非首次进口药材申请,不再进行质量标准复核,由 CFDA 直接审批。

2.《进口药材批件》　分一次性有效批件和多次使用批件。一次性有效批件的有效期为 1 年,多次使用批件的有效期为 2 年。《进口药材批件》编号格式为:国药材进字 +4 位年号 +4 位顺序号。

对濒危物种药材或者首次进口药材的进口申请,颁发一次性有效批件。

(二)《药用植物及制剂进出口绿色行业标准》(2001 年 7 月 1 日起实施)涉及中药材管理的规定

该标准是我国对外经济贸易活动中药用植物及其制剂进出口的重要质量标准之一,适用于药用植物原料及制剂的进出口品质检验,主要规定了中药的重金属与砷盐、黄曲霉素、农药残留的限量指标。

二、中药饮片管理规定

(一)《医院中药饮片管理规范》对中药饮片的管理规定

1. 采购　医院应当建立健全中药饮片采购制度。医院采购中药饮片,应当验证生产经营企业的《药品生产许可证》或《药品经营许可证》、《企业法人营业执照》和销售人员的授权委托书、资格证明、身份证,并将复印件存档备查。购进国家实行批准文号管理的中药饮片,还应当验证注册证书并将复印件存档备查。医院与中药饮片供应单位应当签订"质量保证协议书"。医院应当定期对供应单位供应的中药饮片质量进行评估,并根据评估结果及时调整供应单位和供应方案。严禁擅自提高饮片等级、以次充好，为个人或单位谋取不正当利益。

2. 验收 医院对所购的中药饮片，应当按照国家药品标准和省、自治区、直辖市药品监督管理部门制定的标准和规范进行验收，验收不合格的不得入库。对购入的中药饮片质量有疑义需要鉴定的，应当委托国家认定的药检部门进行鉴定。有条件的医院，可以设置中药饮片检验室、标本室，并能掌握《中华人民共和国药典》收载的中药饮片常规检验方法。购进中药饮片时，验收人员应当对品名、产地、生产企业、产品批号、生产日期、合格标识、质量检验报告书、数量、验收结果及验收日期逐一登记并签字。购进国家实行批准文号管理的中药饮片，应当检查核对批准文号。发现假冒、劣质中药饮片，应当及时封存并报告当地药品监督管理部门。

3. 保管 中药饮片仓库应当有与使用量相适应的面积，具备通风、调温、调湿、防潮、防虫、防鼠等条件及设施。中药饮片出入库应当有完整记录。中药饮片出库前，应当严格进行检查核对，不合格的不得出库使用。应当定期进行中药饮片养护检查并记录检查结果。养护中发现质量问题，应当及时上报本单位领导处理并采取相应措施。

4. 调剂与临方炮制 中药饮片调剂室应当有与调剂量相适应的面积，配备通风、调温、调湿、防潮、防虫、防鼠、除尘设施，工作场地、操作台面应当保持清洁卫生。药斗等储存中药饮片的容器应当排列合理，有品名标签。药品名称应当符合《中华人民共和国药典》或省、自治区、直辖市药品监督管理部门制定的规范名称。标签和药品要相符。

中药饮片装斗时要清斗，认真核对，装量适当，不得错斗、串斗。医院调剂用计量器具应当按照质量技术监督部门的规定定期校验，不合格的不得使用。

中药饮片调剂人员在调配处方时，应当按照《处方管理办法》和中药饮片调剂规程的有关规定进行审方和调剂。对存在"十八反"、"十九畏"、妊娠禁忌、超过常用剂量等可能引起用药安全问题的处方，应当由处方医生确认（"双签字"）或重新开具处方后方可调配。

中药饮片调配后，必须经复核后方可发出。二级以上医院应当由主管中药师以上专业技术人员负责调剂复核工作，复核率应当达到100%。医院应定期对调剂质量进行抽查并记录检查结果。中药饮片调配每剂重量误差应在±5%以内。

调配含有毒性中药饮片的处方，每次处方剂量不得超过二日极量。对处方未注明"生用"的，应给付炮制品。如在审方时对处方有疑问，必须经处方医生重新审定后方可调配。处方保存两年备查。

罂粟壳不得单方发药，必须凭有麻醉药处方权的执业医师签名的淡红色处方方可调配，每张处方不得超过三日用量，连续使用不得超过七天，成人一次的常用量为每天3～6克。处方保存三年备查。

医院进行临方炮制，应当具备与之相适应的条件和设施，严格遵照国家药品标准和省、自治区、直辖市药品监督管理部门制定的炮制规范炮制，并填写"饮片炮制加工及验收记录"，经医院质量检验合格后方可投入临床使用。

5. 煎煮 医院开展中药饮片煎煮服务，应有与之相适应的场地及设备，卫生状况良好，具有通风、调温、冷藏等设施。医院应当建立健全中药饮片煎煮的工作制度、操作规程和质量控制措施并严格执行。中药饮片煎煮液的包装材料和容器应当无毒、卫生、不易破损，并符合有关规定。

（二）《保健食品注册管理办法（试行）》涉及中药的规定

保健食品所使用的原料和辅料应当对人体健康安全无害。有限量要求的物质，其用量不得超过国家有关规定。国家食品药品监督管理总局公布的可用于保健食品的、国家卫生行政部门公布或者批准可以食用的以及生产普通食品所使用的原、辅料可以作为保健食品的原料和辅料。国家食品药品监督管理总局和国家有关部门规定的不可用于保健食品的原、辅料、禁止使用的物品不得作为保健食品的原料和辅料。

具体涉及的 200 余种中药名单见原卫生部 2002 年印发的《既是食品又是药品的物品名单》、《可用于保健食品的物品名单》和《保健食品禁用物品名单》。

执业药师 考点

野生药材资源保护管理；中药材生产质量管理规范；中药品种保护；中药管理有关规定。

◢ 思考题 ◣

1. 简述中药、中药材、中药饮片、中成药的概念。
2. 简述中药材 GAP 认证的程序。
3. 简述国家重点保护的野生药材物种的分级。
4. 简述中药保护品种的申报条件、保护期限及保护措施。

（金 华）

第十二章 药品信息管理

要点导航

　　掌握：药品说明书的内容要求和格式；药品标签的内容与书写印制要求；药品广告审查发布标准。

　　熟悉：药品信息的收集渠道；药品广告批准文号的格式以及注销、作废情形；对虚假违法药品广告的处理与处罚；互联网药品信息服务的管理规定。

　　了解：药品说明书、标签、药品广告的概念；药品信息的特征与分类；药品广告批准文号的审查和程序；互联网药品信息服务的定义；互联网药品信息服务资格申报审批的程序。

第一节 概　述

一、药品信息的概念

药品信息的概念可以从广义和狭义两个方面进行定义。

广义的药品信息是指通过印刷品、光盘或可移动存储器、网络或其他大众传播媒介等作为载体记载和传递的有关药品方面的各种信息和知识。广义的药品信息涉及药品的研发、生产、流通、使用和监督管理等领域的各个方面。

狭义的药品信息一般仅指在药品使用领域中与药品使用的安全、有效、经济、适宜相关的各种信息。

二、药品信息的分类

（一）按照文献资料的加工层次分类

按照文献资料的加工层次不同，药品信息可以分为一次、二次、三次文献。

1. 一次文献　一次文献是作者以本人的研究成果为依据而撰写的原始文献，如专著、期刊论文、会议文献、学位论文、专利说明等。包括实验性研究和观察性研究等。一级文献的特点是信息量大、品种多、周期短、报道快，是重要的参考文献源。

2. 二次文献　二次文献是对一次文献进行整理、分类、提炼加工，按一定规则编排而成的信息资料。包括索引、文摘、书目、题录等。

3. 三次文献 三次文献是在利用二次文献基础上,对某一特定专题的一次文献进行收集整理和综合分析基础上编写的文献,如论文综述、专题评论、教科书、词典、百科全书、年鉴、手册、指南和其他参考书等。

（二）按照药品流程的环节分类

按照药品流程的环节不同,可以分为研发、生产、流通和使用中的药品信息。

1. 研发中的药品信息 国家有关部门对于药品研发的一系列的程序和规定,包括专利注册的规定,GCP 的规定、GLP 的规定,以及有关药品注册的要求等,都属于这个环节的药品信息,甚至包括了国际上的、其他国家的药品研发趋势、研发管理机制、研发向应用的转化方式等内容,都属于药品研发有关的药品信息。按照药品数据库来讲包括了药品专利数据库、药品注册数据库,药品研发机构数据库,GCP 和 GLP 认证有关的数据库,以及与药品研发有关的学术论文数据库等。

2. 药品生产中的信息 药品生产的法律法规,GMP 认证等内容属于与生产有关的药品信息,国家的有关药品生产企业数据库,药品生产质量检验数据库,药品生产企业的执业药师数据库以及 GMP 认证专家数据库等都属于宏观方面的药品信息。另外国家有关部门对于药品生产的统计数据也属于与生产有关的重要的药品信息。

3. 药品流通中的信息 药品流通中的信息包括各类药品的销售数量以及销售的主要环节和最终去向,各个药品销售终端对于各类药品的销售数量,各种药品在各地区的销售数量等信息。从经济角度来讲,各类药品的成本、价格以及毛利率和流通企业的盈利水平也是十分重要的与药品流通有关的药品信息。

国家对于药品流通的法律法规,GSP 认证的有关规定属于与流通有关的药品信息,国家和地区有关药品管理部门建立的有关药品流通企业的数据库、执业药师数据库、GSP 认证数据库,包括国家医保报销的药品目录、国家基本药品目录都属于相关的药品信息。对于药品市场的研究论文数据库也属于药品信息的重要内容。

4. 药品使用中的信息 药品使用有关的信息包括了药品的说明书、标签和广告的内容,药品服务网站的内容,以及药品使用当中出现的不良反应的监测。除此之外,还包括医院药事管理和药学服务的信息,医疗机构制剂的信息,药品使用当中的一些与临床应用有关的信息。同时还包括国家对于药品使用的一系列有关规定,医院药房的管理规定,医疗机构制剂的规定,以及有关药品应用的研究论文和文献数据库。

第二节 药品标签和说明书的管理

一、药品标签的管理

（一）药品标签的概念和分类

药品标签,是指药品包装上印有或贴有的文字内容。药品标签既能为消费者提供药品信息,又是产品本身的外观形象,故药品标签应简洁明了、通俗易懂,不产生误导,能指导医生和患者规范正确地用药。

药品标签分为内标签和外标签。药品内标签指直接接触药品包装的标签,外标签指内标签以外的其他包装的标签，包括用于运输、贮存包装的标签和原料药标签。

（二）药品标签管理的规定

1. 药品名称的使用要求 药品标签中标注的药品名称必须符合国家食品药品监督管理总局公布的药品通用名称和商品名称的命名原则，并与药品批准证明文件的相应内容一致。禁止使用未经国家食品药品监督管理总局批准的药品名称。

药品通用名称应当显著、突出，其字体、字号和颜色必须一致，并符合以下要求：

（1）对于横版标签，必须在上三分之一范围内显著位置标出；对于竖版标签，必须在右三分之一范围内显著位置标出；

（2）不得选用草书、篆书等不易识别的字体，不得使用斜体、中空、阴影等形式对字体进行修饰；

（3）字体颜色应当使用黑色或者白色，与相应的浅色或者深色背景形成强烈反差；

（4）除因包装尺寸的限制而无法同行书写的，不得分行书写。

药品商品名称不得与通用名称同行书写，其字体和颜色不得比通用名称更突出和显著，其字体以单字面积计不得大于通用名称所用字体的二分之一。

2. 有效期表达方式 药品标签中的有效期应按照年、月、日的顺序标注，年份用四位数字表示，月、日用两位数表示，1 至 9 月数字前须加 0。其具体标注格式为"有效期至×××年××月"或者"有效期至×××年××月××日"；也可以用数字和其他符号表示为"有效期至××××.××"或者"有效期至××××/××/××"等，或只用数字表示。例如"有效期至 2009 年 06 月"。所有上市药品标签上均应标明有效期，未标明有效期的药品，按劣药论处。

有效期若标注到日，应当为起算日期对应年月日的前一天，若标注到月，应当为起算月份对应年月的前一月。例如有效期至 2012 年 9 月，则表示该药品可使用到 2012 年 8 月 31 日。再如有效期至 2012/10/12，则该药品可使用至 2012 年 10 月 11 日。

预防用生物制品有效期的标注按照国家食品药品监督管理总局批准的注册标准执行，治疗用生物制品有效期的标注自分装日期计算，其他药品有效期的标注自生产日期计算。

3. 药品专有标志的要求 根据《药品管理法》的规定，麻醉药品、精神药品、医疗用毒性药品、放射性药品、外用药品和非处方药品的标签，必须印有规定的标志。对贮藏有特殊要求的，必须在标签的醒目位置中标明。

非处方药专有标识是用于非处方药药品标签、使用说明书、内包装、外包装的专有标识，也可用作经营非处方药药品的企业指南性标志。非处方药专有标识图案分为红色和绿色，红色专有标识用于甲类非处方药药品，绿色专有标识用于乙类非处方药和用作指南性标志。

使用非处方药专有标识时，药品的使用说明书和大包装可以单色印刷，标签和其他包装必须按照国家食品药品监督管理总局公布的色标要求印刷。单色印刷时，非处方药专有标识下方必须标识"甲类"或"乙类"字样。非处方药专有标识应与药品标签、使用说明书、内包装、外包装一体化印刷，其大小可根据实际需要设定，但必须醒目、清晰，并按照国家食品药品监督管理总局公布的坐标比例使用。

4. 加注警示语 出于保护公众健康和指导正确合理用药的目的，药品生产企业可以主动提出在药品说明书或者标签上加注警示语，国家食品药品监督管理总局也可以要求药品生产企业在说明书或者标签上加注警示语。

相应的警示语或忠告语如下：

处方药：凭医师处方销售、购买和使用！

甲类非处方药、乙类非处方药：请仔细阅读药品使用说明书并按说明使用或在医师指导下购买和使用。

5. 进口药品标签 进口药品标签除按一般规定执行外，还应标明"进口药品注册证号"或"医药产品注册证号"、生产企业名称等；进口分包装药品的标签应标明原生产国或地区企业名称、生产日期、批号、有效期及国内分包装企业名称等。

6. 同一药品生产企业生产的同一药品标签 药品分别按处方药与非处方药管理的，两者的包装颜色应当明显区别。药品规格和包装规格均相同的，其标签的内容、格式及颜色必须一致；药品规格或者包装规格不同的，其标签应当明显区别或者规格项明显标注。

7. 注册商标 注册商标应当印制在药品标签的显著位置上，"注册商标"字样或注册标记应当印制在商标附近。药品标签过小不便印制商标和标明注册标记的，必须在其较大的标签上印制商标并标明"注册商标"字样或注册标记。

（三）药品标签的主要内容

药品标签如果细分，除内标签和外标签两类外，还有最小包装标签、原料药包装标签和运输贮藏标签三类，各类包装标签括的项目内容不同。

1. 内包装标签 包括药品通用名称、适应证或者功能主治、规格、用法用量、生产日期、产品批号、有效期、生产企业等内容。包装尺寸过小无法全部表明上述内容的，至少应当标注药品通用名称、规格、产品批号、有效期等内容。

2. 外包装标签 包括药品通用名称、成分、性状、适应证或者功能主治、规格、用法用量、不良反应、禁忌、注意事项、贮藏、生产日期、产品批号、有效期、批准文号、生产企业等内容。适应证或者功能主治、用法用量、不良反应、禁忌、注意事项不能全部注明的，应当标出主要内容并注明"详见说明书"字样。

3. 最小包装标签 包括药品通用名称、规格、产品批号和有效期4项内容。

4. 原料药包装标签 包括药品名称、贮藏、生产日期、产品批号、有效期、批准文号、生产企业、执行标准，同时还需注明包装数量以及运输注意事项等必要内容。

5. 运输、贮藏标签 用于运输、贮藏的包装标签，至少应当注明药品通用名称、规格、贮藏、生产日期、产品批号、有效期、生产企业、批准文号、执行标准，也可根据需要注明包装数量、运输注意事项或者其他标记等必要内容。

二、药品说明书的管理

（一）药品说明书的概念

药品说明书，是指药品生产企业印制并提供的，包含药理学、毒理学、药效学、医学等药品安全性、有效性的重要科学数据和结论，用以指导临床正确使用药品的技术性资料。

（二）药品说明书管理的主要规定

（1）药品说明书在使用文字、药品名称、药品有效期、警示语、药品注册商标、专有标志的管理要求与药品标签一致，具体内容见本节"药品标签管理的规定"。

（2）药品说明书对疾病名称、药学专业名词、药品名称、临床检验名称和结果的表述，应当采用国家统一颁布或规范的专用词汇，度量衡单位应当符合国家标准的规定。

（3）药品说明书应当列出全部活性成分或者组方中的全部中药药味。注射剂和非处方药还应当列出所用的全部辅料名称。药品处方中含有可能引起严重不良反应的成分或者辅料的，应当予以说明。

（4）药品生产企业应当主动跟踪药品上市后的安全性、有效性情况，需要对药品说明书进行修改的，应当及时提出申请。

根据药品不良反应监测、药品再评价结果等信息，国家药品监督管理部门也可以要求药品生产企业修改药品说明书。

（5）药品说明书获准修改后，药品生产企业应当将修改的内容立即通知相关药品经营企业、使用单位及其他部门，并按要求及时使用修改后的说明书和标签。

（6）药品说明书应当充分包含药品不良反应信息，详细注明药品不良反应。药品生产企业未根据药品上市后的安全性、有效性情况及时修改说明书或者未将药品不良反应在说明书中充分说明的，由此引起的不良后果由该生产企业承担。

（7）药品说明书核准日期和修改日期应当在说明书中醒目标示。

（三）药品说明书的格式和主要内容

1. 化学药品非处方药说明书格式及主要内容　化学药品非处方药说明书格式及主要内容见图 12-1。

核准日期和修订日期

非处方药、外用药品标识位置

×××说明书
请仔细阅读说明书并按说明使用或在药师指导下购买和使用。
警示语（位置）

【药品名称】	【成分】
【性状】	【作用类别】
【适应证】	【规格】
【用法用量】	【不良反应】
【禁忌】	【注意事项】
【药物相互作用】	【贮藏】
【包装】	·【有效期】
【执行标准】	【批准文号】
【说明书修订日期】	【生产企业】
如有问题可与生产企业联系	

图 12-1　化学药品非处方药说明书格式及主要内容

2. 中药、天然药物处方药说明书格式及主要内容　中药、天然药物处方药说明书格式及主要内容见图 12-2。

核准和修改日期

特殊药品、外用药品标识位置

×××说明书

请仔细阅读说明书并在医师指导下使用

警示语（位置）

【药品名称】	【成分】
通用名称：	
汉语拼音：	
【性状】	【功能主治】／【适应证】
【规格】	【用法用量】
【不良反应】	【禁忌】
【注意事项】	【孕妇及哺乳期妇女用药】
【儿童用药】	【老年用药】
【药物相互作用】	【临床试验】
【药物毒理】	【药代动力学】
【贮藏】	【包装】
【有效期】	【执行标准】
【批准文号】	【生产企业】

图 12-2　中药、天然药物处方药说明书格式及主要内容

案例 12-1

药品说明书"越轨"案

1. 案例　山东某药业有限公司生产黄豆苷元片，其在说明书及标签中标明该药品的适应证内容为："心脑血管治疗药。用于高血压病及症状性高血压，冠心病，心绞痛，心肌梗死，脑血栓，心律失常，眩晕症，突发性耳聋，也可用于妇女更年期综合征等"。

2. 问题讨论

（1）药品说明书的内容应以什么为准？

（2）依照相关法律规定，分析该药品说明书违规之处。

第三节　药品广告管理

一、药品广告的相关概念

药品广告是指利用各种媒介或者其他形式向不特定公众宣传含有药品名称、药品适应证（功能主治）或者与药品有关的其他内容的活动。

药品广告是传播药品信息的重要手段，药品广告能使医生、药师、病人了解有关药品的性能、成分、用途、特点、适应证、作用机制、注意事项等，有助于医生或病人用药选择；药品广告信息的传播，特别是非处方药大众媒介广告，对增强人们自我保健意识，培养新的保健需求有一定作用；药品广告也是药品促销的方法之一，对药品生产企业扩大药品销售量、开拓新市场和开发新产品都具有积极作用。

简言之，药品广告对公众用药的安全、有效和经济有重大影响；对合理用药有重要的指导作用；对医药企业的发展有重要意义。

（一）**药品广告媒介**

广告媒介是广告信息的传播工具，按广告所依赖的工具或载体可分为两大类

1. 主体媒介　主体媒介主要有报纸、广播、电视和杂志（分为专业性杂志和一般杂志）等。

2. 非主体媒介　即上述四种之外的其他媒介，包括橱窗广告、书籍广告、展销广告、文艺演出、户外广告牌、招贴广告、包装广告、邮寄宣传资料、灯光广告等。各种媒介各具特征，也各有局限性。

（二）**药品广告主、药品广告经营者和药品广告发布者**

药品广告主是指为推销药品或者提供相关服务，自行或者委托他人设计、制作、发布药品广告的法人、其他经济组织或者个人；药品广告经营者是指受委托提供广告设计、制作、发布、代理服务的法人、其他经济组织或者个人；药品广告发布者是指为广告主或者广告主委托的广告经营者发布广告的法人或者其他经营组织。药品广告涉及的广告主、广告经营者和广告发布者，它们都是法律主体。

（三）**药品广告活动及存在的问题**

广告主委托设计、制作、发布广告，应当委托具有合法经营资格的广告经营者、广告发布者。广告主、广告经营者、广告发布者之间在广告活动中应当依法订立书面合同，明确各方的权利和义务。

广告主自行或者委托他人设计、制作、发布广告，应当具有或者提供真实、合法、有效的下列证明文件：①药品监督管理部门的药品广告批准文号；②营业执照以及其他生产、经营资格的证明文件；③质量检验机构对广告中有关药品质量内容出具的证明文件；④确认广告内容真实性的其他证明文件。

广告经营者、广告发布者依据法律、行政法规查验有关证明文件，核实广告内容。对内容不实或者证明文件不全的广告，广告经营者不得提供设计、制作、代理服务，广告发布商不得发布广告。

广告经营者、广告发布者按照国家有关规定，建立、健全广告业务的承接登记、审核、档案管理制度。

药品管理法律、行政法规规定禁止生产、销售的药品或者提供的服务，以及禁止发布广告的药品或者服务，不得设计、制作、发布广告。

药品广告活动存在的违法问题表现在以下方面：①虚假广告；②擅自篡改审查内容，夸大药品的功能、主治、适应证；③未经审查擅自发布；④在大众媒介违法发布处方药广告。

二、药品广告的发布标准

（一）**有关药品广告的法律规定**

《中华人民共和国广告法》规定，广告主、广告经营者、广告发布者从事广告活动，应当遵守法律、行政法规，遵循公平、诚实信用的原则。广告不得含有虚假的内容，不得欺骗和误导消费者。

《药品管理法》规定，药品广告须经企业所在地省、自治区、直辖市人民政府食品药品监督管理部门批准，并发给药品广告批准文号；未取得药品广告批准文号的，不

得发布。处方药可以在国务院卫生行政部门和国务院药品监督管理部门共同指定的医学、药学专业刊物上介绍，但不得在大众传播媒介发布广告或者以其他方式进行以公众为对象的广告宣传。

药品广告的内容必须真实、合法、以国务院药品监督管理部门批准的说明书为准，不得含有虚假的内容。药品广告不得含有不科学的表示功效的断言或者保证；不得利用国家机关、医药科研单位、学术机构或者专家、学者、医师、患者的名义和形象作证明。非药品广告不得有涉及药品的宣传。

省级人民政府药品监督管理部门应当对其批准的药品广告进行检查，对于违反《药品管理法》和《中华人民共和国广告法》的广告，应当向广告监督管理机关通报并提出处理建议，广告监督管理机关应当依法作出处理。

（二）药品广告的范围

1. 处方药广告　处方药广告可以在国家医药卫生管理部门指定的医学、药学专业刊物上发布广告，但不得在大众传播媒介发布广告或者以其他方式进行以公众为对象的广告宣传。不得以赠送医学、药学专业刊物等形式向公众发布处方药广告。

处方药名称与该药品的商标、生产企业字号相同的，不得使用该商标、企业字号在医学、药学专业刊物以外的媒介变相发布广告。不得以处方药名称或者以处方药名称注册的商标以及企业字号为各种活动冠名。

2. 非处方药广告　非处方药经审批可以在大众传播媒介进行广告宣传，但不得发布于儿童节目、出版物上。宣传内容不得超出其非处方药适应证（或功能主治）范围。

（三）药品广告的原则性规定

（1）广告内容的真实性是药品广告的生命。广告内容应该有利于公众的身心健康，促进药品和服务质量的提高，保护消费者的合法权益，遵守社会公德和职业道德，维护国家的尊严和利益。

（2）药品广告内容涉及药品适应证或者功能主治、药理作用等内容的宣传，应当以国务院食品药品监督管理部门批准的说明书为准，不得进行扩大或者恶意隐瞒的宣传，不得含有说明书以外的理论、观点等内容。

（3）药品广告中必须标明药品的通用名称、忠告语、药品广告批准文号、药品生产批准文号；以非处方药商品名称为各种活动冠名的，可以只发布药品商品名称。药品广告必须标明药品生产企业或者药品经营企业名称，不得单独出现"咨询热线"、"咨询电话"等内容。非处方药广告必须同时标明非处方药专用标识（OTC）。

药品广告中不得以产品注册商标代替药品名称进行宣传，但经批准作为药品商品名称使用的文字型注册商标除外。已经审查批准的药品广告在广播电台发布时，可不播出药品广告批准文号。

（4）处方药广告的忠告语是："本广告仅供医学药学专业人士阅读。"

非处方药广告的忠告语是："请按药品说明书或在药师指导下购买和使用。"

（5）药品广告中涉及改善和增强性功能内容的，必须与经批准的药品说明书中的适应证或者功能主治完全一致。电视台、广播电台不得在7：00～22：00发布这类广告。

（四）药品广告的禁止性内容

（1）药品广告中有关药品功能疗效的宣传应当科学准确，不得出现下列情形：

①含有不科学地表示功效的断言或者保证的；②说明治愈率或者有效率的；③与其他药品的功效和安全性进行比较的；④违反科学规律，明示或者暗示包治百病、适应所有症状的；⑤含有"安全无毒副作用"、"毒副作用小"等内容的，含有明示或暗示中成药为"天然"药品，因而安全性有保证等内容的；⑥含有明示或暗示该药品为正常生活和治疗病症所必需等内容的；⑦含有明示或暗示服用该药能应付现代紧张生活和升学、考试等需要，能够帮助提高成绩、使精力旺盛、增强竞争力、增高、益智等内容的；⑧其他不科学的用语或者表示，如"最新技术"、"最高科学"、"最先进制法"等。

（2）非处方药广告不得利用公众对于医药学知识的缺乏，使用公众难以理解和容易引起混淆的医学、药学术语，造成公众对药品功效与安全性的误解。

（3）药品广告应当宣传和引导合理用药，不得直接或者间接怂恿任意、过量地购买和使用药品，不得含有以下内容：①含有不科学的表述或者使用不恰当的表现形式，引起公众对所处健康状况和所患疾病产生不必要的担忧和恐惧，或者使公众误解不使用该药品会患某种疾病或加重病情的；②含有免费治疗、免费赠送、有奖销售、以药品作为礼品或者奖品等促销药品内容的；③含有"家庭必备"或者类似内容的；④含有"无效退款"、"保险公司保险"等保证内容的；⑤含有评比、排序、推荐、指定、选用、获奖等综合性评价内容的。

（4）药品广告不得含有利用医药科研单位、学术机构、医疗机构或者专家、医生、患者的名义和形象作证明的内容。

药品广告不得使用国家机关和国家机关工作人员的名义。

药品广告不得含有军队单位或者军队人员的名义、形象，不得利用军队装备、设备从事药品广告宣传。

（5）药品广告不得含有涉及公共信息、公共事件或其他与公共利益相关联的内容，如各类疾病信息、经济社会发展或医药科学以外的科技成果。

（6）药品广告不得含有医疗机构的名称、地址、联系办法、诊疗项目、诊疗方法以及有关义诊、医疗（热线）咨询、开设特约门诊等医疗服务的内容。

（五）不得发布广告的药品

《药品管理法》、《广告法》和《标准》规定下列药品不得发布广告：①麻醉药品、精神药品、医疗用毒性药品、放射性药品以及国家食品药品监督管理总局认定的特殊管理的药品；②治疗肿瘤、艾滋病的药品；③《中华人民共和国药品管理法》规定的假药、劣药；④未经药品监督管理行政部门批准生产的药品；⑤除中药饮片外，未取得注册商标的药品；⑥医疗机构配制的制剂；⑦军队特需药品；⑧国家食品药品监督管理总局依法明令停止或禁止生产、销售和使用的药品；⑨批准试生产的药品；⑩对非药品的广告，如保健食品、食品等的广告，不得有涉及药品的宣传。

（六）药品广告发布对象和时间规定

药品广告不得在未成年人出版物和广播电视频道、节目、栏目上发布。药品广告不得以儿童为诉求对象，不得以儿童名义介绍药品。

按照《药品广告审查发布标准》规定必须在药品广告中出现的内容，其字体和颜色必须清晰可见、易于辨认。其内容在电视、电影、互联网、显示屏等媒体发布时，出现时间不得少于5秒。

三、药品广告的审查和药品广告批准文号

(一)药品广告的审查

1. 药品广告的审查机构 省级药品监督管理部门是药品广告审查机关,负责本行政区内药品广告的审查工作。

国家食品药品监督管理总局对药品广告审查机关的药品广告审查工作进行指导和监督,对药品广告审查机关违反《药品广告审查办法》的行为,依法予以处理。

2. 药品广告的审查依据 药品广告的审查依据是:①《广告法》;②《药品管理法》;③《药品管理法实施条例》;④《药品广告审查发布标准》;⑤国家有关广告管理的其他规定。

非处方药仅宣传药品名称(含药品通用名称和药品商品名称)的,或者处方药在指定的医学、药学专业刊物上仅宣传药品名称(含药品通用名称和药品商品名称)的,无需审查。

3. 药品广告的审查程序 省级药品监督管理部门依法对申请人提交的证明文件的真实性、有效性、合法性及广告内容进行审查。有下列情况之一的,不受理药品广告申请:①擅自更改经批准的药品包装、标签、说明书的;②撤销药品广告审查批准文号不满一年的;③提交的证明文件不符合规定要求的。

省级食品药品监督管理部门自受理之日起10个工作日内作出是否核发药品广告批准文号的决定。审查合格,发给广告批准文号,加盖药品广告审查专用章,向社会公布,并将已批准的《药品广告审查表》送同级工商行政管理部门备查,同时报国务院药品监督管理部门备案。审查不合格,提出书面审查意见,并告知复议或诉讼权利。

(二)药品广告批准文号

1. 药品广告批准文号的申请人 药品广告批准文号的申请人必须是具有合法资格的药品生产企业或者药品经营企业。药品经营企业作为申请人的,必须征得药品生产企业的同意。申请人可以委托代办人代办药品广告批准文号的申办事宜。

申请药品广告批准文号,应当向药品生产企业所在地的药品广告审查机关提出。申请进口药品广告批准文号,应当向进口药品代理机构所在地的药品广告审查机关提出。

2. 申请药品广告批准文号应提交的材料 申请药品广告批准文号,应当提交《药品广告审查表》,并附与发布内容相一致的样稿(样片、样带)和药品广告申请的电子文件,同时提交真实、合法、有效的证明文件,包括申请人《营业执照》、《药品生产许可证》、《药品经营许可证》复印件;申请人是经营企业的,应提交药品生产企业同意作为申请人的原件;代办人应提交委托书原件和营业执照复印件等主体证明文件;药品批准证明文件复印件;批准的和实际使用的标签和说明书;涉及非处方药或进口药有关证明文件复印件;涉及药品商品名、注册商标、专利等内容的有效证明文件。所有复印件要加盖持有单位的印章。

异地发布药品广告备案应提交:《药品广告审查表》和批准的说明书复印件;电视和广播广告要提交与通过审查内容一致的录音带、光盘或其他介质载体。

3. 药品广告批准文号的格式和有效期　药品广告批准文号为"×药广审（视）第0000000000 号"、"×药广审（声）第 0000000000 号"、"×药广审（文）第0000000000 号"。其中"×"为各省、自治区、直辖市的简称。"0"由 10 位数组成。前 6 位代表审查年月，后 4 位代表广告批准序号。"视"、"声"、"文"代表用于广告媒介形式的分类代号。

经批准的药品广告，在发布时不得更改广告内容，需要改动内容的，需重新申请药品广告批准文号。

药品广告批准文号的有效期为 1 年，到期作废。有效期满后继续发布的，应当在期满前两个月向原药品广告审查机构重新提出申请。

4. 药品广告批准文号的保存、注销和作废　广告申请人自行发布药品广告的，应当将《药品广告审查表》原件保存 2 年备查。广告发布者、广告经营者受广告申请人委托代理、发布药品广告的，应当查验《药品广告审查表》原件，按照审查批准的内容发布，并将该《药品广告审查表》复印件保存 2 年备查。

有下列情况之一的，药品广告审查机关应当注销药品广告批准文号：①《药品生产许可证》、《药品经营许可证》被吊销的；②药品批准证明文件被撤销、注销的；③国家食品药品监督管理总局或者省级药品监督管理部门责令停止生产、销售和使用的药品。

已批准发布的药品广告，国家食品药品监督管理总局认为广告内容不符合规定的，或者省级以上工商局提出复审建议的，或者药品广告审查机关认为应当复查的，由原审查机关向申请人发出《药品广告复审通知书》进行复审。复审期间，该药品广告可继续发布。经复审，认为与法定条件不符的，收回《药品广告审查表》，原药品广告批准文号作废。

四、对虚假药品广告的处罚

县级以上工商行政管理部门是药品广告的监督管理机关。有权对违法广告依法作出处理。

（1）对提供虚假材料申请药品广告审批，被药品审查机关在受理审查中发现的，1 年内不受理该企业该品种的广告审批申请。

（2）对提供虚假材料申请药品广告审批，取得药品广告批准文号的，药品广告审查机关在发现后应当撤销该药品广告批准文号，立即停止发布，3 年内不受理该企业该品种的广告审批申请。并通知同级广告监督机关，由监督机关给予处理。

（3）对未经审查批准发布的药品广告，或者发布的药品广告与审查批准的内容不一致的，广告监督管理机关应当依据《广告法》第四十三条规定予以处罚；构成虚假广告或者引人误解的虚假宣传的，广告监督管理机关依据《广告法》第三十七条、《反不正当竞争法》第二十四条规定予以处罚。

广告监督管理机关在查处违法药品广告案件中，涉及药品专业技术内容需要认定的，应当将需要认定的内容通知省级以上药品监督管理部门，省级以上药品监督管理部门应在收到通知书后的 10 个工作日内将认定结果反馈广告监督管理机关。

（4）篡改经批准的药品广告内容进行虚假宣传的，由药品监督管理部门责令立即停止该药品广告的发布，撤销该品种药品广告批准文号，1 年内不受理该品种的广告审批申请。并通知同级广告监督机关，由广告监督机关依法给予处理。

（5）对违法药品广告，构成虚假广告或引人误解的虚假宣传的，责令停止发布，公开更正消除影响，并处广告费 1~5 倍罚款，对负有责任的广告经营者、广告发布者没收广告费用，并处 1~5 倍罚款，情节严重的，依法停止广告业务。构成犯罪的，依法追究刑事责任。

（6）违反处方药广告发布规定的，责令停止发布、公开更正，没收广告费，并处广告费 1~5 倍罚款。情节严重的，依法停止广告业务，构成犯罪的，追究刑事责任。

（7）违反不得发布广告的药品规定和未以说明书为准的药品广告，责令改正或停止发布，没收广告费用，并处广告费 1~5 倍罚款。

（8）违反《药品广告审查标准》其他规定发布广告，《广告法》有规定的，依照《广告法》处罚；《广告法》没有具体规定的，对负有责任的广告主、广告经营者、广告发布者，处以 1 万元以下罚款；有违法所得的，处以违法所得 3 倍以下但不超过 3 万元的罚款。

（9）对任意扩大产品适应证（功能主治）范围、绝对化夸大药品疗效、严重欺骗和误导消费者的违法广告，省级以上药品监督管理部门一经发现，应当采取行政强制措施，暂停该药品在辖区内的销售，同时责令违法发布广告的企业在当地相应的媒体发布更正启示。违法发布药品广告的企业按要求发布更正广告后，省级以上药品监督管理部门应当在 15 个工作日内作出解除行政强制措施的决定；需要进行药品检验的，药品监督管理部门应当自检验报告书发出之日起 15 日内，做出是否解除行政强制措施的决定。

（10）对发布违法药品广告，情节严重的，省级药品监督管理部门予以公告，并及时上报国家食品药品监督管理总局，国家食品药品监督管理总局定期汇总发布。

对发布虚假违法药品广告严重的，必要时，由国家工商行政管理总局会同国家食品药品监督管理总局联合予以公告。

（11）药品广告审查工作人员和药品广告监督工作人员应当接受《广告法》、《药品管理法》等有关法律法规的培训。药品广告审查机关和药品广告监督机关的工作人员玩忽职守、滥用职权、徇私舞弊的，给予行政处分。构成犯罪的，依法追究刑事责任。

案例 12 - 2

违法药品广告处罚案

1. 案例　××制药有限公司生产的药品"乙肝舒康胶囊"是处方药。2007 年 10 月 5 日该制药有限公司在《××日报》刊登药品广告，称其生产的"乙肝舒康胶囊"功能主治为"清热解毒，活血化瘀。用于湿热淤阻所致的急、慢性乙型肝炎，见有乏力、肝痛、纳差、脘胀等症"；患者使用 5 个疗程可以根治乙肝；同时广告中专门介绍"患者张某在用药 5 个月后，肝病各项功能竟然全部转阴，肝功能正常，HBV - DNA 也是阴性"。

2. 问题讨论

（1）该药品广告存在哪些违法之处？

（2）依照相关的法律规定对该药品广告行为应如何处罚？

第四节 互联网药品信息服务的管理

为强化药品监督管理，规范互联网信息服务活动，保证互联网药品信息的真实、准确，国家食品药品监督管理局于 2004 年 7 月 8 日发布《互联网药品信息服务管理办法》。

一、互联网药品信息服务的概念

（一）互联网药品信息服务的定义

互联网药品信息服务，是指通过互联网向上网用户提供药品（含医疗器械）信息的服务活动。

（二）互联网药品信息服务的分类

互联网药品信息服务分为经营性和非经营性两类，经营性互联网药品信息服务是指通过互联网向上网用户有偿提供药品信息等服务的活动；非经营性互联网药品信息服务是指通过互联网向上网用户无偿提供公开的、共享的药品信息服务的活动。

二、互联网药品信息服务的管理

（一）互联网药品信息服务网站的管理机构

国家食品药品监督管理总局对全国提供互联网药品信息服务的网站实施监督管理。省级药品监督管理部门对本行政区域内提供互联网药品信息服务活动的网站实施监督管理。

国务院信息产业主管部门主管经营。

（二）互联网药品信息服务管理规定

提供互联网药品信息服务网站所登载的药品信息必须科学、准确，必须符合国家的法律、法规和国家有关药品、医疗器械管理的相关规定。

提供互联网药品信息服务的网站不得发布麻醉药品、精神药品、医疗用毒性药品、放射性药品、戒毒药品和医疗机构制剂的产品信息。

提供互联网药品信息服务的网站发布的药品（含医疗器械）广告，必须经过药品监督管理部门审查批准，并注明广告审查批准文号。

三、互联网药品信息服务资格申报审批的条件和程序

（一）申请提供互联网信息服务的条件

申请提供互联网药品信息服务，除应当符合《互联网信息服务管理办法》规定的要求外，还应当具备下列条件：

（1）互联网药品信息服务的提供者应当为依法设立的企事业单位或者其他组织；

（2）具有开展互联网药品信息服务活动相适应的专业人员、设施及相关制度；

（3）有两名以上熟悉药品、医疗器械的技术人员。

提供互联网药品信息服务的申请应当以一个网站为基本单元。

（二）申请提供互联网信息服务应提交的材料

申请提供互联网药品信息服务，应当填写国家食品药品监督管理总局统一印发的《互联网药品信息服务申请表》，向网站主办单位所在地省级药品监督管理部门提出申请，同时提交以下材料：

（1）企业营业执照复印件；

（2）网站域名注册的相关证书或者证明文件。从事互联网药品信息服务网站的中文名称，除与主办单位名称相同的以外，不得以"中国"、"中华"、"全国"等冠名；除取得药品招标代理机构资格证书的单位开发的互联网站外，其他提供互联网药品信息服务的网站名称中不得出现"电子商务"、"药品招商"、"药品招标"等内容；

（3）网站栏目设置说明（申请经营性互联网药品信息服务的网站需提供收费栏目及收费方式的说明）；

（4）网站对历史发布信息进行备份和查阅的相关管理制度及执行情况说明；

（5）药品监督管理部门在线浏览网站上所有栏目、内容的方法及操作说明；

（6）药品及医疗器械相关专业技术人员学历证明或者其专业技术资格证书复印件、网站负责人身份证复印件及简历；

（7）健全的网络与信息安全保障措施，包括网站安全保障措施，信息安全保密管理制度、用户信息安全管理制度；

（8）保证药品信息来源合法、真实、安全的管理措施、情况说明及相关证明。

（三）互联网药品信息服务资格的审批程序

拟提供互联网药品信息服务的网站按照属地监督管理的原则，向该网站主办单位所在地省级药品监督管理部门提出申请，提交《互联网药品信息服务申请表》及相关材料。

省级药品监督管理部门在收到申请者的《互联网药品信息服务申请表》和申请材料之日起 5 日内做出是否受理的决定，受理的，发给受理通知书；不受理的，书面通知申请人并说明理由，同时告知申请人享有依法申请行政复议或者提起行政诉讼的权利。

对于申请材料不规范、不完整的，省级药品监督管理部门自申请之日起 5 日内一次告知申请人需要补正的全部内容；逾期不告知的，自收到材料之日起即为受理。

省级药品监督管理部门自受理之日起 20 日内对申请提供互联网药品信息服务的材料进行审核，国家食品药品监督管理总局对省级药品监督管理部门的审核工作进行监督，并作出同意或不同意的决定。同意的，由省级药品监督管理部门核发《互联网药品信息服务资格证书》，同时报国家食品药品监督管理总局备案并发布公告；不同意的，应当书面通知申请人并说明理由，同时告知申请人享有依法申请行政复议或者提起行政诉讼的权利。

申请提供互联网药品信息服务者，在获得核发的《互联网药品信息服务资格证书》后，可持此证向国务院信息产业主管部门或者省级电信管理机构按规定程序申请经营许可证或办理备案手续。

提供互联网药品信息服务的网站，应当在其网站主页显著位置标注《互联网药品信息服务资格证书》的证书编号，省级药品监督管理部门应对提供互联网药品信息服务的网站进行监督检查，并将检查情况向社会公告。

（四）资格证书的换发、收回和项目变更

1. 换发证书 《互联网药品信息服务资格证书》有效期为 5 年。有效期届满，需要继续提供互联网药品信息服务的，持证单位应当在有效期届满前 6 个月内，向原发证机关申请换发《互联网药品信息服务资格证书》。原发证机关进行审核后，认为符合条件的，予以换发新证；认为不符合条件的，发给不予换发新证的通知并说明理由，原《互联网药品信息服务资格证书》由原发证机关收回并公告注销。

省级药品监督管理部门根据申请人的申请，应当在证书有效期届满前做出是否准予其换证的决定。逾期未做出决定，视为准予换证。

2. 收回证书 《互联网药品信息服务资格证书》可以根据互联网药品信息服务提供者的书面申请，由原发证机关收回，原发证机关应当报国家食品药品监督管理总局备案并发布公告。被收回证书的网站不得继续从事互联网药品信息服务。

3. 证书项目变更 互联网药品信息服务提供者变更下列事项之一的，应当向原发证机关申请办理变更手续，填写《互联网药品信息服务项目变更申请表》，同时提供相关证明文件：

（1）《互联网药品信息服务资格证书》中审核批准的项目（互联网药品信息服务提供者单位名称、网站名称、IP 地址等）；

（2）互联网药品信息服务提供者的基本项目（地址、法定代表人、企业负责人等）；

（3）网站提供互联网药品信息服务的基本情况（服务方式、服务项目等）。

省级药品监督管理部门自受理变更申请之日起 20 个工作日内作出是否同意变更的审核决定。同意变更的，将变更结果予以公告并报国家食品药品监督管理总局备案；不同意变更的，以书面形式通知申请人并说明理由。

省级药品监督管理部门对申请人的申请进行审查时，应当公示审批过程和审批结果。申请人和利害关系人可以对直接关系其重大利益的事项提交书面意见进行陈述和申辩。依法应当听证的，按照法定程序举行听证。

四、违反《互联网药品信息服务管理办法》的处罚

（1）未取得或超出有效期使用证书从事互联网药品信息服务的，由国家食品药品监督管理总局或省级药品监督管理部门给予警告并责令停止服务，情节严重的移送有关部门依法处罚。

（2）网站未在主页显著位置标注证书编号的，由国家食品药品监督管理总局或省级药品监督管理部门给予警告、责令限期改正，在限期拒不改正的，对非经营性网站罚款 500 元以下，对经营性网站罚款 5000 元至 1 万元。

（3）省级药品监督管理部门违法审批发证书，原发证机关应撤销原批准的证书，对由此给申请人合法权益造成损害的，原发证机关按赔偿法给予赔偿。对直接负责的主管人员和直接责任人，由所在单位或上级给予行政处分。

（4）互联网药品信息服务提供者违法使用证书的，由国家食品药品监督管理总局或省级药品监督管理部门依法处罚。

（5）已获得《互联网药品信息服务资格证书》，有以下违反药品信息服务管理规定的，由国家食品药品监督管理总局或省级药品监督管理部门给予警告，责令限期改正。情节严重的，对非经营性网站罚款 1000 元以下，对经营性网站罚款 1 万元至 3 万元；构成犯罪的移交司法部门追究刑事责任：①提供的药品信息直接撮合药品网上交易的；②超审核同意范围提供互联网药品信息服务的；③提供不真实信息造成不良社会影响的；④擅自变更信息服务项目的。

执业药师 考点

一、药品说明书和标签管理规定：

1. 药品说明书的核准部门、不同类别药品说明书的格式和内容、修改说明书的有关规定，文字表述和印刷的要求；

2. 药品标签的分类、印刷要求、内外标签的标示内容，同一药品生产企业生产的同一药品的标签规定。

二、药品广告审批和发布的相关管理规定：

1. 药品广告的申请、受理与审查；

2. 药品广告审查发布标准；

3. 违法药品广告监管措施与法律责任。

三、互联网药品信息服务管理办法

1. 互联网药品信息服务的界定、分类；

2. 互联网药品信息服务的申请与审批；

3. 相关违法事项的法律责任。

思考题

1. 解释下列术语

    药品信息　药品说明书　药品标签　药品广告　互联网药品信息服务

2. 简述药品信息的来源与分类。

3. 简述药品标签的主要内容。

4. 简述药品说明书的内容、格式和主要管理规定。

5. 简述药品广告的发布标准。

6. 药品广告有哪些禁止性内容。

7. 概述对虚假违法药品广告的处理与处罚。

8. 提供互联网药品信息服务的网站应具备什么条件？

（徐　文）

第十三章 药物经济学评价

要点导航

掌握：药物经济学的定义及其研究内容；

熟悉：药物经济学评价的四种常用方法及其评价步骤；

了解：药物经济学评价指南的主要内容。

第一节 概 述

一、药物经济学的定义及研究内容

药物经济学（pharmacoeconomics，PE）是应用经济学等相关学科的知识，研究医药领域有关药物资源利用的经济问题和经济规律以及如何提高药物资源的配置和利用效率，以有限的药物资源实现健康状况的最大程度改善的科学。它是一门为医药及其相关决策提供经济学参考依据的应用性学科。

药物资源有狭义和广义之分。狭义的药物资源是指药品及其使用过程中所必需的医疗产品或服务（例如注射器及护士的注射服务等）；广义的药物资源则不仅仅包括狭义概念范畴的药物资源，还包括在药品的研究开发、生产、流通、使用过程中所需的人力资源和各种物质资源，以及技术、资金、时间等。由此，药物经济学也有微观和宏观之分，微观药物经济学的研究内容主要是具体干预方案的药物经济学评价，而宏观药物经济学则主要研究医药资源的配置和利用问题。本章的主要内容为微观药物经济学。

药物经济学的研究目的，是提高药物资源的配置和利用效率，最大限度地发挥药物资源的效用，用有限的药物资源实现健康水平的最大程度改善和提高。

药物经济学的研究内容主要包括：

（1）研究药物资源利用的经济效果，对药物资源的利用程度进行评价——药物经济学评价。药物经济学评价是药物经济学研究的最基本的内容。

（2）研究提高药物资源利用程度与利用效率的途径和方法。这一领域主要研究在药品的研发、生产、流通和使用各环节中实现药物的安全性有效性的同时，如何最大限度地提高药物资源的配置和利用效率，寻求提高药物资源利用程度的途径与方法。

（3）研究医药和经济的相互关系，探讨医药与经济相互促进协调发展的途径。经济发展与人力资本的健康密不可分，而医药技术对人力资本的健康状况有非常重要的作用和影响。这一领域主要研究适合一国国情的卫生保健水平和标准以及选用什么水平的药物等，即开展预算影响分析。

药物经济学的服务对象包括一切对药物资源的配置和利用有经济性要求的组织和个人。如政府管理或决策部门（药品审评部门、药品价格制定部门、药品报销目录的制定及医疗保障基金管理部门、基本药物的遴选部门等）、医疗服务的提供者（医疗机构或医生）及承办医疗保险业务的保险公司、医药企业、患者等。

二、药物经济学研究的必要性及其作用

（一）药物经济学研究的必要性

首先，药物经济学研究是实现药事管理目标的重要途径。药事管理是对医药领域内所有有关药的各种资源与要素的综合管理，既要遵循和采用各领域普遍适用的管理原理与方法，又需要结合和体现医药行业和药品本身的特点。管理的目的在于实现预期目标。随着我国经济体制的转轨以及药品研究开发由仿制为主向创新为主的战略调整，我国药事管理的使命和最高目标已转变为，保证和提高公众用药的安全性、有效性、经济性和适当性，即保证和提高合理用药水平。合理用药的程度和水平取决于药品研发、生产、流通、使用全过程，其中任何一个环节都与安全性、有效性、经济性、适当性密切相关。其中，经济性是指获得单位用药效果所投入的成本应尽可能低，而这正是药物经济学所研究的主要内容。因此，开展药物经济学研究是实现药事管理的目标所必需的，也是药事管理研究的重要内容之一。

其次，药物经济学研究是解决稀缺的医药资源与人们日益增长的健康需求之间的矛盾的重要手段。资源和物品相对于人类无限欲望的有限性被称为稀缺性，药品是社会发展及人类预防和诊治疾病不可缺少的重要资源。药物经济学正是为药物资源的合理配置和有效利用提供科学依据的一门新兴学科。我国人均医药资源相对较少，与发达国家相比存在很大的差距。但人们对生命质量和健康水平的需求却不亚于发达国家。因此，与发达国家相比，用有限的药物资源满足人们日益提高的医药需求之间的矛盾更加突出，应用药物经济学指导我国的医药实践就变得尤为紧迫和重要。

（二）药物经济学的作用

药物经济学的作用是促进药物资源的优化配置和高效利用。从国内外实践来看，主要表现为以下方面，即为新药审批提供参考；为药物研发决策提供依据；为药品的合理定价提供依据；为基本药物及医疗保险报销目录药品的选择提供依据；为合理用药提供依据；为医疗决策提供依据；为制定药物政策提供依据。

三、国内外药物经济学的应用及其发展

（一）国外药物经济学的应用及发展

澳大利亚和加拿大于 1993 年开始，率先应用药物经济学研究进行药物报销管理，将药物经济学评价作为考虑某药品能否进入《医疗保险药品报销目录》的第四个条件，并将药物经济学评价的结果引入药品评审环节予以考虑。这种做法已快速扩展到一些欧洲国家，如荷兰、葡萄牙、芬兰、挪威等，这些国家的政府和制药公司谈判药品价

格时都要参考药物经济学评价的结果。

药物经济学在国外主要应用于以下几个方面：作为与药品安全性、有效性和质量同等重要的药品审评的标准（非强制性）；作为医疗保险报销决策和纳入基本治疗项目的前提条件；作为制定药品价格的依据或参考；为合理用药提供依据；为卫生决策提供依据。

20世纪90年代中期，国际药物经济学研究和结果研究协会（ISPOR）成立，通过定期举办学术会议，交流药物经济学方法学进展、研究成果和各国政策应用的经验。2003年起国际药物经济学评价和结果研究学会亚洲分会成立，并每两年召开一次年会。

从国外经验看，以世界卫生组织倡导的基本药物为核心的理念已被广泛认同，对药品费用的控制也从单纯的价格控制转向以促进合理用药为主的全方位的综合控制。药物经济学评价能够为药品费用控制的多个关键环节（如药品报销目录及价格的制订、临床治疗指南）提供依据。具体各国药物政策及药物经济学应用如表14-1所示。

表14-1　各国药物政策及其药物经济学的应用比较

国家和地区	立法框架	决策程序	药品定价	药品补偿标准	药物经济学作用	强制性评价	评价指南
澳大利亚	药品报销定价管理机构（PB-PA）	PBS药品报销目录	PBPA与厂商谈判	按PBS进行	制定PBS药品报销目录	是	有
加拿大	卫生及长期保健部药品司	药品受益目录	专利药品价格评审委员会（PMPRB）设定最高价格	基于各省报销目录和管理	药品研发、报销和临床指导	是	有
荷兰	健康福利与体育部（VWS）	药品报销目录	最高限价（AEP），价格参考德国、法国、比利时和英国	价格参照、报销目录	药品报销	是	有
英国	卫生部	药品价格管制法案（PPRS）	卫生部与英国制药协会（ABPI）谈判	按PPRS和利润控制	临床治疗指南	是	有
美国	不同健康保险组织	药品报销目录	付费者与厂商谈判	因保险组织、厂商和药品而异	药品报销	是	有
丹麦	国家卫生委员会（NBH）	药品分类	参考价格、价格冻结	按药品分类实行不同报销比例	药品报销	推荐	有
法国	卫生产品经济委员会（CEPS）	药品报销目录	谈判定价	按报销目录	药品报销定价、指导临床规范	指导	有
意大利	卫生部下属药品委员会（CUF）	药品报销目录	最高限价、参考定价	报销目录	药品定价和报销	指导	有

续表

国家和地区	立法框架	决策程序	药品定价	药品补偿标准	药物经济学作用	强制性评价	评价指南
西班牙	卫生用品管理总局（DGFPS）	报销目录、参考定价	谈判定价、价格比较	报销目录	药品定价	指导	有
德国	国家健康保险（GKV）	阴性药品目录	自由和参考定价	阴性药品目录以外	药品报销、用药指南	指导	有
日本	药品定价分委会	药品报销目录及价格	药品差比价	因项目不同	药品定价和报销	—	有
韩国	卫生与福利部医疗保险司	药品上市即进入报销目录	定价公式，参考定价	—	新药审批	是	有
新加坡	卫生部药品咨询委员会	基本药物目录	—	按目录和床位不同进行补偿	制定基本药物目录	—	无
泰国	国家药品选择委员会	基本药物和非基本药物	—	按人头支付	选择药品	—	无

（二）药物经济学在我国的应用及发展

我国于 2009 年启动了新的国家医药卫生体制改革，科学发展观成为指导新医改的基本原则，医药卫生的制度安排和决策机制都亟待加强其科学论据基础，提高资源配置的综合效率。由于药物治疗在当前中国医疗实践中的重要位置，药物政策问题成为中国新医改的焦点议题之一，也在医改政策中得到了高度重视，并特别明确了药物经济学的评价研究在未来基本药物遴选、药品定价和医疗保险等政策中的重要作用。2009 年 4 月 6 日，国家公布的《中共中央国务院关于深化医药卫生体制改革的意见》提出建立科学合理的医药价格形成机制，对新药和专利药品逐步实行定价前药物经济性评价制度，明确指出了将应用药物经济学来指导药品定价及其他相关政策的制定。在国家发改委 2010 年新修订的《药品价格管理办法（征求意见稿）》中提出"可替代药品治疗费用差异较大的，可以以对照价格为基础，参考药物经济性评价结果进行调整"。《2009 年国家基本医疗保险、工伤保险和生育保险药品目录调整工作方案》中，也明确指出在药品的调入和调出时，需考虑按照药物经济学原则进行疗效价格比较的结果。2009 年《国家基本药物目录管理办法（暂行）》中，也提出在基本药物专家库中需要包括药物经济学专家，咨询专家组根据循证医学、药物经济学对纳入遴选范围的药品进行技术评价。

我国的药物经济学研究开展较晚，近年来，我国的研究者们每年发表的药物经济学文献数量逐年增长，研究队伍和能力不断得以壮大和发展。为了提高我国药物经济学研究的规范性 2011 年我国发布了《中国药物经济学评价指南》（下称《指南》），这是药物经济学在我国发展的一个里程碑。截止目前，药物经济学在新药评审、药品价格制定及药品报销管理、基本药物遴选、有关医药卫生政策等方面的应用已初见端倪，但是还没有得到系统性地应用。随着社会各界特别是政府对药物经济学的重视程度的日益提高，我国药物经济学研究与应用的步伐将日益加快。

第二节 药物经济学评价方法

一、药物经济学评价的定义

药物经济学评价是药物经济学最主要的研究内容，是通用领域的经济评价原则和方法在医药领域的应用。药物经济学评价研究药物资源利用的经济效果，对药物资源的利用程度进行评价，其预期目的是在满足安全、有效的前提下，以有限的药物资源，尽可能好且尽可能多地满足人们对生命和健康的需求，客观上要求选择经济性好的干预方案实施。

与通用的经济性评价相同，药物经济学评价中，对一项活动或项目的考察和分析主要从两大方面进行，即成本和产出。成本是为达成一事或获得一物所必须付出的或已经付出的代价，通常以货币的形式予以计量。产出是指有益的或有利的结果（并不是活动或项目所产生的全部结果，而是其中所期望的结果）。对成本和产出的识别、计量与比较是药物经济学评价的核心。药物经济学中的成本是指实施预防、诊断或治疗项目所消耗的资源（人、财、物、时间等）或所付出的代价（恐惧、不安、痛苦、行动不便等）。药物经济学中的产出根据其计量单位的不同分为效果、效用和效益。

药物经济学中的效益，是指实施某一药物治疗或干预方案所获得的所有有利的或有益的结果，并且该有利或有益的结果以货币形态予以计量。药物经济学中的效果是指有用效果，是由各种使用价值构成，是满足人们各种需要的属性，通常用一般医疗卫生服务的卫生统计指标或临床效果指标来表示，如挽救的生命数、治愈的病例数、血压降低值等。药物经济学中的效用，指个体在不确定条件下，对某个特定的健康状态的偏好或愿望的定量表达，其指标通常为质量调整生命年（QALYs）、伤残调整生命年（DALY）等。

二、药物经济学评价的常用方法

药物经济学评价的常用方法为成本－效益分析（cost－benefit analysis，CBA）、成本－效果分析（cost－effectiveness analysis，CEA）、成本－效用分析（cost－utility analysis，CUA）和最小成本分析（cost－minimization analysis，CMA）四种，如表14－2所示。

表14－2 药物经济学评价常用方法

评价方法	成本计量单位	产出计量单位	结果指标
CBA	货币	货币	效益成本比、净现值等
CEA	货币	临床效果指标	成本效果比、增量成本效果比
CUA	货币	质量调整生命年或其他	成本效用比、增量成本效用比
CMA	货币	产出相同	成本差

药物经济学评价中最早使用的方法——成本－效益分析（CBA）来自通用领域经

济评价中的效益－成本比指标。由于该指标的计算，需要将成本和产出全部转换成货币，而医药领域干预方案的产出通常关系到人的生命和健康等难以货币化计量的内容，因此，人们尝试着用效果或效用指标来计量干预方案的产出，从而形成了药物经济学评价所特有的方法——成本－效果分析（CEA）和成本－效用分析（CUA）。

（一）成本－效益分析方法

1. 成本－效益分析的含义　成本－效益分析（CBA）是对各干预方案的成本和产出均以货币形态予以计量和描述，并对货币化了的成本和产出进行比较的一种方法。通常情况下，只有效益不低于成本的方案才是经济可行的方案。

2. 成本的计量　药物经济学研究中的成本是指实施预防、诊断或治疗项目所消耗的资源或所付出的代价。药物经济学评价中的成本不仅仅是指药物本身的成本，而是包括药物治疗过程中所消耗的药品成本及所有相关成本。

成本研究的框架主要包括成本的确认、成本的测量、贴现及不确定性分析。成本的确认是指识别出干预措施所引起的相关资源消耗所付出代价的各个成本项目。药物经济学研究的成本包括直接成本、间接成本和隐性成本。直接成本是指在医疗服务活动中直接发生的成本，包括直接医疗成本（如医生的时间、药费、手术费等）和直接非医疗成本（如交通费、食宿费、营养费等）。间接成本是指由于疾病、伤残或死亡造成的患者及其家庭的劳动时间及生产率损失，包括休工、休学、早亡等造成的工资损失等。隐性成本是指因疾病或实施预防、诊断等医疗服务所引起的疼痛、忧虑、紧张等生理上和精神上的痛苦及不适。药物经济学评价的不同角度所关注的成本项目不同，因此需首先明确研究角度，再进行成本的识别与测量。成本由消耗资源的数量和单价的乘积构成，因此测量成本时首先要识别所消耗的资源或代价，计算每一种资源或代价的单位量，然后计算成本。如果疾病的治疗时间超过一年时，要对成本进行贴现。贴现是为了使成本或产出能够在同一时点进行比较。贴现率的选择要能够反映不同社会经济发展速度、价格变化、消费者的时间偏好等多种因素。

3. 效益的计量　效益通常可以分为直接效益、间接效益和无形效益三种。直接效益是指实施某干预方案所导致的健康的恢复或改善、生命的延长，以及卫生资源耗费的减少或节约。间接效益是指实施某干预方案所导致的生命、健康、卫生资源之外的成本节约或损失的减少。如因有效治疗而减少的误工损失等。无形效益是指实施某干预方案所导致的患者及其亲朋的行动或行为不便、肉体或精神上的痛苦、忧虑或紧张等的减少，以及由医疗干预项目引发的医院声誉的提高等。

效益的计量通常采用的方法是人力资本法和意愿支付法。人力资本法是指用患者增加的健康时间所带来的工资收益表示健康效益。意愿支付法是指个人总体效用值不变的情况下，通过牺牲一部分货币收益来提高健康状态。

4. 成本－效益分析的常用指标及公式　成本－效益分析常用的指标有效益－成本比、净现值、净年值等。

效益－成本比是指方案在整个实施期内的效益之和与成本之和的比值。按是否考虑资金时间价值（即是否考虑贴现）分为静态效益－成本比（不考虑贴现）和动态效益－成本比（考虑贴现），具体计算公式如式 14 － 1 和式 14 － 2 所示。

$$B/C = \frac{\sum_{t=0}^{n} b_t}{\sum_{t=0}^{n} c_t} \qquad (14-1)$$

式中，B/C——静态效益-成本比；

b_t——干预方案在第 t 年末的效益；

c_t——干预方案在第 t 年末的成本；

n——治疗周期。

$$B/C^* = \frac{\sum_{t=0}^{n} \frac{B_t}{(1+i)^t}}{\sum_{t=0}^{n} \frac{C_t}{(1+i)^t}} \qquad (14-2)$$

式中，B/C^*——动态效益-成本比；

bi——贴现率。

对单一方案，若 $B/C \geq 1$ 或 $B/C^* \geq 1$，则表明该方案是经济的，可以接受；反之，则方案不经济。对多个干预方案比较选优时，需要采用增量分析法，计算增量成本-效益比（$\Delta B/\Delta C$）。

5. 增量分析法 药物经济学评价的基本决策原则是增量分析。增量分析法，也叫差额分析法，是对不同的备选方案在各个相应时点上所发生的对应金额（现金流入或现金流出）或非货币化的产出的差额进行分析，进而比较构成这一差额的两个方案的经济性的方法。增量分析法同样适用于成本-效果分析和成本-效用分析。

增量分析法的步骤如下：①按照投资额（或成本额）由小到大的顺序将备选方案排序；②判断最低投资额方案的经济性，只有投资额较低的方案是经济的（$B/C \geq 1$ 或 $B/C^* \geq 1$），投资额较高的相邻方案才可以与之构成差额并进行分析；③用成本较高的方案与成本较低的方案进行比较，计算增量成本-效益比，见式14-3。如果增量成本-效益比是经济的，即 $\Delta B/\Delta C \geq 1$ 或 $\Delta B/\Delta C^* \geq 1$，则成本额高的方案的经济性优于成本额较低的方案，反之亦然。

$$\Delta B/\Delta C = (B_2 - B_1) / (C_2 - C_1) \qquad (14-3)$$

6. 成本-效益分析案例 分别采用方案 M、N 治疗某种疾病，具体的成本和收益数据如表 14-3 所示，用成本效益分析法对方案的经济性进行评价与选择。

表 14-3 方案 M、N 的成本和收益（元）

方案	效益现值	成本现值
M	5674	2799
N	6011	3027

解： 此例需要用增量分析法进行排序选优。首先需要判定成本较低的方案 M 的经济性：

$$B/C^* = 5674/2799 = 2.03$$

由于方案 M 的效益成本比大于1，表明 M 方案是经济的。计算 M 方案与 N 方案的增量成本效果比：

$$\Delta B / \Delta C^* = (B_N - B_M) / (C_N - C_M) = (6011 - 5674) / (3027 - 2799) = 1.48$$

由于 $\Delta B / \Delta C^*$ 大于 1，表明方案 N 比方案 M 所多投入的成本是经济的，因此，应选择方案 N。

（二）成本 – 效果分析方法

1. 成本 – 效果分析的含义及常用指标 成本 – 效果分析（CEA）是对不同卫生计划或治疗方案实施的成本和结果直接进行比较分析，进而评价计划或方案经济效果的一种方法。成本 – 效果分析方法的常用指标是成本 – 效果比（C/E）和增量成本 – 效果比（$\Delta C / \Delta E$），其计算公式与判定标准与成本 – 效益分析方法相同。

2. 效果的计量 效果采用一般医疗卫生服务的卫生统计指标或对疾病和健康影响的结果指标来表示产出，可以分为中间指标和最终指标。中间指标一般指预防和临床药物治疗的短期效果指标，如试验室检测结果、仪器或影像学检测结果（包括血压、血糖、血脂，或其他生理、生化、免疫学等指标）。中间指标通常在短期内反映医疗卫生服务干预措施的效果，因果关系比较明确。最终指标又叫终点指标，一般是指反映预防和临床药物治疗的长期效果指标。临床常用终点指标包括治愈率、死亡率、伤残率、获得的生命年、人均期望寿命等。临床研究（包括药物经济学研究）通常优先采用终点指标。

3. 适用范围 由于成本和效果的计量单位不同，对单一方案进行成本 – 效果分析将因缺乏比较基准而不具有经济意义，因此成本 – 效果分析不适于对单一方案的经济性进行评价，只适用于可获得同类临床效果并同时符合可比条件的两个或两个以上干预方案间的评价与比较。

4. 成本 – 效果分析案例 采用四种方案治疗 2 型糖尿病，将患者分为 A、B、C、D 四组。效果用总有效率来衡量。总有效率 =（显效例数 + 有效例数）/总例数 × 100%，疗效判定以血糖下降值为标准。四组治疗方案及其对空腹血糖的成本和效果如表 14 – 4 所示。试用成本 – 效果分析方法对方案的经济性进行评价与选择。

表 14 – 4 四组方案治疗方案对空腹血糖的成本和效果

组别	C（元）	E/总有效率（%）
A 组（阿卡波糖）	798.32	84.7
B 组（格列美脲）	258.54	83.3
C 组（二甲双胍）	184.55	81.7
D 组（瑞格列奈 + 二甲双胍）	210.32	87.3

解： 分别计算两组治疗方案的成本 – 效果比

A 组：$C_A / E_A = 798.32 / 84.7 = 942.53$

B 组：$C_B / E_B = 258.54 / 83.3 = 310.37$

C 组：$C_C / E_C = 184.55 / 81.7 = 225.89$

D 组：$C_D / E_D = 210.32 / 87.3 = 240.92$

从成本 – 效果比的结果可以看出，C 组的成本 – 效果比较小，C 组的经济性更好。

计算增量成本 – 效果比，先将四组方案按成本由小到大排序，分别为 C 组、D 组、B 组、A 组；然后依次进行比较，

$$\Delta C/\Delta E = (C_D - C_C) / (E_D - E_C) = 460.18$$

分别计算 A 组和 B 组的增量效果 – 成本比为 20 459.00 和 4 624.38。从增量成本 – 效果比来看，D 组治疗方案的增量效果 – 成本比最小，因此 D 组比 A 组和 B 组的经济性更好。

（三）成本 – 效用分析方法

成本 – 效用分析（CUA）指从成本和产出两方面对两种或多种备选方案作出比较的经济学评价方法，其中产出以效用或偏好来衡量。成本 – 效果分析方法的常用指标是成本 – 效用比（C/U）和增量成本 – 效用比（$\Delta C/\Delta U$），其计算公式与判定标准亦与成本 – 效益分析方法中的相同。

其中，效用的常用指标是质量调整生命年（QALYs）和伤残调整生命年（DALY）。质量调整生命年指用生命质量效用值作为权重调整的生存年数，具体为实施干预项目而使人获得的生命年数与反映健康相关生命质量的标准权重（健康效用值）的乘积。基于效用理论，个体质量调整生命年的计算可以推算到人群中，因此质量调整生命年的群体计算公式如下所示。

QALYs = 健康改进维持时间 × 健康改进的质量调整生命效用值 × 改进人群的数量

QALYs 的计算需要两部分数据：①QALYs 计算过程中的健康状态路径和每一个健康状态的持续时间；②同一时间段内，健康状态的偏好权重，即健康效用值。健康效用值的测量方法有直接测量法和间接测量法。直接测量法是指通过使用某种工具直观地得到受访者的效用值的方法，主要包括标准博弈法、时间权衡法、模拟视觉标尺法等。间接测量法是指通过量表中的问题和效用值转换表来间接得到受访者效用值的方法，主要有通用效用值测量量表、疾病专用效用值测量量表和映像法三种。常用的通用效用值测量量表包括欧洲五维健康量表（EQ – 5D）、六维健康测量量表（SF – 6D）、健康效用指数（HUI）和健康质量量表（QWB）等。

成本 – 效用分析适用于临床产出指标不同的各种不同治疗药物之间的比较，在产出评价方面既考虑了治疗方案给患者带来的生存时间的影响，也考虑了治疗方案给患者带来的生存质量方面的影响，并且生存质量的评价包含了对患者生理、心理和社会功能的评价，因此该评价方法比其他评价方法更为全面。成本 – 效用分析法尤其适用于慢性病治疗方案的经济性评价。

（四）最小成本分析方法

最小成本分析（CMA）是指在各干预方案的产出（效益、效果、效用）相同或相当时，仅对干预方案的成本进行比较，从中选择成本最小的方案。最小成本分析是上述三种分析方法的特例。

上述四种常用评价方法的适用范围及其判定标准如表 14 – 5 所示。

表 14 – 5　药物经济学评价方法的主要特点及其区别

评价方法	适用范围	判定标准
CEA	①只适用于诊治或预防同种疾病的两个或两个以上方案间的经济性比较； ②不能对单一方案的经济性做出评价	无内生的经济性判断标准，需要寻找外部依据作为标准

评价方法	适用范围	判定标准
CUA	①CEA 的适用情况均适用； ②可用于两种或两种以上不同疾病治疗方案间的经济性比较	无内生的经济性判断标准，需要寻找外部依据作为标准
CBA	①CEA、CUA 的情况均适用； ②能对单一方案的经济性做出评价； ③适用于对医药项目及非医药项目间的经济性比较	有内生的经济性判断标准
CMA	①不能对单一方案的经济性做出评价 ②适用于被比较方案的产出相同或相等的任何方案间的经济性比较	成本最低者最经济

三、药物经济学评价的步骤

（一）明确问题及其研究目标

明确所要评价或解决的问题，以及通过评价或解决问题所要达成的预期目标。目标决定着所研究问题的边界和范畴。主要包括研究背景、研究人群和研究目的等内容。研究背景应包括如下信息：相关疾病的流行病学概况及其经济负担、主要干预手段与疗效、国内外相关干预的药物经济学评价现状以及本研究的价值等。

（二）明确评价的观点（研究角度、服务对象）

进行药物经济学评价必须明确评价的角度或观点，即明确评价的角度是全社会的、保险公司的、医生的还是患者及其家属的等等。使用不同的评价角度，识别和计量成本和产出的原则和标准也就不同，所得的结论往往也会不同。研究者应根据研究目的和报告对象明确研究角度，并始终保持一致。

（三）确定备选方案

找出可用于解决某特定问题的所有可能的药物治疗或干预措施以及其他非药物治疗或干预措施构成备选方案。对于研究中干预措施和对照的描述应该包括剂型、规格、用量、治疗方式、合并用药和治疗背景等信息。

（四）选择适宜的评价指标和评价方法

评价时所用的评价方法和评价指标应与所要解决的问题相适应。不同的评价方法和指标类型具有不同的特点和适用条件，因此所要解决的问题不同，所选用的评价方法和指标类型也应随之而异。根据药物经济评价的对象或备选方案的特点，投入的多少和产出的是效果、效益还是效用指标，选择适当的药物经济评价方法和研究设计。药物经济学的研究设计可采用前瞻性研究、回顾性队列研究、混合研究及二次文献研究设计。对研究设计或模型估计中所作的关键假定，研究者应充分说明其依据和合理性。研究设计中应说明研究时限及依据。

（五）识别并计量成本和产出

从药物经济学评价服务对象的角度，按照成本、产出的识别原则和计量方法对成本和产出进行识别、计量。药物经济评价对成本的测量，不仅要考虑药品的消耗，还要考虑整个治疗或方案实施过程中人力和其他物质资源的消耗，不仅包括直接成本，而且包括间接成本，成本的测量范围需要与所确定的研究角度一直。药物经济学评价对健康产出的测量，不仅考虑直接的健康指标（效果指标），而且尽可能地采用效益和效用指标，不同方案的测量方法应一致。

（六）比较成本和产出

运用所选择的评价指标和方法计算评价指标值，并依据具体情况对所得结果加以必要的论述和分析，选出经济性较好的方案。对不同年份的成本和效益，应考虑资金时间价值，选择适当的贴现率将其换算为同一个时点上的货币价值，再进行不同方案的比较。

（七）进行不确定性分析

由于药物经济学评价中的成本和产出会受到很多因素的影响，这些因素具有不同程度的不确定性，加上药物经济学研究设计、测算方法等的局限性，导致对成本和产出的测算与计量难免会有误差，从而可能导致评价结论偏倚或错误，最终导致相关决策的失误。不确定性分析帮助人们了解各种影响因素可能的变化，以及发生变化时对备选方案经济学的影响程度，帮助提高决策的科学性，尽可能降低决策失误的风险，减少损失。

第三节　药物经济学评价指南

一、药物经济学评价指南的意义

由于药物经济学评价方法在应用和实践中所发挥的重要作用，其评价方法的科学性和规范性将最终影响评价结果的适用价值。如果没有系统的研究和评估规范，不同的药物经济学研究将可能因为研究设计和报告范式等方面的差异，导致其研究结果的标准和质量各异，从而影响药物经济学评价的可比性、科学性以及对医药卫生决策的参考意义。

药物经济学评价指南一方面可以为研究者提供药物经济学评价过程中的研究规范和共识性建议，促进药物经济学研究的规范化；另一方面可以为药物经济学证据的使用者提供评估药物经济学证据的主要标准，增进药物经济学研究的应用价值，促进药物经济学研究对相关卫生决策的有效支持。

二、国外药物经济学评价指南

（一）药物经济学评价指南的分类

1992 年澳大利亚第一个公布药物经济学评价指南，并将其引入药品报销目录（PBS）。随后美国、英国、法国、意大利、荷兰、西班牙、芬兰、葡萄牙、丹麦等国家也纷纷制订了本国的药物经济学评价指南。目前，已经有 32 个国家和地区的相关部门制定出了适合本地区的 34 个药物经济学评价指南（Guideline），用于指导和规范药物经济学研究（ISPOR，2011）。

Hjelmgren J 等人根据 Drummond 对指南目的的归纳，按执行情况将世界各国的指南分为三类：一是正式指南，主要指强制用于药品报销目录的国家指南，如澳大利亚、加拿大安大略省、芬兰、荷兰、葡萄牙、美国 Regence BlueShield（HMOs）和英国国立临床规范研究院 NICE 指南；二是非正式指南，推荐用于药品报销目录，如丹麦、爱尔兰、新西兰、挪威、美国蓝十字和蓝盾组织（BCBS）、美国食品药品管理局（FDA）和瑞士指南等；三是方法学指南，主要用于指导药物经济学研究，如比利时、加拿大卫生技术评估协作办公室（CCOHTA）、法国、意大利、西班牙、德国、英国经济评价规范指南（卫生部和制药企业）、美国药品研究和药厂协会（PhRMA）等。

一个国家的指南与其卫生保健体系和药品政策有着密不可分的关系，指南的内容同时也取决于指南的发起者和制订者。如美国，主要是依赖私人筹集卫生经费、购买和提供卫生服务的卫生保健制度，管理保健组织是其主要的医疗保险形式，因此没有全国统一的指南，指南大多从管理保健组织的角度出发制订的；而英国是实行全民健康保险的国家，国家临床规范研究院（NICE）为国家卫生服务（NHS）制订的指南在全国范围内适用。从制订情况来看，正式指南大多都由国家卫生部门或政府委托研究机构和协会制订指南。而非正式指南和方法学指南的制订者各不相同，有政府部门、研究机构、药厂、行业协会、学术期刊和保险机构等，他们均代表着不同的利益集团。

（二）药物经济学评价指南的主要内容

国外的药物经济学评价指南一般都涵盖了评价目的、评价角度（患者、服务提供方、支付方和社会）、评价设计（前瞻性、回顾性、混合型和模型）、参照药物或治疗方案的选择、经济学评价分析方法类型（成本最小化、成本效果、成本效用、成本效益）、成本与结果的测量和评估、贴现、不确定性的处理、结果的报告等内容。

不同类别的指南由于目标、制订者和执行情况的差异，在指南内容上也有很大差异。如研究角度、单位价格的确定、成本和效果计算、贴现率的选择等。研究角度和成本选择的差异主要是因为卫生保健系统的差异和指南目的不同，而资源和成本计算的差异主要是因为多数指南没有标准化的定价标准，如价格目录。达成一致的是，分析方法可采用成本效果分析或成本效用分析，结果用增量成本效果比表示、都接受模型分析、选择足够长的时间范围以观察到所有成本和效果，不确定性因素存在时都主张采用敏感度分析，结果应采用分解和合计两种形式报告。而在同类指南中，则在指南某些细节方面有差异，如贴现率的大小，建模方法和敏感度分析的具体方法和范围等。总体说来，正式指南比非正式指南、方法学指南一致性好，要求更严格、具体。

（三）各国药物经济学评价指南及其应用

药物经济学评价指南按执行情况可分为三类：①强制用于药品报销目录，如澳大利亚、加拿大安大略省、芬兰、荷兰、葡萄牙、美国 Regence BlueShield（HMOs）和英国；②推荐用于药品报销目录，如丹麦、爱尔兰、新西兰、挪威、美国蓝十字和蓝盾组织（BCBS）和瑞士指南等；③用于指导药物经济学研究，如比利时、法国、意大利、西班牙、德国等国家的指南。在此将选择几个主要国家说明各国的药物经济学评价指南及其不同的用途。

1. 澳大利亚 澳大利亚自 1983 年开始实施全民健康保险，药品报销计划（PBS）是其中一方面的内容。PBS 是一个综合性、公共财政资助的保险项目。任何一种新药在澳大利亚上市前，必须得到国家治疗性药品管理局（TGA）的注册证。TGA 根据药品的临床疗效、安全性、药品质量以及有效性，来评价药品是否可以在澳大利亚注册。如果一个药品得到澳大利亚的注册证，原则上可以以任意价格在澳大利亚销售，但如想得到澳大利亚全民健康保险的报销，则必须申请列入药品报销计划 PBS 的报销目录。

1993 年以前，药品保险咨询委员会（PBAC）为卫生部就何种药物能列入 PBS 提供建议，但不考虑费用，药厂提供给 PBS 的价格由卫生部和药厂谈判后决定。为了控制 PBS 费用的总体上升，1987 年澳大利亚政府对《全民健康法案》作出修改，要求 PBAC 在向卫生部推荐时应同时考虑药品的费用和疗效。1991 年提出草案，1993 年 1 月第一版药物经济学评价指南开始正式实施，强制性要求医药企业必须根据药物经济学评价指南提供相应的资料，来申请将其药品列入 PBS 药品目录，澳大利亚成为第一个将药物经济学评价引入药品报销制度的国家。

澳大利亚在 1993 年实施药物经济学评价指南的开始阶段产生了一系列的问题，如医药行业没有能力根据经济学评价指南来准备含有足够信息的申请、缺乏成本信息、缺乏药物经济学方面的专家等。在 1992～1995 年期间，医药企业和卫生部双方都逐渐在经济学评价上取得了一定的经验，1995 年 11 月，发布了第二版药物经济学评价指南，被认为比第一版更加严格，特别强调了随机对照临床试验（特别是配对对照试验）的初步评价和经济模型的使用。

2. 英国　从 1994 年以来英国一直实行国家卫生服务体系（NHS）。为了适应健康保障制度的变革，英国形成了一系列对药品生产、经营、消费和补偿进行协调和控制的政策。1999 年 7 月，国家临床规范研究院（NICE）受卫生部和威尔士国家议会的委托，制订了为厂商提交技术评估申请需提供的指南，指南在英格兰和威尔士内使用。2001 年 3 月进行修订，发布了第二版指南。第二版指南在格式上做了些变动，协调了各部分文件以提高文件的可理解性和可操作性，同时还对一些关键部分进行了调整。技术评估指南的目的主要是在选择和使用卫生技术上为为 NHS 提供指导，帮助厂商设计申请文件，履行在鉴别 NHS 临床效果和成本效果技术方面对卫生国务大臣的承诺，减少不同地区在获取技术上的不公平和不公正性。如果厂商的申请偏离指南的要求，将不会被评估项目总监批准。技术的成本效果与安全性、临床疗效、质量同等重要，指南为获得市场许可证提供了很好的规制和质量保证。指南不仅包括技术评估要求的详细内容，还包括技术评估流程和时间表以及送审文件的标准格式。当出现有争议的问题时，指南主张采用一种弹性方法或多种方法联合评价，指南认为公正性是最重要的。

英国在药品定价和报销上与其他国家有很大不同。在英国大多数获得许可的药品会自动纳入报销目录，药品价格由厂商按照规定自行定价，而更多的工作是国家卫生服务机构鼓励医生处方要具有成本效果。因此英国的药物经济学评价并不是在药品进入报销目录前，而是药品进入报销范围之后，NHS 可以根据药物经济学评估结果，从报销药品目录中去掉那些不具有成本－效果的药品，更重要的是为基金持有者即全科医生选择合理的药品和治疗措施提供推荐意见。

英国药物经济学评价指南的原则主要包括：①要求收集与研究问题相关的最易获得的数据；②最终结果优于中间结果；③推荐使用常规服务作前瞻性的对照研究；④使用数据和分析都应清楚明了。证据的层次是随机临床试验优于其他实验设计，临床效果和成本－效益优于临床疗效。同时指南中也说明：如果当随机临床试验在某些情况下无法采用时，就需要在方法严谨性、与问题相关性和评估时限三者之间进行权衡。

3. 美国 美国是主要依赖私人筹集卫生经费、购买和提供卫生服务的卫生保健制度的国家。联邦政府的公共健康保障计划负责国家在职公务员、65 岁以上的老年人、退伍军人、精神病患者以及穷人和残疾、肾功能丧失人员，如医疗照顾（Medicare）和医疗救助计划（Medicade）。大多数人的医疗保障是通过健康维护组织（HMOs）计划实施的。

为了控制不断增长的医药费用，美国有很多组织和机构都在完善和发展药物经济学评价指南。1995 年 7 月，宾夕法尼亚州立大学的经济分析原则工作组出版了经济学评价指南（简称宾夕法尼亚指南）。1998 年美国药品研究和药厂协会（PhRMA）为了减少偏倚和保证方法的透明度制订了指导药厂进行药物经济学研究的自愿性准则（简称 PhRMA 指南）。同时，美国公共卫生署（PHS）召集专家编写医药成本 – 效果分析指南（简称专家指南），专家组花了两年时间解决方法学问题和运用正式理论来估计研究可比性。1997 年美国 Regence BlueShield（HMOs）组织通过与华盛顿大学专家和药厂协作，制订了强制性报销指南，并于 1998 年公布最后修订版。从 1999 年 1 月 1 日起，科罗拉多州和内华达州的所有药厂申请进入蓝十字和蓝盾组织（BCBS）的药品目录或进行目录药品变更时都必须提供符合 BCBS 报销申请药品评估指南的送审文件（简称 BCBS 指南）。2000 年 10 月，美国管理保健制药协会（AMCP）通过咨询大学专家，制订了用于指导报销的评价指南。

PhRMA 指南、宾夕法尼亚指南和专家指南都是建立在传统的药物经济学评价基础上，借鉴了澳大利亚和加拿大指南的经验，政策目标、研究的角度和分析方法都较为一致；其目的都是为了指导研究、减少偏倚和提高质量；研究角度主要还是社会角度；分析方法主要采用成本 – 效果分析；都主张进行敏感度分析。区别在于成本和效果的层次、对照和贴现率的选择方面的不同。而以系统为基础的 BCBS 指南，其目的是用于药品报销决策，包括药物影响和风险管理两方面，它是从系统的角度出发，考虑了预算限制和治疗人群治疗目标完成前提下的药物经济学评价，为卫生保健系统管理提供了更严格的分析框架。

三、中国药物经济学评价指南

《中国药物经济学评价指南》（下称《指南》）已经于 2011 年 4 月发布，该《指南》旨在提高我国药物经济学研究的规范性和质量，提高卫生决策的科学性。该《指南》的读者主要包括两类，第一类是在中国进行药物经济学评价的研究者；第二类是中国相关卫生决策部门的决策者，可以根据本指南的相关要求评估制药企业递交的药物经济学研究报告的质量。各决策部门可以要求或建议制药企业在相关产品的上市、定价或进入药物目录申请时递交药物经济学评价报告，并且成立国家药物经济学专家评审委员会。该评审委员会的主要职能是对企业递交的药物经济学研究报告的质量进行评审，并形成关于该药品经济性的最终评估报告，供决策部门进行最终决策的依据。

《指南》包括引言、使用说明、执行摘要、正文、参考文献和附录六大部分内容。其中，正文部分按照药物经济学评价的主要研究程序依次撰写，共包括十个方面的内容，分别为：研究问题、研究设计、成本、健康产出、评价方法、模型分析、差异性和不确定性、公平性、外推性和预算影响分析（budget impact analysis，BIA）。

在过去的三年中，随着医药卫生体制改革的推进，药物经济学评价在药品价格制定、医保目录和基本药物目录的遴选中，显现了越来越重要的地位，《指南》也在药物经济学研究和卫生决策中发挥着越来越重要的作用。为促进药物经济学评价指南的应用，使其更好地为社会服务，为推进中国医疗体制改革服务，可以考虑从如下几个方面着手改善应用环境：①提高药品生产标准，使国内生产标准与国际标准接轨；②药品定价体系逐步由按成本定价转移到按健康产出（价值）定价；③建立医保与药厂的谈判购买机制；④改革医疗服务付费方式，提高医疗机构的成本意识；⑤加强对药品质量和价格信息的收集和分析。

思考题

1. 什么是药物经济学？
2. 药物经济学常用的四种评价方法。
3. 药物经济学评价的基本步骤。
4. 什么是药物经济学评价指南？

（钟　丽）

第十四章 ▶ 药品知识产权保护

要点导航

　　掌握：药品专利的类型及授予条件；专利权的取得与保护；药品商标权的主要内容；药品商标权的保护；医药商业秘密的主要特征。

　　熟悉：药品知识产权的分类及特征；药品商标的分类；药品商标权的获得；医药商业秘密的保护；医药未披露数据的保护。

　　了解：药品知识产权的概念；药品专利的概念；药品商标的概念、特征；医药未披露数据的概念。

　　加强医药知识产权保护是促进医药技术创新、加速医药科技成果产业化、提高医药企业市场竞争力的一条重要途径。新药的研发虽具有投资大、成功率低、风险高、周期长的特点，但若能研发成功并充分利用知识产权的保护，则其可以为科研院所、制药企业和医药经销商带来巨大利润。知识产权保护的实施效果，直接影响着医药企业的核心竞争力和企业利润的结构、空间。

第一节　药品知识产权概述

一、药品知识产权的界定

（一）知识产权的概念

　　知识产权是指公民、法人或其他组织对其在科学技术和文学艺术等领域内，主要基于智力劳动创造完成的成果所依法享有的专有权利。准确掌握其含义，应注意以下几点：①知识产权的对象是智力劳动的成果；②作为知识产权对象的智力劳动成果不是一般的智力劳动成果，而是创造性的智力劳动成果；③知识产权是主体基于智力劳动成果享有的各项权利的总称；④知识产权是基于创造性智力成果的完成和法律的规定产生的。

　　国际上最早对知识产权范围加以界定的是 1883 年签订的《保护工业产权巴黎公约》和 1886 年签订的《保护文学艺术作品伯尔尼公约》。根据这两个公约，知识产权主要包括工业产权（Industrial Property）和著作权（Copyright）两大部分。其中工业产权包括专利权、商标权、禁止不正当竞争权等。著作权（又称版权），包括作者的人身权（精神权利）、财产权（经济权利）和传播者权（邻接权）。1991 年，世界贸易组织在其签署的《与贸易有关的知识产权协议》中，明确其所管辖的知识产权范围包括：版权及邻接权、商标权、地理标志权、工业品外观设计权、专利、集成电路布图设计权、未披露信息（主要指商业秘密）的保护权。

（二）药品知识产权

1. 药品知识产权的定义 所谓药品知识产权，是指一切与药品有关的发明创造和智力劳动成果的财产权。

2. 药品知识产权的种类 药品知识产权是一个完整的体系，是相互联系、相互影响的有机体，概括起来，药品知识产权主要包括以下几大类。

（1）著作权类 著作权类知识产权主要包括：①由医药企业或人员创作或提供资金、资料等创作条件或承担责任的医药类百科全书、年鉴、辞书、教材、文献、期刊、摄影、录像等作品的著作权和邻接权，如《药事管理学》教学课件、医药百科全书等；②涉及医药计算机软件或多媒体软件，如药物信息咨询系统、药厂 GMP 管理系统等；③药品临床前研究的实验数据和药品临床研究的试验数据。

（2）发明创造类 发明创造类知识产权主要有：①药品专利，包括依法取得专利权的新医药产品、生产工艺、配方、生产方法以及新剂型、制药装备、医疗器械和新颖的药品包装、药品造型等。②未申请专利的新药及其他产品，主要指依据新药保护有关规定和中药品种保护有关规定取得行政保护的新药和中药品种等。

（3）商标类 商标类知识产权主要是已注册或已依法取得认定的药品商标、服务商标、原产地名称、计算机网络域名等。

（4）医药商业秘密 医药商业秘密类知识产权主要包括医药经营秘密和医药技术秘密。

3. 药品知识产权的特征 作为一种财产权，药品知识产权虽也属于民事权利的范畴，但与其他民事权利相比，具有以下不同的特征。

（1）无形性 药品知识产权的客体是医药领域知识形态的劳动产品，是人们对无形智力成果所拥有的权利，当药品知识产权公开后，所有权人的权利被侵犯的可能性明显高于有形财产的权利人。也正因为药品知识产权客体的"无形性"，药品知识产权的权利人可以利用其权利控制他人对其智力成果的使用，并可允许多个民事主体同时使用或反复多次使用，具有极高的经济价值，是医药企业的重要财富。

（2）专有性 药品知识产权的专有性表现为独占性和排他性，即药品知识产权只能授予权利人一次专有权，权利人只能有一个，只有权利所有人本人才能享法律保护，未经权利人许可，他人不得利用此知识产权。否则，将被视为侵权行为，药品知识产权所有人可以通过提起诉讼，达到制止侵权行为，并获得相应的经济补偿。

（3）时间性 知识产权所有权人对其智力成果的专有性不是无期限存在的，即知识产权仅在一个法定期限内受到保护，超过这一期限，专有权利即终止，其智力成果即可进入公有领域，任何人均可以自由利用，这就是药品知识产权的时间性。

（4）地域性 知识产权是依一个国家的法律确认和保护的，因此一般只在该国领域内具有法律效力，在其他国家原则上不发生效力，这就是药品知识产权的地域性。

如果权利人希望在其他国家或地区也享有专有权,则应依照他国法律另行提出申请。

二、药品知识产权法律体系

在 20 世纪 80 年代以前,我国有关知识产权的保护主要通过行政法规来保护。20 世纪 80 年代后,我国积极加入了一些世界知识产权保护组织、签订了许多知识产权保护的国际公约,见表 14-1。在国内,我国也加强了知识产权立法工作的建设,根据国情先后制定、发布了一系列与医药知识产权保护相关的法律、行政法规和部门规章,见表 14-2。

经过多年的发展与不断完善,结合国际法、国际公约的相关规定,我国已形成法律、行政法规、部门规章等多种形式有机结合的药品知识产权保护法律体系,这些保护法律体系的建立与完善不仅有利于促进医药的国际科技合作和经济贸易,也为我国制药工业的发展创造了有利的法律环境。

表 14-1　中国加入的与药品知识产权相关的国际公约

名称	公约生效时间	中国加入的时间
世界知识产权组织公约	1970	1980.06.03
保护工业产权巴黎公约	1884	1985.03.19
商标国际注册马德里协定	1892	1989.10.04
保护文学艺术作品伯尔尼公约	1887	1992.10.15
世界版权公约	1955	1992.10.30
专利合作条约	1978	1994.01.01
商标注册用商品与服务国际分类尼斯协定	1961	1994.08.09
国际承认用于专利程序的微生物保存布达佩斯条约	1980	1995.07.01
商标国际注册马德里协定的议定书	1996	1995.12.01
建立工业品外观设计国际分类洛迦诺协定	1971	1996.09.19
国际专利分类斯特拉斯堡协定	1975	1997.06.19
国际植物新品种保护公约	1968	1999.04.23
与贸易有关的知识产权协议（TRIPS）	1995	2001.12.11
世界知识产权组织版权公约	2002	2007.06.09

表 14-2 我国与药品知识产权保护相关的法律法规

法律	行政法规	部门规章
《中华人民共和国宪法》	《野生药材资源保护管理条例》	《医药行业关于反不正当竞争的若干规定》
《中华人民共和国民法通则》	《专利代理条例》	《关于中国实施〈专利合作条约〉的若干规定》
《中华人民共和国反不正当竞争法》	《中药品种保护条例》	《关于禁止侵犯商业秘密行为的若干规定》
《中华人民共和国合同法》	《药品行政保护条例》	《植物新品种保护条例实施细则》（林业部分）
《中华人民共和国商标法》	《中华人民共和国植物新品种保护条例》	《中医药专利管理办法（试行）》

续表

法律	行政法规	部门规章
《中华人民共和国著作权法》	《计算机软件保护条例》	《专利行政执法办法》
《中华人民共和国专利法》	《中华人民共和国著作权法实施条例》	《国家知识产权局行政复议规程》
《中华人民共和国药品管理法》	《中华人民共和国商标法实施条例》	《专利实施强制许可办法》
《中华人民共和国刑法》	《中华人民共和国专利法实施细则》	《专利代理管理办法》
《中华人民共和国公司法》	《著作权集体管理条例》	《药物临床试验质量管理规范》
《中华人民共和国科学进步法》	《中华人民共和国药品管理法实施条例》	《药品进口管理办法》
	《中华人民共和国中医药条例》	《中国人民解放军实施〈药品管理法〉办法》
		《生物制品批签发管理办法》
		《互联网药品信息服务管理办法》
		《药品注册管理办法》
		《植物新品种保护条例实施细则》（农业部分）

知识拓展

与贸易有关的知识产权协议（TRIPS 协议）

世界贸易组织（WTO）的《与贸易有关的知识产权协议》（Agreement on Trade - Related Aspects of Intellectual Property Rights，简称 TRIPS）于 1994 年 4 月 15 签订，在世界贸易组织成立 1 年后，即 1995 年 1 月 1 日开始生效。该协定的成员既可以是主权国家，也可以是单独关税区政府。到 2012 年 8 月 23 日，随着俄罗斯联邦的加入，其共有 156 个正式会员。我国（内地）于 2001 年 12 月 11 日加入世界贸易组织，正式成为该协定中的一员。

《协议》重申了现有知识产权国际公约的一些基本原则，如国民待遇原则、专利申请和商标注册申请的优先权原则、著作权自动取得原则、维护公共利益原则、防止权利滥用原则等，还提出了知识产权国际保护的一些新原则，主要有：最惠国待遇原则、透明度原则、司法审查，承认知识产权为私权并确认《关税与贸易总协定》解决贸易争端的原则适用于解决知识产权的争端。《协议》在很大程度上统一了知识产权保护的实质性标准，并使之成为所有成员必须达到的最低标准，从而大大提高了全世界的知识产权保护力度。

第二节 药品专利保护

一、药品专利权

（一）药品专利与药品专利权的概念

药品专利，是指源于药品领域的发明创造，转化为一种具有独占权的形态，是各国医药企业普遍采用的以独占市场为主要特征的谋求市场竞争有利地位的一种手段。

药品专利权，是指药品专利权人在法定期限内对其发明创造成果依法享有的专有权。它是基于某种药品发明创造，并由申请人向国家专利局提出该药品发明的专利申请，经国家专利局依法审查核准后，向申请人授予在规定期限内对该项发明创造享有的独占权。

（二）药品专利的分类

根据《专利法》的规定，药品专利包括药品发明专利、实用新型专利和外观设计专利三种类型。

1. 药品发明专利 发明是指对产品、方法或者改进所提出的新技术方案。药品发明专利包括新产品专利、新制备方法专利和新用途专利。

（1）新产品专利 主要包括：①新物质，指具有一定化学结构式或物理、化学性能的单一物质，包括有一定医疗用途的新化合物；新基因工程产品；新生物制品；用于制药的新原料、新辅料、新中间体、新代谢物和新药物前体；新异构体；新的有效晶型；新分离或提取得到的天然物质等。②药物组合物，指两种或两种以上元素或化合物按一定比例组成具有一定性质和用途的混合物。包括中药新复方制剂；中药的有效部位；药物的新剂型等。③生物制品、微生物及其代谢产物，可授予专利权的微生物及其代谢产物必须是经过分离成为纯培养物，并且具有特定工业用途。

（2）新制备方法专利 主要包括化合物新的制备方法、组合物新的制备方法、新工艺、新的加工处理法，中药新的提取分离方法、纯化方法、炮制方法及新动物、新矿物、新微生物的生产方法等。

（3）新用途专利 主要包括已知化合物新的医药用途、药物的新适应证等。

2. 实用新型专利 实用新型是指对产品的形状、构造或者其结合所提出的适于实用的新的技术方案，其主要包括：①某些与功能相关的药物剂型、形状、结构的改变，如新型缓释制剂通过改变药品的外层结构达到延长药品疗效的技术方案。②诊断用药的试剂盒与功能有关的形状、结构的创新。③生产药品的专用设备、结构及其结合所进行的改进。④某些单剂量给药器与药品功能有关的包装容器的形状、结构和开关技巧等。

3. 外观设计专利 外观设计专利是指对产品的形状、图案、色彩或其结合所做出的富有美感并适于工业应用的新设计。主要包括：①药品外观和包装容器外观等，如药品的新造型或其与图案、色彩的搭配与组合；②新的盛放容器，如药瓶、药袋、药瓶等；③富有美感和特色的说明书、容器和包装盒等。

二、药品专利权的获得

（一）授予药品专利权的条件

1. 药品发明专利和实用新型专利 我国《专利法》对授予发明专利和实用新型专利的条件规定为，其应具备新颖性、创造性和实用性。①新颖性，指该发明或者实用新型不属于现有技术，也没有任何单位或者个人就同样的发明或者实用新型在申请日以前向国务院专利行政部门提出过申请，并记载在申请日公布的专利申请文件或者公告的专利文件中。②创造性，指与现有技术相比，该发明具有突出的实质性特点和显著的进步。③实用性，指该发明或者实用新型能够制造或者使用，并且能够产生积极效果。

2. 药品外观设计专利 授予专利权的外观设计，应当不属于现有设计；也没有任何单位或者个人就同样的外观设计在申请日以前向国务院专利行政部门提出过申请，并记载在申请日以后公告的专利文件中；不得与他人在申请日以前已经取得的合法权利相冲突。

（二）药品专利权的申请

1. 申请文件 撰写完整的申请文件在专利申请的整个程序中占据非常重要的地位，直接影响到专利是否能成功申请和获得完整的保护。一份完整的专利申请文件应包含以下文件。

表 14 - 3 专利申请文件的组成

名称	应包含内容
说明书	发明名称、技术领域、背景技术、发明内容、附图说明、具体实施例
权利要求书	对发明创造要求法律保护范围的说明性文件
说明书摘要	对发明创造内容进行简要说明的文件
说明书附图	说明书中涉及的图片或照片的集合
摘要附图	说明书附图中最具说明性的一幅图片
请求书	向专利局进行专利申请的法律程序性文件
根据申请要求需提供的其他资料	生物材料保藏和存活证明、核酸序列表机读文本、代理委托书等

2. 申请程序 根据《专利法》，药品发明专利申请主要分受理、初审、公布、实质审查及授权五个阶段，而实用新型和外观设计专利主要进行其中的申请受理、初步审查、授权三个阶段。见图 14 - 1。

三、药品专利权的保护

（一）药品专利权的保护期限

实用新型专利权和外观设计专利权的保护期限为 10 年，发明专利权的保护期限为 20 年，均自申请日起计算。

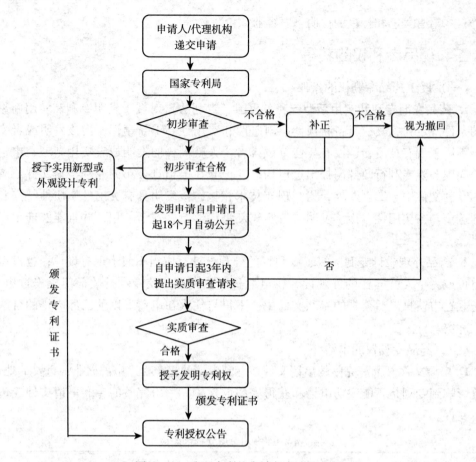

图 14 -1　我国专利的申请与审查流程图

（二）药品专利权的保护范围

1. 发明专利和实用新型专利　发明和实用新型专利权被授予后，任何单位或者个人未经专利权人许可，都不得实施其专利，即不得为生产经营目的制造、使用、许诺销售、销售、进口其专利产品，或者使用其专利方法以及使用、许诺销售、销售、进口依照该专利方法直接获得的产品。发明或者实用新型专利权的保护范围以其权利要求的内容为准，说明书及附图可以用于解释权利要求。

2. 外观设计专利　外观设计专利权被授予后，任何单位或者个人未经专利权人许可，都不得实施其专利，即不得为生产经营目的制造、销售、进口其外观设计专利产品。外观设计专利权的保护范围以表示在图片或者照片中的该外观设计专利产品为准。

（三）药品专利权人的主要权利

1. 人身权　人身权主要是指发明人或设计人对发明创造享有在专利文件中写明发明人或设计人姓名的权利。人身权可以不依赖财产权而存在，在财产权转让后人身权仍然得以保留。

2. 财产权　财产权是指专利权人通过对专利技术的占有、使用而取得物质利益的权利，具体有下列几种。

（1）独占实施权　独占实施权主要包括：①专利权被授予后，专利权人有权自行实施其发明创造；②专利权人有权许可他人实施其发明创造并收取许可费用；③专利权人有禁止他人未经许可擅自实施其发明创造的权利，以确保自己独占实施权的实现。

（2）专利许可权 指专利权人许可他人实施其专利技术并收取专利使用费的权利。任何单位或个人实施他人专利的，应当与专利权人订立书面实施许可合同，向专利权人支付专利使用费。专利实施许可的合同生效后，专利权仍在专利权人手中，被许可人只享有合同约定范围内的实施权，并不享有完整的专利权。

（3）专利转让权 专利权可以转让，但当事人应当订立书面合同，并向国务院专利行政部门登记，由国务院专利行政部门予以公告，专利权的转让自登记之日起生效。中国单位或者个人向外国人转让专利权的，必须经国务院有关主管部门批准。

（4）专利标记权 专利权人享有在其专利产品或使用专利方法获得的产品或产品的包装上标注专利标记和专利号的权利。

（四）药品专利侵权人应承担的责任

药品专利侵权行为发生时，专利权人可以采用行政程序、司法程序两种主要途径来保护自己的权益，侵权行为人则应承担相应的民事责任、行政责任与刑事责任。

1. 行政责任 对专利侵权行为，管理专利工作的部门有权责令侵权行为人停止侵权行为、责令改正、罚款等，管理专利工作的部门应当事人的请求，还可以就侵犯专利权的赔偿数额进行调解。

2. 民事责任 主要包括：①停止侵权：专利侵权行为人应该根据管理专利工作的部门的处理决定或者人民法院的裁判，立即停止正在实施的专利侵权行为。②赔偿损失：侵犯专利权的赔偿数额，按照专利权人因被侵权而受到的损失或者侵权人获得的利益确定；被侵权人所受到的损失或侵权人获得的利益难以确定的，可以参照该专利许可使用费的倍数合理确定。③消除影响：在侵权者实施侵权行为给专利产品在市场上的商誉造成损害时，侵权者就应当采用适当的方式承担消除影响的法律责任，承认自己的侵权行为，以消除对专利产品造成的不良影响。

3. 刑事责任 依照《专利法》和《刑法》的规定，假冒他人专利，情节严重的，应对直接责任人员追究刑事责任。

知识拓展

专利侵权行为分类

根据《专利法》的规定，专利侵权行为可分为两类：

（一）实施他人专利行为

这类专利侵权行为必须满足两个条件：（1）未经权利人许可；（2）以生产经营为目的。

（二）假冒他人专利行为

关于此类专利侵权行为，《专利法实施细则》（2010 修订）第 84 条有明确的规定：

（1）在未被授予专利权的产品或者其包装上标注专利标识，专利权被宣告无效后或者终止后继续在产品或者其包装上标注专利标识，或者未经许可在产品或者产品包装上标注他人的专利号；

（2）销售第（一）项所述产品；

（3）在产品说明书等材料中将未被授予专利权的技术或者设计称为专利技术或者专利设计，将专利申请称为专利，或者未经许可使用他人的专利号，使公众将所涉及的技术或者设计误认为是专利技术或者专利设计；

（4）伪造或者变造专利证书、专利文件或者专利申请文件；

（5）其他使公众混淆，将未被授予专利权的技术或者设计误认为是专利技术或者专利设计的行为。

第三节 药品商标保护

一、药品商标

（一）商标的含义、特征

1. 商标的含义 商标是指能够将不同的经营者所提供的商品或者服务区别开来，并可为视觉所感知的显著标记。商标一般由文字、图形、数字、字母、三维标志或者其组合图案构成，附注在商品、商品包装、服务设施或者相关的广告宣传品上，显著而醒目，有助于消费者将一定的商品或者服务项目与经营者联系起来，使其与其他经营者的同类商品或者服务项目相区别，便于认牌购物，也便于经营者展开正当竞争。

2. 商标的特征 商标作为一种识别性标记，其具有以下基本特征：①显著性，即不与他人的商标相混同；②独占性，注册商标所有人对其商标具有专有权、独占权，未经注册商标所有人许可，他人不得擅自使用，否则即构成侵权。③价值性，商标能吸引消费者认牌购物，给经营者带来丰厚的利润，此外，商标本身还具有价值。④竞争性，商标是参与市场竞争的工具，商标的知名度越高，其商品或服务的竞争力越强。

（二）药品商标的定义及特性

1. 药品商标的定义 药品商标是指文字、图形、字母、数字、三维标志和颜色组合，以及上述要素的组合，能够将药品生产者、经营者用来区别于他人生产、经营的药品或药学服务的可视性标记。

2. 药品商标的特性 药品商标除具有一般商标的特征外，还有以下一些特性：①设计必须符合医药行业的属性，即健康性、安全性、生命性。②药品商标不得使用药品的通用名称。③相对其他类别的商标，药品商标叙述性词汇多。

（三）药品商标的分类

商标的分类方法很多，常见的有根据商标的构成、使用对象、知名度、作用功能等，根据不同的分类标准，药品商标也可分为多种。

1. 根据商标的结构形态 药品商标可分为：①平面商标：包括单一的文字商标、图形商标、数字商标以及文字与图形的组合商标。②立体商标：商品或其包装的外形或者表示服务特征的外形组成的商标，如三精葡萄糖酸钙的"蓝瓶"包装。

2. 根据商标的使用对象 药品商标可分为：①商品商标，如"汇仁"牌乌鸡白凤丸、"仲景"牌六味地黄丸。②服务商标，"开心人"大药房中的"开心人"即为服务商标。

3. 根据商标的知名度 药品商标可分为：①知名商标，指由市一级工商行政管理部门认可，在该行政区域范围内具有较高声誉和市场知名度的商标。②著名商标，指由省级工商行政管理部门认可的，在该行政区划范围内具有较高声誉和市场知名度的商标。③驰名商标，指由国务院工商行政部门认定的在市场上享有较高声誉并为相关公众所熟知的商标。

4. 根据商标的作用功能 药品商标可分为：①集体商标，是指以团体、协会或者其他组织名义注册，供该组织成员在商事活动中使用，以表是明使用者在该组织中的成员资格的标志，如"林都北药"即表明商品的经营者或提供属于伊春市北药开发协会的成员；②证明商标，是指由对某种商品或者服务具有监督能力的组织所控制，而由该组织以外的单位或者个人使用于其商品或者服务，用以证明该商品或者服务的原产地、原料、制造方法、质量或者其他特定品质的标志，如"陇西黄芪"、"陇西白条党参"。③联合商标，指商标所有人在自己生产或销售的相同或类似的商品上注册几个近似的商标，以构成一张立体交叉的保护网，有效地防止近似商标的出现，扩大注册商标专用权的范围。如注册"大白兔"商标的同时注册"小白兔"、"大花兔"、"大灰兔"、"白兔"等商标。

（四）药品商标的功能

药品商标的功能和作用表现在以下几个方面。

1. 标明药品的出处，区别其他药品 药品商标能将药品生产、经营企业和其产品联系在一起，与其他药品区别开来，帮助公众根据需要选购。

2. 保证药品的信誉和企业的形象 商标与某种药品一旦长期固定，就会成为某种药品质量和特色的象征，成为药品信誉和企业形象的象征。

3. 具有财产功能 注册商标是受法律保护的一项工业产权，是医药企业的一种无形财产，具有财产权的属性，是医药企业资产的重要组成部分。

4. 保护竞争，促进发展 商标的竞争力是企业竞争力的综合反映，医药企业的药品商标战略和策略已经成为企业发展战略的重要组成部分。

二、药品商标权的获得

（一）药品商标的形式与内容

1. 商标和注册商标中禁用以下文字、图形

（1）同中国、外国的国家名称、国旗、国徽、军旗或政府间组织的名称、旗帜、徽记相同或近似的；

（2）未经授权与表明实施控制、予以保证的官方标志、检验印记相同或者近似的；

（3）同"红十字"、"红新月"的标志名称相同或近似的；

（4）带有民族歧视的；

（5）夸大宣传并带有欺骗性的；

（6）有害于社会主义道德风尚或有其他不良影响的；

（7）县级以上行政区划的地名或公众知晓的外国地名。

县级以上行政区划的地名或者公众知晓的外国地名，不得作为商标。但是，地名具有其他含义或者作为集体商标、证明商标组成部分的除外；已经注册的使用地名的商标继续有效。

2. 下列标志不得作为商标注册

（1）仅有本商品的通用名称、图形、型号的；

（2）仅仅直接表示商品的质量、主要原料、功能、用途、重量、数量及其他特点的；

（3）缺乏显著特征的；

（4）根据我国《药品管理法》的规定，列入国家药品标准的名称为通用名称，已经作为药品通用名称的，该名称不能作为药品商标使用。

（二）药品商标的注册审批

1. 主管部门 国家工商行政管理总局商标局统一办理全国商标注册工作。商标局对每一件商标注册申请，依照《商标法》的规定程序进行审查，对符合注册商标条件的，方予注册。国务院工商行政管理部门设立商标评审委员会，负责处理商标争议事宜。

2. 药品商标的审批程序

（1）提交申请 商标注册申请人应当按规定的商品分类表填报使用商标的商品类别和商品名称，提出注册申请，提交商标图样，附送有关证明文件，缴纳申请费用。

（2）形式审查 经过形式审查，申请手续齐备并按照规定填写申请文件的，商标局发给"受理通知书"；申请手续基本齐备或者申请文件填写基本合格，但需补正的，商标局发给"商标注册申请补正通知书"；申请手续不齐或申请文件填写不合格，发"不予受理通知书"，予以退回。

（3）实质审查 商标局查核申请商标是否有显著性，是否符合商标法律法规的注册规定，如果审核通过，进入初审公告阶段。

（4）初审公告 对经审查后初步审定的商标，由商标局进行为期3个月的初审公告，若无人提出异议，该商标即可以成功注册。

（5）核准注册 初审公告期若无异议或经裁定异议不成立的，由国家商标局核准注册，发给商标注册证，并在《商标公告》上予以公告。

（三）药品商标权的主要内容

商标持有人在取得注册商标后，对该商标享有以下一些权利：

1. 专有使用权 专有使用权是指药品商标专有权人对自己注册的商标在法律规定范围内的专有使用、不受他人侵犯的权利。

2. 禁止权 药品商标禁止权是指商标权人有禁止他人未经许可使用其注册商标，或以其他方式侵犯其商标专有权的权利。

3. 转让权 药品商标转让权是指药品商标权人在法律允许的范围内，将其注册商标有偿或无偿转让的权力，转让注册商标的，转让人与受让人应当签订转让协议，并共同向商标局提出申请。

4. 许可权 药品商标许可权是指商标权人以收取使用费用为代价，通过合同的方式许可他人使用其注册商标的权力。

三、药品商标专用权的保护

（一）商标权的保护范围与期限

1. 商标权的保护范围　注册商标专用权的保护，以核准注册的商标和核定使用的商品为限。

2. 商标权的保护期限　注册商标的有效期为 10 年，自核准注册之日起计算。注册商标有效期满，需要继续使用的，商标注册人应当在期满前 12 个月内按照规定办理续展手续；在此期间未能办理的，可以给予 6 个月的宽展期。每次续展注册的有效期为 10 年，自该商标上一届有效期满次日起计算。期满未办理续展手续的，注销其注册商标。

（二）药品商标侵权的认定

有下列行为之一的，属侵犯注册商标权的行为：

（1）未经商标注册人的许可，在同一种商品上使用与其注册商标相同的商标的；

（2）未经商标注册人的许可，在同一种商品上使用与其注册商标近似的商标，或者在类似商品上使用与其注册商标相同或者近似的商标，容易导致混淆的；

（3）销售侵犯注册商标专用权的商品的；

（4）伪造、擅自制造他人注册商标标识或者销售伪造、擅自制造的注册商标标识的；

（5）未经商标注册人同意，更换其注册商标并将该更换商标的商品又投入市场的；

（6）故意为侵犯他人商标专用权行为提供便利条件，帮助他人实施侵犯商标专用权行为的；

（7）给他人的注册商标专用权造成其他损害的。

（三）药品商标侵权行为人的法律责任

药品商标侵权行为引发的责任主要有三方面，即行政责任、民事责任、刑事责任。

1. 行政责任　对药品商标侵权行为，工商行政管理部门有权责令侵权行为人停止侵权行为，没收、销毁侵权商品和主要用于制造侵权商品、伪造注册商标标识的工具，罚款等，工商行政管理部门应当事人的请求，还可以就侵犯商标权的赔偿数额进行调解。

2. 民事责任　主要有：①停止侵权：药品商标侵权行为人应该根据工商行政管理部门的处理决定或者人民法院的裁判，立即停止正在实施的侵权行为并销毁侵权商品。②赔偿损失：侵犯商标专用权的赔偿数额，按照权利人因被侵权所受到的实际损失确定；实际损失难以确定的，可以按照侵权人因侵权所获得的利益确定；权利人的损失或者侵权人获得的利益难以确定的，参照该商标许可使用费的倍数合理确定。③消除影响：在侵权者实施侵权行为给注册商标持有人在市场上的商誉造成损害时，侵权者就应当采用适当的方式承担消除影响的法律责任。

3. 刑事责任　未经商标注册人许可，在同一种商品上使用与其注册商标相同的商标，构成犯罪的，除赔偿被侵权人的损失外，依法追究刑事责任；伪造、擅自制造他人注册商标标识或者销售伪造、擅自制造的注册商标标识，构成犯罪的，除赔偿被侵权人的损失外，依法追究刑事责任；销售明知是假冒注册商标的商品，构成犯罪的，除赔偿被侵权人的损失外，依法追究刑事责任。

知识拓展

我国商标注册的相关原则

（1）自愿注册与强制注册相结合原则　所谓自愿注册原则，是指商标所有人根据自己的需要和意愿，自行决定是否申请商标注册。所谓强制注册原则，是指国家对生产经营者在某些商品或服务上所使用的全部商标，规定必须经依法注册才能使用的强制性规定。目前，我国规定强制性注册的商标只有烟草制品（卷烟、雪茄烟和有包装的烟丝）。

（2）国家统一注册原则　是指我国的商标注册工作必须由国家商标主管部门统一审核批准注册。《商标法》第二条予以了明确的规定"国务院工商行政管理部门商标局主管全国商标注册和管理的工作"。

（3）申请在先原则　《商标法》第三十一条规定："两个或者两个以上的商标注册申请人，在同一种商品或者类似商品上，以相同或者近似的商标申请注册的，初步审定并公告申请在先的商标；……"

（4）使用在先原则　指在无法确认申请（注册）在先的情况下采用最先使用者取得商标注册的原则。《商标法》第三十一条规定"……同一天申请的，初步审定并公告使用在先的商标，驳回其他人的申请，不予公告。"

第四节　医药商业秘密和医药未披露数据保护

一、医药商业秘密

（一）医药商业秘密的定义和特征

1. 医药商业秘密的定义　医药商业秘密，是指在医药行业中，不为公众所知悉、能为权利人带来经济利益、具有实用性并经权利人采取保密措施的技术信息和经营信息。商业秘密具有明显的财产价值，能通过经济上的利用或转让来实现其价值，属于知识产权的一部分。商业秘密具体有以下4个层次的含义：

（1）不为公众知悉，是指该信息是不能从公开渠道直接获取的；

（2）能为权利人带来经济利益、具有实用性，是指该信息有可确定的可应用性，能为权利人带来现实的或者潜在的经济利益或者竞争优势；

（3）权利人采取保密措施，包括订立保密协议，建立保密制度及采取其他合理的保密措施；

（4）技术信息和经营信息即技术秘密和经营秘密，包括设计、程序、产品配方、制作工艺、制作方法、管理诀窍、客户名单、货源情报、产销策略、招投标中的标底及标书内容等信息。

2. 医药商业秘密的主要特征　从医药商业秘密的定义可以概括出医药商业秘密的主要特征，具体如下：

（1）秘密性　医药商业秘密首先必须是处于秘密状态、不可能从公开的渠道所获悉的信息。即不为所有者或所有者允许知悉范围以外的其他人所知悉，不为同行业或者该信息应用领域的人所普遍知悉。

（2）经济性　即医药商业秘密具有独立的实际或潜在的经济价值和市场竞争价值，能给权利人带来经济效益或竞争优势。医药商业秘密的权力人因掌握商业秘密而拥有竞争优势，并能带来一定的经济利益。

（3）实用性　医药商业秘密必须是一种现在或者将来能够应于生产经营或者对生产经营有用的具体的技术方案和经营策略。不能直接或间接使用于生产经营活动的信息不具有实用性，不属于商业秘密。实用性与经济性具有密切的关系，缺乏实用性的信息则无经济性可言。

（4）保密性　即权利人采取保密措施，包括订立保密协议，建立保密制度及采取其他合理的保密手段。只有权利人采取了能够明示其保密意图的措施，才能成为法律意义上的商业秘密。

上述 4 个特征，是医药商业秘密缺一不可的构成要件。只有同时具备 4 个特征的技术信息和经营信息，才属于商业秘密。

（二）医药商业秘密的类型与内容

根据我国《反不正当竞争法》的相关规定，医药商业秘密可分为两大类：医药技术秘密和医药经营秘密。

1. 医药技术秘密　即医药技术信息，它是指与医药产品的生产制造过程相关的技术诀窍或秘密技术，只要这种信息、技术知识等是未公开的，能给权利人带来经济利益，且已经权利人采取了保密措施，均属于技术秘密的范畴。其主要内容有：

（1）产品信息　企业自行研究开发的新药，在既没有申请专利，也还没有正式投入市场之前，尚处于秘密状态，它就是一项商业秘密。即使药品本身不是秘密，它的组成部分或组成方式也可成为商业秘密。

（2）配方　医药产品的工业配方、化学配方、药品配方等是医药商业秘密的一种常见形式，其中各种含量的比例也可成为商业秘密，这种情况在中药配方中更为多见。

（3）工艺程序　有时几个不同的设备，尽管其本身属于公知范畴，但经特定组合，产生新工艺和先进的操作方法，也可能成为商业秘密。如药品的化学合成工艺、制剂工艺、消毒工艺、包装工艺等。

（4）机器设备的改进　在公开的市场上购买的机器、制药设备不是商业秘密，但是经公司的技术人员对其进行技术改进，使其更具多用途或更高效率，那么这个改进也可以是商业秘密。

（5）研究开发的有关文件　记录了研究和开发活动内容的文件，这类文件就是商业秘密。如蓝图、图样、实验结果、设计文件、技术改进后的通知、标准件最佳规格、检测原则、质量控制参数等，都可以成为商业秘密。

2. 医药经营秘密　经营秘密即未公开的经营信息，它是指与药品的生产、经营销售有关的保密信息，主要包括未公开的与公司各种经营活动有关联的内部文件、产品的推销计划、进货渠道、销售网络、管理方法、市场调查资料、标底、标书内容、客户情报等。概括起来，医药经营秘密主要包括以下三方面。

（1）与公司各种经营活动有关联的内部文件　主要是指医药公司在各种重要生产经营活动中产生的许多有关联的文件，如市场调研报告，产品的采购计划、产品的推销计划，供应商清单，拟采用的销售方式、方法，会计财务报表，利益分配方案，对外业务合同以及经营主体的远景目标和近期发展计划、投资意向等资料。

（2）客户情报　主要包括客户名单、销售渠道、协作关系、货源情报、产销策略，招投标中的标底、标书内容等信息。这些资料是医药企业通过经营、人力、财力、物力建立起来的宝贵的无形资产，是公司极为重要的经营秘密。

（3）管理技术　主要是指独特有效的、为医药企业所独具的管理企业的经验，如企业组织形式、库存管理办法、劳动组织结构、征聘技巧等，特别是医药企业为实施企业的方针战略所制定的一系列的 SOP、人员培训方法、技术业务档案管理办法等。

（三）医药商业秘密的保护方式

我国对医药商业秘密的保护主要采取法律保护和权利人自我保护两种方式。

1. 法律保护　侵犯商业秘密，就是指不正当地获取、披露或利用权利人商业秘密的行为。法律通过采取对非法侵害他人商业秘密的行为依法追究法律责任的方式来保护商业秘密权。目前我国还没有专门的商业秘密保护立法，有关商业秘密保护的规定分散在《合同法》、《民法通则》、《劳动法》等法律法规中。

我国相关法律规定的侵犯商业秘密行为的法律责任，包括民法违约责任、民事侵权责任、行政责任和刑事责任四种。一般说来，侵犯商业秘密行为应当主要承担民事违约责任和民事侵权责任。当侵犯商业秘密行为构成不正当竞争行为时，依法还应当承担行政责任。情节严重、构成犯罪时，则应当承担刑事责任。

2. 自我保护　医药企业应当把保护商业秘密纳入企业的管理体系中，通过采取以下措施进行保护：①企业内部设立专门的商业秘密管理机构；② 与涉及商业秘密的人员签订保密合同以及竞业限制协议；③在具体的管理上实行分级管理；④定期对涉及商业秘密的人员进行培训，灌输保护商业秘密的意识，提高他们保护商业秘密的能力等。

二、医药未披露数据的保护

为了证明药物安全、有效和质量可控，新药在进行临床前研究和临床试验的过程中会产生一些实验数据，这些数据是药品监督管理部门授权新药上市销售的主要依据，对新药的审批非常关键。在新药研发风险大、投资高的背景下，一旦新药研发者的数据被仿制药公司所利用，将对新药研发者造成不可预估的损失。

（一）医药未披露数据的定义和内容

1. 医药未披露数据的定义　医药未披露数据是指在含有新型化学成分药品注册过程中，申请者为获得药品生产批准证明文件向药品注册管理部门提交的关于药品安全性、有效性、质量可控性的未披露的试验数据。

2. 医药未披露数据的内容　医药未披露数据来源于药品研发过程中的临床前试验和临床试验，主要涉及三部分内容：①针对试验系统试验数据，包括动物、细胞、组织、器官、微生物等试验系统的药理、毒理、动物药代动力学等试验数据。②针对生产工艺流程、生活设备与设施、生产质量控制等研究数据，包括药物的合成工艺、提取方法、理化性质及纯度、剂型选择、处方筛选、制备工艺、检验方法、质量指标、稳定性；中药制剂还包括原药材的来源、加工及炮制等；生物制品还包括菌毒种、细胞株、生物组织等起始材料的质量标准、保存条件、遗传稳定性及免疫学等研究数据。③针对人体的临床试验数据，包括通过临床药理学、人体安全性和有效性评价等获得人体对于新药的耐受程度和药代动力学参数、给药剂量等试验数据。

（二）医药未披露数据的特征

1. 医药未披露数据不具有独占性　医药未披露的试验数据保护不禁止其他申请人自行独立获取的该数据，如果其他申请人能够独立地获取该数据，那其也可以合法地使用该数据，故医药未披露数据不具有独占性。

2. 医药未披露数据获得的途径不具备创新性　《中华人民共和国药品管理法实施条例》规定，生产或销售含有新型化学成分药品中的"新"并不是应用创新方法而获得的信息，而是一个注册性概念，只要生产者或销售者提交的化学活性成分是未经注册的即是新的。

（三）医药未披露数据保护的含义及法律依据

1. 医药未披露数据保护的含义　医药未披露数据保护是指对未在我国注册过的含有新型化学成分药品的申报数据进行保护，在一定的时间内，负责药品注册的管理部门和药品仿制者既不能披露也不能依赖该新药研发者提供的证明药品安全性、有效性、质量可控性的试验数据。

2. 医药未披露数据保护的法律依据

（1）与保护有关的国际公约　关于医药未披露数据保护，世界贸易组织（WTO）框架下的《与贸易有关的知识产权协议》（以下简称为 TRIPS 协议）规定，当成员国要求以提交未披露过的试验数据或其他数据作为批准使用了新化学成分的药品或者农业化学产品上市的条件，如果该数据的原创活动包含了相当的努力，则该成员国应对该数据提供保护，以防止不正当的商业使用。同时，除非出于保护公众的需要，或已采取措施确保该数据不会被不正当地投入商业使用，各成员国均应保护这些数据，以防止其被泄露。

（2）与保护有关的行政法规　根据 TRIPS 协议，我国政府制定了与药品未披露的试验数据保护相关的行政法规。《药品管理法实施条例》第三十五条作了详细规定，其中第一款规定，国家对获得生产或者销售含有新型化学成分药品许可的生产者或者销售者提交的自行取得且未披露的试验数据和其他数据实施保护，任何人不得对该未披露的试验数据和其他数据进行不正当的商业利用。第二款规定，自药品生产者或者销售者获得生产、销售新型化学成分药品的许可证明文件之日起 6 年内，对其他申请人未经已获得许可的申请人同意，使用前款数据申请生产、销售新型化学成分药品许可的，药品监督管理部门不予许可；但是，其他申请人提交自行取得数据的除外。第三款对医药未披露数据保护例外的情形作了规定，即除下列情形外，药品监督管理部门不得披露本条第一款规定的数据：①公共利益需要；②已采取措施确保该类数据不会被不正当地进行商业利用。

（3）与保护有关的部门规章　《药品注册管理办法》对未披露试验数据的保护制度进一步予以明确。对获得生产或者销售含有新型化学成分药品许可的生产者或者销售者提交的自行取得且未披露的试验数据和其他数据，国家食品药品监督管理局自批准该许可之日起 6 年内，对未经已获得许可的申请人同意，使用其未披露数据的申请不予批准；但是申请人提交自行取得数据的除外。

知识拓展

美国医药未披露数据的保护

1984 年，美国国会通过的《药品价格竞争和专利期恢复法》法案第 355 节对药品数据保护作出了明确规定：即在一定的保护期内，FDA 不能依赖新药申请人为了获得首次上市批准而提交的能够证明药品安全性与有效性的未披露的实验数据来批准仿制药的上市。除非仿制药申请者提供自行取得的安全性与有效性数据，或者获得新药所有者的"使用授权"，否则在这段保护期内，FDA 不再受理该新药的仿制药申请。

美国医药未披露数据保护主要分为 3 年期保护、5 年期保护和 7 年期保护。3 年期保护适用于增加了新适应证或新用途及其他变化类别的已被 FDA 批准的药品，5 年期保护适于含有新化学实体的新药，如果该新药是罕见病药品，则可以享受 7 年期保护。如果该新药是儿科药品，则在 3 年期、5 年期或 7 年期的基础上额外再增加 6 个月的数据保护。

▷ 思考题 ◁

1. 联系实际，试述对药品进行知识产权保护的重大意义。
2. 简述药品专利的类型及授予条件。
3. 简述药品专利权的取得程序。
3. 试述药品商标权的主要内容及保护措施。
4. 医药商业秘密的构成要件是什么？应如何对医药商业秘密进行保护？
5. 简述医药未披露数据的内容及特征。

（邓伟生）

附录一 麻醉药品品种目录
（2013年11月公布）

序号	中文名	英文名	序号	中文名	英文名
1	醋托啡	Acetorphine	62	美沙酮中间体	Methadone Intermediate
2	乙酰阿法甲基芬太尼	Acetyl – alpha – methylfentanyl	63	甲地索啡	Methyldesorphine
3	醋美沙多	Acetylmethadol	64	甲二氢吗啡	Methyldihydromorphine
4	阿芬太尼	Alfentanil	65	3 – 甲基芬太尼	3 – Methylfentanyl
5	烯丙罗定	Allylprodine	66	3 – 甲基硫代芬太尼	3 – Methylthiofentanyl
6	阿醋美沙多	Alphacetylmethadol	67	美托酮	Metopon
7	阿法美罗定	Alphameprodine	68	吗拉胺中间体	Moramide Intermediate
8	阿法美沙多	Alphamethadol	69	吗哌利定	Morpheridine
9	阿法甲基芬太尼	Alpha – methylfentanyl	70	吗啡*	Morphine
10	阿法甲基硫代芬太尼	Alpha – methylthiofentanyl	71	吗啡甲溴化物	Morphine Methobromide
11	阿法罗定	Alphaprodine	72	吗啡 – N – 氧化物	Morphine – N – oxide
12	阿尼利定	Anileridine	73	1 – 甲基 – 4 – 苯基 – 4 – 哌啶丙酸酯	1 – Methyl – 4 – phenyl – 4 – piperidinol propionate (ester)
13	苄替啶	Benzethidine	74	麦罗啡	Myrophine
14	苄吗啡	Benzylmorphine	75	尼可吗啡	Nicomorphine
15	倍醋美沙多	Betacetylmethadol	76	诺美沙多	Noracymethadol
16	倍他羟基芬太尼	Beta – hydroxyfentanyl	77	去甲左啡诺	Norlevorphanol
17	倍他羟基 – 3 – 甲基芬太尼	Beta – hydroxy – 3 – methylfentanyl	78	去甲美沙酮	Normethadone
18	倍他美罗定	Betameprodine	79	去甲吗啡	Normorphine
19	倍他美沙多	Betamethadol	80	诺匹哌酮	Norpipanone
20	倍他罗定	Betaprodine	81	阿片*	Opium
21	贝齐米特	Bezitramide	82	奥列巴文	Oripavine
22	大麻和大麻树脂与大麻浸膏和酊	Cannabis and Cannabis Resin and Extracts and Tinctures of Cannabis	83	羟考酮*	Oxycodone
23	氯尼他秦	Clonitazene	84	羟吗啡酮	Oxymorphone

序号	中文名	英文名	序号	中文名	英文名
24	古柯叶	Coca Leaf	85	对氟芬太尼	*Para* – fluorofentanyl
25	可卡因 *	Cocaine	86	哌替啶 *	Pethidine
26	可多克辛	Codoxime	87	哌替啶中间体 A	Pethidine Intermediate A
27	罂粟浓缩物 *	Concentrate of Poppy Straw	88	哌替啶中间体 B	Pethidine Intermediate B
28	地索吗啡	Desomorphine	89	哌替啶中间体 C	Pethidine Intermediate C
29	右吗拉胺	Dextromoramide	90	苯吗庚酮	Phenadoxone
30	地恩丙胺	Diampromide	91	非那丙胺	Phenampromide
31	二乙噻丁	Diethylthiambutene	92	非那佐辛	Phenazocine
32	地芬诺辛	Difenoxin	93	1 – 苯乙基 – 4 – 苯基 – 4 – 哌啶乙酸酯	1 – Phenethyl – 4 – phenyl – 4 – piperidinol acetate (ester)
33	二氢埃托啡 *	Dihydroetorphine	94	非诺啡烷	Phenomorphan
34	双氢吗啡	Dihydromorphine	95	苯哌利定	Phenoperidine
35	地美沙多	Dimenoxadol	96	匹米诺定	Piminodine
36	地美庚醇	Dimepheptanol	97	哌腈米特	Piritramide
37	二甲噻丁	Dimethylthiambutene	98	普罗庚嗪	Proheptazine
38	吗苯丁酯	Dioxaphetyl Butyrate	99	丙哌利定	Properidine
39	地芬诺酯 *	Diphenoxylate	100	消旋甲啡烷	Racemethorphan
40	地匹哌酮	Dipipanone	101	消旋吗拉胺	Racemoramide
41	羟蒂巴酚	Drotebanol	102	消旋啡烷	Racemorphan
42	芽子碱	Ecgonine	103	瑞芬太尼 *	Remifentanil
43	乙甲噻丁	Ethylmethylthiambutene	104	舒芬太尼 *	Sufentanil
44	依托尼秦	Etonitazene	105	醋氢可酮	Thebacon
45	埃托啡	Etorphine	106	蒂巴因 *	Thebaine
46	依托利定	Etoxeridine	107	硫代芬太尼	Thiofentanyl
47	芬太尼 *	Fentanyl	108	替利定	Tilidine
48	呋替啶	Furethidine	109	三甲利定	Trimeperidine
49	海洛因	Heroin	110	醋氢可待因	Acetyldihydrocodeine
50	氢可酮 *	Hydrocodone	111	可待因 *	Codeine
51	氢吗啡醇	Hydromorphinol	112	右丙氧芬 *	Dextropropoxyphene
52	氢吗啡酮 *	Hydromorphone	113	双氢可待因 *	Dihydrocodeine
53	羟哌替啶	Hydroxypethidine	114	乙基吗啡 *	Ethylmorphine
54	异美沙酮	Isomethadone	115	尼可待因	Nicocodine
55	凯托米酮	Ketobemidone	116	烟氢可待因	Nicodicodine

续表

序号	中文名	英文名	序号	中文名	英文名
56	左美沙芬	Levomethorphan	117	去甲可待因	Norcodeine
57	左吗拉胺	Levomoramide	118	福尔可定 *	Pholcodine
58	左芬啡烷	Levophenacylmorphan	119	丙吡兰	Propiram
59	左啡诺	Levorphanol	120	布桂嗪 *	Bucinnazine
60	美他佐辛	Metazocine	121	罂粟壳 *	Poppy Shell
61	美沙酮 *	Methadone			

注：1. 上述品种包括其可能存在的盐和单方制剂（除非另有规定）。
　　2. 上述品种包括其可能存在的异构体、酯及醚（除非另有规定）。
　　3. 品种目录有 * 的麻醉药品为我国生产及使用的品种。

附录二 精神药品品种目录（2013年11月公布）

第一类

序号	中文名	英文名	序号	中文名	英文名
1	布苯丙胺	Brolamfetamine	35	左苯丙胺	Levamfetamine
2	卡西酮	Cathinone	36	左甲苯丙胺	Levomethamfetamine
3	二乙基色胺	3 – ［2 –（Diethylamino）ethyl］indole	37	甲氯喹酮	Mecloqualone
4	二甲氧基安非他明	（±）–2, 5 – Dimethoxy – alpha – methylphenethylamine	38	去氧麻黄碱	Metamfetamine
5	（1, 2 – 二甲基庚基）羟基四氢甲基二苯吡喃	3 –（1, 2 – dimethylheptyl）– 7, 8, 9, 10 – tetrahydro – 6, 6, 9 – trimethyl – 6Hdibenzo ［b, d］pyran – 1 – ol	39	去氧麻黄碱外消旋体	Metamfetamine Racemate
6	二甲基色胺	3 – ［2 –（Dimethylamino）ethyl］indole	40	甲喹酮	Methaqualone
7	二甲氧基乙基安非他明	（±）–4 – ethyl – 2, 5 – dimethoxy – α – methylphenethylamine	41	哌醋甲酯*	Methylphenidate
8	乙环利定	Eticyclidine	42	苯环利定	Phencyclidine
9	乙色胺	Etryptamine	43	芬美曲秦	Phenmetrazine
10	羟芬胺	（±）– N – ［alpha – methyl – 3, 4 –（methylenedioxy）phenethyl］hydroxylamine	44	司可巴比妥*	Secobarbital
11	麦角二乙胺	（+）– Lysergide	45	齐培丙醇	Zipeprol
12	乙芬胺	（±）– N – ethyl – alpha – methyl – 3, 4 –（methylenedioxy）phenethylamine	46	安非拉酮	Amfepramone
13	二亚甲基双氧安非他明	（±）– N, alpha – dimethyl – 3, 4 –（methylene – dioxy）phenethylamine	47	苄基哌嗪	Benzylpiperazine
14	麦司卡林	Mescaline	48	丁丙诺啡*	Buprenorphine
15	甲卡西酮	Methcathinone	49	1 – 丁基 – 3 –（1 – 萘甲酰基）吲哚	1 – Butyl – 3 –（1 – naphthoyl）indole
16	甲米雷司	4 – Methylaminorex	50	恰特草	Catha edulis Forssk
17	甲羟芬胺	5 – methoxy – α – methyl – 3, 4 –（methylenedioxy）phenethylamine	51	2, 5 – 二甲氧基 – 4 – 碘苯乙胺	2, 5 – Dimethoxy – 4 – iodophenethylamine

续表

序号	中文名	英文名	序号	中文名	英文名
18	4－甲基硫基安非他明	4－Methylthioamfetamine	52	2，5－二甲氧基苯乙胺	2，5－Dimethoxyphenethyl-amine
19	六氢大麻酚	Parahexyl	53	二甲基安非他明	Dimethylamfetamine
20	副甲氧基安非他明	P－methoxy－alpha－methyl-phenethylamine	54	依他喹酮	Etaqualone
21	赛洛新	Psilocine	55	［1－（5－氟戊基）－1H－吲哚－3－基］（2－碘苯基）甲酮	（1－（5－Fluoropentyl）－3－（2－iodobenzoyl）indole）
22	赛洛西宾	Psilocybine	56	1－（5－氟戊基）－3－（1－萘甲酰基）－1H－吲哚	1－（5－Fluoropentyl）－3－（1－naphthoyl）indole
23	咯环利定	Rolicyclidine	57	γ－羟丁酸*	Gamma－hydroxybutyrate
24	二甲氧基甲苯异丙胺	2，5－Dimethoxy－alpha，4－dimethylphenethylamine	58	氯胺酮*	Ketamine
25	替苯丙胺	Tenamfetamine	59	马吲哚*	Mazindol
26	替诺环定	Tenocyclidine	60	2－（2－甲氧基苯基）－1－（1－戊基－1H－吲哚－3－基）乙酮	2－（2－Methoxyphenyl）－1－（1－pentyl－1H－indol－3－yl）ethanone
27	四氢大麻酚	Tetrahydrocannabinol	61	亚甲基二氧吡咯戊酮	Methylenedioxypyrovalerone
28	三甲氧基安非他明	（±）－3，4，5－Trimethoxy－alpha－methylphenethylamine	62	4－甲基乙卡西酮	4－Methylethcathinone
29	苯丙胺	Amfetamine	63	4－甲基甲卡西酮	4－Methylmethcathinone
30	氨奈普汀	Amineptine	64	3，4－亚甲二氧基甲卡西酮	3，4－Methylenedioxy－N－methylcathinone
31	2，5－二甲氧基－4－溴苯乙胺	4－Bromo－2，5－dimethoxy-phenethylamine	65	莫达非尼	Modafinil
32	右苯丙胺	Dexamfetamine	66	1－戊基－3－（1－萘甲酰基）吲哚	1－Pentyl－3－（1－naph-thoyl）indole
33	屈大麻酚	Dronabinol	67	他喷他多	Tapentadol
34	芬乙茶碱	Fenetylline	68	三唑仑*	Triazolam

第二类

序号	中文名	英文名	序号	中文名	英文名
1	异戊巴比妥 *	Amobarbital	42	美芬雷司	Mefenorex
2	布他比妥	Butalbital	43	甲丙氨酯 *	Meprobamate
3	去甲伪麻黄碱	Cathine	44	美索卡	Mesocarb
4	环己巴比妥	Cyclobarbital	45	甲苯巴比妥	Methylphenobarbital
5	氟硝西泮	Flunitrazepam	46	甲乙哌酮	Methyprylon
6	格鲁米特 *	Glutethimide	47	咪达唑仑 *	Midazolam
7	喷他佐辛 *	Pentazocine	48	尼美西泮	Nimetazepam
8	戊巴比妥 *	Pentobarbital	49	硝西泮 *	Nitrazepam
9	阿普唑仑 *	Alprazolam	50	去甲西泮	Nordazepam
10	阿米雷司	Aminorex	51	奥沙西泮 *	Oxazepam
11	巴比妥 *	Barbital	52	奥沙唑仑	Oxazolam
12	苄非他明	Benzfetamine	53	匹莫林 *	Pemoline
13	溴西泮	Bromazepam	54	苯甲曲秦	Phendimetrazine
14	溴替唑仑	Brotizolam	55	苯巴比妥 *	Phenobarbital
15	丁巴比妥	Butobarbital	56	芬特明	Phentermine
16	卡马西泮	Camazepam	57	匹那西泮	Pinazepam
17	氯氮䓬	Chlordiazepoxide	58	哌苯甲醇	Pipradrol
18	氯巴占	Clobazam	59	普拉西泮	Prazepam
19	氯硝西泮 *	Clonazepam	60	吡咯戊酮	Pyrovalerone
20	氯拉草酸	Clorazepate	61	仲丁比妥	Secbutabarbital
21	氯噻西泮	Clotiazepam	62	替马西泮	Temazepam
22	氯噁唑仑	Cloxazolam	63	四氢西泮	Tetrazepam
23	地洛西泮	Delorazepam	64	乙烯比妥	Vinylbital
24	地西泮 *	Diazepam	65	唑吡坦 *	Zolpidem
25	艾司唑仑 *	Estazolam	66	阿洛巴比妥	Allobarbital
26	乙氯维诺	Ethchlorvynol	67	丁丙诺啡透皮贴剂 *	Buprenorphine Transdermal patch
27	炔己蚁胺	Ethinamate	68	布托啡诺及其注射剂 *	Butorphanol and its injection
28	氯氟草乙酯	Ethyl Loflazepate	69	咖啡因 *	Caffeine
29	乙非他明	Etilamfetamine	70	安钠咖 *	Caffeine SodiumBenzoate
30	芬坎法明	Fencamfamin	71	右旋芬氟拉明	Dexfenfluramine
31	芬普雷司	Fenproporex	72	地佐辛及其注射剂 *	Dezocine and Its Injection
32	氟地西泮	Fludiazepam	73	麦角胺咖啡因片 *	Ergotamine and Caffeine Tablet
33	氟西泮 *	Flurazepam	74	芬氟拉明	Fenfluramine

续表

序号	中文名	英文名	序号	中文名	英文名
34	哈拉西泮	Halazepam	75	呋芬雷司	Furfennorex
35	卤沙唑仑	Haloxazolam	76	纳布啡及其注射剂	Nalbuphine and its injection
36	凯他唑仑	Ketazolam	77	氨酚氢可酮片 *	Paracetamol and Hydrocodone Bitartrate Tablet
37	利非他明	Lefetamine	78	丙己君	Propylhexedrine
38	氯普唑仑	Loprazolam	79	曲马多 *	Tramadol
39	劳拉西泮 *	Lorazepam	80	扎来普隆 *	Zaleplon
40	氯甲西泮	Lormetazepam	81	佐匹克隆	Zopiclone
41	美达西泮	Medazepam			

注：1. 上述品种包括其可能存在的盐和单方制剂（除非另有规定）。

　　2. 上述品种包括其可能存在的异构体（除非另有规定）。

　　3. 品种目录有 * 的精神药品为我国生产及使用的品种。

中华人民共和国药品管理法
中华人民共和国主席令

第四十五号

《中华人民共和国药品管理法》已由中华人民共和国第九届全国人民代表大会常务委员会第二十次会议于 2001 年 2 月 28 日修订通过，现将修订后的《中华人民共和国药品管理法》公布，自 2001 年 12 月 1 日起施行。

中华人民共和国主席江泽民

2001 年 2 月 28 日

中华人民共和国药品管理法

（1984 年 9 月 20 日第六届全国人民代表大会常务委员会第七次会议通过
2001 年 2 月 28 日第九届全国人民代表大会常务委员会第二十次会议修订）

目 录

第一章 总 则

第一条 为加强药品监督管理，保证药品质量，保障人体用药安全，维护人民身体健康和用药的合法权益，特制定本法。

第二条　在中华人民共和国境内从事药品的研制、生产、经营、使用和监督管理的单位或者个人，必须遵守本法。

第三条　国家发展现代药和传统药，充分发挥其在预防、医疗和保健中的作用。

国家保护野生药材资源，鼓励培育中药材。

第四条　国家鼓励研究和创制新药，保护公民、法人和其他组织研究、开发新药的合法权益。

第五条　国务院药品监督管理部门主管全国药品监督管理工作。国务院有关部门在各自的职责范围内负责与药品有关的监督管理工作。

省、自治区、直辖市人民政府药品监督管理部门负责本行政区域内的药品监督管理工作。省、自治区、直辖市人民政府有关部门在各自的职责范围内负责与药品有关的监督管理工作。

国务院药品监督管理部门应当配合国务院经济综合主管部门，执行国家制定的药品行业发展规划和产业政策。

第六条　药品监督管理部门设置或者确定的药品检验机构，承担依法实施药品审批和药品质量监督检查所需的药品检验工作。

第二章　药品生产企业管理

第七条　开办药品生产企业，须经企业所在地省、自治区、直辖市人民政府药品监督管理部门批准并发给《药品生产许可证》，凭《药品生产许可证》到工商行政管理部门办理登记注册。无《药品生产许可证》的，不得生产药品。

《药品生产许可证》应当标明有效期和生产范围，到期重新审查发证。

药品监督管理部门批准开办药品生产企业，除依据本法第八条规定的条件外，还应当符合国家制定的药品行业发展规划和产业政策，防止重复建设。

第八条　开办药品生产企业，必须具备以下条件：

（一）具有依法经过资格认定的药学技术人员、工程技术人员及相应的技术工人；

（二）具有与其药品生产相适应的厂房、设施和卫生环境；

（三）具有能对所生产药品进行质量管理和质量检验的机构、人员以及必要的仪器设备；

（四）具有保证药品质量的规章制度。

第九条　药品生产企业必须按照国务院药品监督管理部门依据本法制定的《药品生产质量管理规范》组织生产。药品监督管理部门按照规定对药品生产企业是否符合《药品生产质量管理规范》的要求进行认证；对认证合格的，发给认证证书。

《药品生产质量管理规范》的具体实施办法、实施步骤由国务院药品监督管理部门规定。

第十条　除中药饮片的炮制外，药品必须按照国家药品标准和国务院药品监督管理部门批准的生产工艺进行生产，生产记录必须完整准确。药品生产企业改变影响药品质量的生产工艺的，必须报原批准部门审核批准。

中药饮片必须按照国家药品标准炮制；国家药品标准没有规定的，必须按照省、自治区、直辖市人民政府药品监督管理部门制定的炮制规范炮制。省、自治区、直辖市人民政府药品监督管理部门制定的炮制规范应当报国务院药品监督管理部门备案。

第十一条 生产药品所需的原料、辅料,必须符合药用要求。

第十二条 药品生产企业必须对其生产的药品进行质量检验;不符合国家药品标准或者不按照省、自治区、直辖市人民政府药品监督管理部门制定的中药饮片炮制规范炮制的,不得出厂。

第十三条 经国务院药品监督管理部门或者国务院药品监督管理部门授权的省、自治区、直辖市人民政府药品监督管理部门批准,药品生产企业可以接受委托生产药品。

第三章　药品经营企业管理

第十四条 开办药品批发企业,须经企业所在地省、自治区、直辖市人民政府药品监督管理部门批准并发给《药品经营许可证》;开办药品零售企业,须经企业所在地县级以上地方药品监督管理部门批准并发给《药品经营许可证》,凭《药品经营许可证》到工商行政管理部门办理登记注册。无《药品经营许可证》的,不得经营药品。

《药品经营许可证》应当标明有效期和经营范围,到期重新审查发证。

药品监督管理部门批准开办药品经营企业,除依据本法第十五条规定的条件外,还应当遵循合理布局和方便群众购药的原则。

第十五条 开办药品经营企业必须具备以下条件:

(一)具有依法经过资格认定的药学技术人员;

(二)具有与所经营药品相适应的营业场所、设备、仓储设施、卫生环境;

(三)具有与所经营药品相适应的质量管理机构或者人员;

(四)具有保证所经营药品质量的规章制度。

第十六条 药品经营企业必须按照国务院药品监督管理部门依据本法制定的《药品经营质量管理规范》经营药品。药品监督管理部门按照规定对药品经营企业是否符合《药品经营质量管理规范》的要求进行认证;对认证合格的,发给认证证书。

《药品经营质量管理规范》的具体实施办法、实施步骤由国务院药品监督管理部门规定。

第十七条 药品经营企业购进药品,必须建立并执行进货检查验收制度,验明药品合格证明和其他标识;不符合规定要求的,不得购进。

第十八条 药品经营企业购销药品,必须有真实完整的购销记录。购销记录必须注明药品的通用名称、剂型、规格、批号、有效期、生产厂商、购(销)货单位、购(销)货数量、购销价格、购(销)货日期及国务院药品监督管理部门规定的其他内容。

第十九条 药品经营企业销售药品必须准确无误,并正确说明用法、用量和注意事项;调配处方必须经过核对,对处方所列药品不得擅自更改或者代用。对有配伍禁忌或者超剂量的处方,应当拒绝调配;必要时,经处方医师更正或者重新签字,方可调配。

药品经营企业销售中药材,必须标明产地。

第二十条 药品经营企业必须制定和执行药品保管制度,采取必要的冷藏、防冻、防潮、防虫、防鼠等措施，保证药品质量。

药品入库和出库必须执行检查制度。

第二十一条　城乡集市贸易市场可以出售中药材，国务院另有规定的除外。

城乡集市贸易市场不得出售中药材以外的药品，但持有《药品经营许可证》的药品零售企业在规定的范围内可以在城乡集市贸易市场设点出售中药材以外的药品。具体办法由国务院规定。

第四章　医疗机构的药剂管理

第二十二条　医疗机构必须配备依法经过资格认定的药学技术人员。非药学技术人员不得直接从事药剂技术工作。

第二十三条　医疗机构配制制剂，须经所在地省、自治区、直辖市人民政府卫生行政部门审核同意，由省、自治区、直辖市人民政府药品监督管理部门批准，发给《医疗机构制剂许可证》。无《医疗机构制剂许可证》的，不得配制制剂。

《医疗机构制剂许可证》应当标明有效期，到期重新审查发证。

第二十四条　医疗机构配制制剂，必须具有能够保证制剂质量的设施、管理制度、检验仪器和卫生条件。

第二十五条　医疗机构配制的制剂，应当是本单位临床需要而市场上没有供应的品种，并须经所在地省、自治区、直辖市人民政府药品监督管理部门批准后方可配制。配制的制剂必须按照规定进行质量检验；合格的，凭医师处方在本医疗机构使用。特殊情况下，经国务院或者省、自治区、直辖市人民政府的药品监督管理部门批准，医疗机构配制的制剂可以在指定的医疗机构之间调剂使用。

医疗机构配制的制剂，不得在市场销售。

第二十六条　医疗机构购进药品，必须建立并执行进货检查验收制度，验明药品合格证明和其他标识；不符合规定要求的，不得购进和使用。

第二十七条　医疗机构的药剂人员调配处方，必须经过核对，对处方所列药品不得擅自更改或者代用。对有配伍禁忌或者超剂量的处方，应当拒绝调配；必要时，经处方医师更正或者重新签字，方可调配。

第二十八条　医疗机构必须制定和执行药品保管制度，采取必要的冷藏、防冻、防潮、防虫、防鼠等措施，保证药品质量。

第五章　药品管理

第二十九条　研制新药，必须按照国务院药品监督管理部门的规定如实报送研制方法、质量指标、药理及毒理试验结果等有关资料和样品，经国务院药品监督管理部门批准后，方可进行临床试验。药物临床试验机构资格的认定办法，由国务院药品监督管理部门、国务院卫生行政部门共同制定。

完成临床试验并通过审批的新药，由国务院药品监督管理部门批准，发给新药证书。

第三十条　药物的非临床安全性评价研究机构和临床试验机构必须分别执行药物非临床研究质量管理规范、药物临床试验质量管理规范。

药物非临床研究质量管理规范、药物临床试验质量管理规范由国务院确定的部门制定。

第三十一条 生产新药或者已有国家标准的药品的，须经国务院药品监督管理部门批准，并发给药品批准文号；但是，生产没有实施批准文号管理的中药材和中药饮片除外。实施批准文号管理的中药材、中药饮片品种目录由国务院药品监督管理部门会同国务院中医药管理部门制定。

药品生产企业在取得药品批准文号后，方可生产该药品。

第三十二条 药品必须符合国家药品标准。中药饮片依照本法第十条第二款的规定执行。

国务院药品监督管理部门颁布的《中华人民共和国药典》和药品标准为国家药品标准。

国务院药品监督管理部门组织药典委员会，负责国家药品标准的制定和修订。

国务院药品监督管理部门的药品检验机构负责标定国家药品标准品、对照品。

第三十三条 国务院药品监督管理部门组织药学、医学和其他技术人员，对新药进行审评，对已经批准生产的药品进行再评价。

第三十四条 药品生产企业、药品经营企业、医疗机构必须从具有药品生产、经营资格的企业购进药品；但是，购进没有实施批准文号管理的中药材除外。

第三十五条 国家对麻醉药品、精神药品、医疗用毒性药品、放射性药品，实行特殊管理。管理办法由国务院制定。

第三十六条 国家实行中药品种保护制度。具体办法由国务院制定。

第三十七条 国家对药品实行处方药与非处方药分类管理制度。具体办法由国务院制定。

第三十八条 禁止进口疗效不确、不良反应大或者其他原因危害人体健康的药品。

第三十九条 药品进口，须经国务院药品监督管理部门组织审查，经审查确认符合质量标准、安全有效的，方可批准进口，并发给进口药品注册证书。

医疗单位临床急需或者个人自用进口的少量药品，按照国家有关规定办理进口手续。

第四十条 药品必须从允许药品进口的口岸进口，并由进口药品的企业向口岸所在地药品监督管理部门登记备案。海关凭药品监督管理部门出具的《进口药品通关单》放行。无《进口药品通关单》的，海关不得放行。

口岸所在地药品监督管理部门应当通知药品检验机构按照国务院药品监督管理部门的规定对进口药品进行抽查检验，并依照本法第四十一条第二款的规定收取检验费。

允许药品进口的口岸由国务院药品监督管理部门会同海关总署提出，报国务院批准。

第四十一条 国务院药品监督管理部门对下列药品在销售前或者进口时，指定药品检验机构进行检验；检验不合格的，不得销售或者进口：

（一）国务院药品监督管理部门规定的生物制品；

（二）首次在中国销售的药品；

（三）国务院规定的其他药品。

前款所列药品的检验费项目和收费标准由国务院财政部门会同国务院价格主管部门核定并公告。检验费收缴办法由国务院财政部门会同国务院药品监督管理部门制定。

第四十二条　国务院药品监督管理部门对已经批准生产或者进口的药品，应当组织调查；对疗效不确、不良反应大或者其他原因危害人体健康的药品，应当撤销批准文号或者进口药品注册证书。

已被撤销批准文号或者进口药品注册证书的药品，不得生产或者进口、销售和使用；已经生产或者进口的，由当地药品监督管理部门监督销毁或者处理。

第四十三条　国家实行药品储备制度。

国内发生重大灾情、疫情及其他突发事件时，国务院规定的部门可以紧急调用企业药品。

第四十四条　对国内供应不足的药品，国务院有权限制或者禁止出口。

第四十五条　进口、出口麻醉药品和国家规定范围内的精神药品，必须持有国务院药品监督管理部门发给的《进口准许证》、《出口准许证》。

第四十六条　新发现和从国外引种的药材，经国务院药品监督管理部门审核批准后，方可销售。

第四十七条　地区性民间习用药材的管理办法，由国务院药品监督管理部门会同国务院中医药管理部门制定。

第四十八条　禁止生产（包括配制，下同）、销售假药。

有下列情形之一的，为假药：

（一）药品所含成分与国家药品标准规定的成分不符的；

（二）以非药品冒充药品或者以他种药品冒充此种药品的。

有下列情形之一的药品，按假药论处：

（一）国务院药品监督管理部门规定禁止使用的；

（二）依照本法必须批准而未经批准生产、进口，或者依照本法必须检验而未经检验即销售的；

（三）变质的；

（四）被污染的；

（五）使用依照本法必须取得批准文号而未取得批准文号的原料药生产的；

（六）所标明的适应证或者功能主治超出规定范围的。

第四十九条　禁止生产、销售劣药。

药品成分的含量不符合国家药品标准的，为劣药。

有下列情形之一的药品，按劣药论处：

（一）未标明有效期或者更改有效期的；

（二）不注明或者更改生产批号的；

（三）超过有效期的；

（四）直接接触药品的包装材料和容器未经批准的；

（五）擅自添加着色剂、防腐剂、香料、矫味剂及辅料的；

（六）其他不符合药品标准规定的。

第五十条　列入国家药品标准的药品名称为药品通用名称。已经作为药品通用名称的，该名称不得作为药品商标使用。

第五十一条　药品生产企业、药品经营企业和医疗机构直接接触药品的工作人员，必须每年进行健康检查。患有传染病或者其他可能污染药品的疾病的，不得从事直接接触药品的工作。

第六章　药品包装的管理

第五十二条　直接接触药品的包装材料和容器，必须符合药用要求，符合保障人体健康、安全的标准，并由药品监督管理部门在审批药品时一并审批。

药品生产企业不得使用未经批准的直接接触药品的包装材料和容器。

对不合格的直接接触药品的包装材料和容器，由药品监督管理部门责令停止使用。

第五十三条　药品包装必须适合药品质量的要求，方便储存、运输和医疗使用。

发运中药材必须有包装。在每件包装上，必须注明品名、产地、日期、调出单位，并附有质量合格的标志。

第五十四条　药品包装必须按照规定印有或者贴有标签并附有说明书。

标签或者说明书上必须注明药品的通用名称、成分、规格、生产企业、批准文号、产品批号、生产日期、有效期、适应证或者功能主治、用法、用量、禁忌、不良反应和注意事项。

麻醉药品、精神药品、医疗用毒性药品、放射性药品、外用药品和非处方药的标签，必须印有规定的标志。

第七章　药品价格和广告的管理

第五十五条　依法实行政府定价、政府指导价的药品，政府价格主管部门应当依照《中华人民共和国价格法》规定的定价原则，依据社会平均成本、市场供求状况和社会承受能力合理制定和调整价格，做到质价相符，消除虚高价格，保护用药者的正当利益。

药品的生产企业、经营企业和医疗机构必须执行政府定价、政府指导价，不得以任何形式擅自提高价格。

药品生产企业应当依法向政府价格主管部门如实提供药品的生产经营成本，不得拒报、虚报、瞒报。

第五十六条　依法实行市场调节价的药品，药品的生产企业、经营企业和医疗机构应当按照公平、合理和诚实信用、质价相符的原则制定价格，为用药者提供价格合理的药品。

药品的生产企业、经营企业和医疗机构应当遵守国务院价格主管部门关于药价管理的规定，制定和标明药品零售价格，禁止暴利和损害用药者利益的价格欺诈行为。

第五十七条　药品的生产企业、经营企业、医疗机构应当依法向政府价格主管部门提供其药品的实际购销价格和购销数量等资料。

第五十八条　医疗机构应当向患者提供所用药品的价格清单；医疗保险定点医疗机构还应当按照规定的办法如实公布其常用药品的价格，加强合理用药的管理。具体办法由国务院卫生行政部门规定。

第五十九条 禁止药品的生产企业、经营企业和医疗机构在药品购销中帐外暗中给予、收受回扣或者其他利益。

禁止药品的生产企业、经营企业或者其代理人以任何名义给予使用其药品的医疗机构的负责人、药品采购人员、医师等有关人员以财物或者其他利益。禁止医疗机构的负责人、药品采购人员、医师等有关人员以任何名义收受药品的生产企业、经营企业或者其代理人给予的财物或者其他利益。

第六十条 药品广告须经企业所在地省、自治区、直辖市人民政府药品监督管理部门批准，并发给药品广告批准文号；未取得药品广告批准文号的，不得发布。

处方药可以在国务院卫生行政部门和国务院药品监督管理部门共同指定的医学、药学专业刊物上介绍，但不得在大众传播媒介发布广告或者以其他方式进行以公众为对象的广告宣传。

第六十一条 药品广告的内容必须真实、合法，以国务院药品监督管理部门批准的说明书为准，不得含有虚假的内容。

药品广告不得含有不科学的表示功效的断言或者保证；不得利用国家机关、医药科研单位、学术机构或者专家、学者、医师、患者的名义和形象作证明。

非药品广告不得有涉及药品的宣传。

第六十二条 省、自治区、直辖市人民政府药品监督管理部门应当对其批准的药品广告进行检查，对于违反本法和《中华人民共和国广告法》的广告，应当向广告监督管理机关通报并提出处理建议，广告监督管理机关应当依法作出处理。

第六十三条 药品价格和广告，本法未规定的，适用《中华人民共和国价格法》、《中华人民共和国广告法》的规定。

第八章 药品监督

第六十四条 药品监督管理部门有权按照法律、行政法规的规定对报经其审批的药品研制和药品的生产、经营以及医疗机构使用药品的事项进行监督检查，有关单位和个人不得拒绝和隐瞒。

药品监督管理部门进行监督检查时，必须出示证明文件，对监督检查中知悉的被检查人的技术秘密和业务秘密应当保密。

第六十五条 药品监督管理部门根据监督检查的需要，可以对药品质量进行抽查检验。抽查检验应当按照规定抽样，并不得收取任何费用。所需费用按照国务院规定列支。

药品监督管理部门对有证据证明可能危害人体健康的药品及其有关材料可以采取查封、扣押的行政强制措施，并在七日内作出行政处理决定；药品需要检验的，必须自检验报告书发出之日起十五日内作出行政处理决定。

第六十六条 国务院和省、自治区、直辖市人民政府的药品监督管理部门应当定期公告药品质量抽查检验的结果；公告不当的，必须在原公告范围内予以更正。

第六十七条 当事人对药品检验机构的检验结果有异议的，可以自收到药品检验结果之日起七日内向原药品检验机构或者上一级药品监督管理部门设置或者确定的药品检验机构申请复验，也可以直接向国务院药品监督管理部门设置或者确定的药品检验机构申请复验。受理复验的药品检验机构必须在国务院药品监督管理部门规定的时间内作出复验结论。

　　第六十八条　药品监督管理部门应当按照规定，依据《药品生产质量管理规范》、《药品经营质量管理规范》，对经其认证合格的药品生产企业、药品经营企业进行认证后的跟踪检查。

　　第六十九条　地方人民政府和药品监督管理部门不得以要求实施药品检验、审批等手段限制或者排斥非本地区药品生产企业依照本法规定生产的药品进入本地区。

　　第七十条　药品监督管理部门及其设置的药品检验机构和确定的专业从事药品检验的机构不得参与药品生产经营活动，不得以其名义推荐或者监制、监销药品。

　　药品监督管理部门及其设置的药品检验机构和确定的专业从事药品检验的机构的工作人员不得参与药品生产经营活动。

　　第七十一条　国家实行药品不良反应报告制度。药品生产企业、药品经营企业和医疗机构必须经常考察本单位所生产、经营、使用的药品质量、疗效和反应。发现可能与用药有关的严重不良反应，必须及时向当地省、自治区、直辖市人民政府药品监督管理部门和卫生行政部门报告。具体办法由国务院药品监督管理部门会同国务院卫生行政部门制定。

　　对已确认发生严重不良反应的药品，国务院或者省、自治区、直辖市人民政府的药品监督管理部门可以采取停止生产、销售、使用的紧急控制措施，并应当在五日内组织鉴定，自鉴定结论作出之日起十五日内依法作出行政处理决定。

　　第七十二条　药品生产企业、药品经营企业和医疗机构的药品检验机构或者人员，应当接受当地药品监督管理部门设置的药品检验机构的业务指导。

第九章　法律责任

　　第七十三条　未取得《药品生产许可证》、《药品经营许可证》或者《医疗机构制剂许可证》生产药品、经营药品的，依法予以取缔，没收违法生产、销售的药品和违法所得，并处违法生产、销售的药品（包括已售出的和未售出的药品，下同）货值金额二倍以上五倍以下的罚款；构成犯罪的，依法追究刑事责任。

　　第七十四条　生产、销售假药的，没收违法生产、销售的药品和违法所得，并处违法生产、销售药品货值金额二倍以上五倍以下的罚款；有药品批准证明文件的予以撤销，并责令停产、停业整顿；情节严重的，吊销《药品生产许可证》、《药品经营许可证》或者《医疗机构制剂许可证》；构成犯罪的，依法追究刑事责任。

　　第七十五条　生产、销售劣药的，没收违法生产、销售的药品和违法所得，并处违法生产、销售药品货值金额一倍以上三倍以下的罚款；情节严重的，责令停产、停业整顿或者撤销药品批准证明文件、吊销《药品生产许可证》、《药品经营许可证》或者《医疗机构制剂许可证》；构成犯罪的，依法追究刑事责任。

　　第七十六条　从事生产、销售假药及生产、销售劣药情节严重的企业或者其他单位，其直接负责的主管人员和其他直接责任人员十年内不得从事药品生产、经营活动。

　　对生产者专门用于生产假药、劣药的原辅材料、包装材料、生产设备，予以没收。

　　第七十七条　知道或者应当知道属于假劣药品而为其提供运输、保管、仓储等便利条件的，没收全部运输、保管、仓储的收入，并处违法收入百分之五十以上三倍以下的罚款；构成犯罪的，依法追究刑事责任。

第七十八条　对假药、劣药的处罚通知，必须载明药品检验机构的质量检验结果；但是，本法第四十八条第三款第（一）、（二）、（五）、（六）项和第四十九条第三款规定的情形除外。

第七十九条　药品的生产企业、经营企业、药物非临床安全性评价研究机构、药物临床试验机构未按照规定实施《药品生产质量管理规范》、《药品经营质量管理规范》、药物非临床研究质量管理规范、药物临床试验质量管理规范的，给予警告，责令限期改正；逾期不改正的，责令停产、停业整顿，并处五千元以上二万元以下的罚款；情节严重的，吊销《药品生产许可证》、《药品经营许可证》和药物临床试验机构的资格。

第八十条药品的生产企业、经营企业或者医疗机构违反本法第三十四条的规定，从无《药品生产许可证》、《药品经营许可证》的企业购进药品的，责令改正，没收违法购进的药品，并处违法购进药品货值金额二倍以上五倍以下的罚款；有违法所得的，没收违法所得；情节严重的，吊销《药品生产许可证、《药品经营许可证》或者医疗机构执业许可证书。

第八十一条　进口已获得药品进口注册证书的药品，未按照本法规定向允许药品进口的口岸所在地的药品监督管理部门登记备案的，给予警告，责令限期改正；逾期不改正的，撤销进口药品注册证书。

第八十二条　伪造、变造、买卖、出租、出借许可证或者药品批准证明文件的，没收违法所得，并处违法所得一倍以上三倍以下的罚款；没有违法所得的，处二万元以上十万元以下的罚款；情节严重的，并吊销卖方、出租方、出借方的《药品生产许可证》、《药品经营许可证》、《医疗机构制剂许可证》或者撤销药品批准证明文件；构成犯罪的，依法追究刑事责任。

第八十三条　违反本法规定，提供虚假的证明、文件资料样品或者采取其他欺骗手段取得《药品生产许可证》、《药品经营许可证》、《医疗机构制剂许可证》或者药品批准证明文件的，吊销《药品生产许可证》、《药品经营许可证》、《医疗机构制剂许可证》或者撤销药品批准证明文件，五年内不受理其申请，并处一万元以上三万元以下的罚款。

第八十四条　医疗机构将其配制的制剂在市场销售的，责令改正，没收违法销售的制剂，并处违法销售制剂货值金额一倍以上三倍以下的罚款；有违法所得的，没收违法所得。

第八十五条　药品经营企业违反本法第十八条、第十九条规定的，责令改正，给予警告；情节严重的，吊销《药品经营许可证》。

第八十六条　药品标识不符合本法第五十四条规定的，除依法应当按照假药、劣药论处的外，责令改正，给予警告；情节严重的，撤销该药品的批准证明文件。

第八十七条　药品检验机构出具虚假检验报告，构成犯罪的，依法追究刑事责任；不构成犯罪的，责令改正，给予警告，对单位并处三万元以上五万元以下的罚款；对直接负责的主管人员和其他直接责任人员依法给予降级、撤职、开除的处分，并处三万元以下的罚款；有违法所得的，没收违法所得；情节严重的，撤销其检验资格。药品检验机构出具的检验结果不实，造成损失的，应当承担相应的赔偿责任。

第八十八条　本法第七十三条至第八十七条规定的行政处罚，由县级以上药品监督管理部门按照国务院药品监督管理部门规定的职责分工决定；吊销《药品生产许可证》、《药品经营许可证》、《医疗机构制剂许可证》、医疗机构执业许可证书或者撤销药品批准证明文件的，由原发证、批准的部门决定。

第八十九条　违反本法第五十五条、第五十六条、第五十七条关于药品价格管理的规定的，依照《中华人民共和国价格法》的规定处罚。

第九十条　药品的生产企业、经营企业、医疗机构在药品购销中暗中给予、收受回扣或者其他利益的，药品的生产企业、经营企业或者其代理人给予使用其药品的医疗机构的负责人、药品采购人员、医师等有关人员以财物或者其他利益的，由工商行政管理部门处一万元以上二十万元以下的罚款，有违法所得的，予以没收；情节严重的，由工商行政管理部门吊销药品生产企业、药品经营企业的营业执照，并通知药品监督管理部门，由药品监督管理部门吊销其《药品生产许可证》、《药品经营许可证》；构成犯罪的，依法追究刑事责任。

第九十一条　药品的生产企业、经营企业的负责人、采购人员等有关人员在药品购销中收受其他生产企业、经营企业或者其代理人给予的财物或者其他利益的，依法给予处分，没收违法所得；构成犯罪的，依法追究刑事责任。

医疗机构的负责人、药品采购人员、医师等有关人员收受药品生产企业、药品经营企业或者其代理人给予的财物或者其他利益的，由卫生行政部门或者本单位给予处分，没收违法所得；对违法行为情节严重的执业医师，由卫生行政部门吊销其执业证书；构成犯罪的，依法追究刑事责任。

第九十二条　违反本法有关药品广告的管理规定的，依照《中华人民共和国广告法》的规定处罚，并由发给广告批准文号的药品监督管理部门撤销广告批准文号，一年内不受理该品种的广告审批申请；构成犯罪的，依法追究刑事责任。

药品监督管理部门对药品广告不依法履行审查职责，批准发布的广告有虚假或者其他违反法律、行政法规的内容的，对直接负责的主管人员和其他直接责任人员依法给予行政处分；构成犯罪的，依法追究刑事责任。

第九十三条　药品的生产企业、经营企业、医疗机构违反本法规定，给药品使用者造成损害的，依法承担赔偿责任。

第九十四条　药品监督管理部门违反本法规定，有下列行为之一的，由其上级主管机关或者监察机关责令收回违法发给的证书、撤销药品批准证明文件，对直接负责的主管人员和其他直接责任人员依法给予行政处分；构成犯罪的，依法追究刑事责任：

（一）对不符合《药品生产质量管理规范》、《药品经营质量管理规范》的企业发给符合有关规范的认证证书的，或者对取得认证证书的企业未按照规定履行跟踪检查的职责，对不符合认证条件的企业未依法责令其改正或者撤销其认证证书的；

（二）对不符合法定条件的单位发给《药品生产许可证》、《药品经营许可证》或者《医疗机构制剂许可证》的；

（三）对不符合进口条件的药品发给进口药品注册证书的；

（四）对不具备临床试验条件或者生产条件而批准进行临床试验、发给新药证书、发给药品批准文号的。

第九十五条 药品监督管理部门或者其设置的药品检验机构或者其确定的专业从事药品检验的机构参与药品生产经营活动的，由其上级机关或者监察机关责令改正，有违法收入的予以没收；情节严重的，对直接负责的主管人员和其他直接责任人员依法给予行政处分。

药品监督管理部门或者其设置的药品检验机构或者其确定的专业从事药品检验的机构的工作人员参与药品生产经营活动的，依法给予行政处分。

第九十六条 药品监督管理部门或者其设置、确定的药品检验机构在药品监督检验中违法收取检验费用的，由政府有关部门责令退还，对直接负责的主管人员和其他直接责任人员依法给予行政处分。对违法收取检验费用情节严重的药品检验机构，撤销其检验资格。

第九十七条 药品监督管理部门应当依法履行监督检查职责，监督已取得《药品生产许可证》、《药品经营许可证》的企业依照本法规定从事药品生产、经营活动。

已取得《药品生产许可证》、《药品经营许可证》的企业生产、销售假药、劣药的，除依法追究该企业的法律责任外，对有失职、渎职行为的药品监督管理部门直接负责的主管人员和其他直接责任人员依法给予行政处分；构成犯罪的，依法追究刑事责任。

第九十八条 药品监督管理部门对下级药品监督管理部门违反本法的行政行为，责令限期改正；逾期不改正的，有权予以改变或者撤销。

第九十九条 药品监督管理人员滥用职权、徇私舞弊、玩忽职守，构成犯罪的，依法追究刑事责任；尚不构成犯罪的，依法给予行政处分。

第一百条 依照本法被吊销《药品生产许可证》、《药品经营许可证》的，由药品监督管理部门通知工商行政管理部门办理变更或者注销登记。

第一百零一条 本章规定的货值金额以违法生产、销售药品的标价计算；没有标价的，按照同类药品的市场价格计算。

第十章 附 则

第一百零二条 本法下列用语的含义是：

药品，是指用于预防、治疗、诊断人的疾病，有目的地调节人的生理机能并规定有适应证或者功能主治、用法和用量的物质，包括中药材、中药饮片、中成药、化学原料药及其制剂、抗生素、生化药品、放射性药品、血清、疫苗、血液制品和诊断药品等。

辅料，是指生产药品和调配处方时所用的赋形剂和附加剂。

药品生产企业，是指生产药品的专营企业或者兼营企业。

药品经营企业，是指经营药品的专营企业或者兼营企业。

第一百零三条 中药材的种植、采集和饲养的管理办法，由国务院另行制定。

第一百零四条 国家对预防性生物制品的流通实行特殊管理。具体办法由国务院制定。

第一百零五条 中国人民解放军执行本法的具体办法，由国务院、中央军事委员会依据本法制定。

第一百零六条 本法自 2001 年 12 月 1 日起施行。

参考文献

［1］杨世民.药事管理学［M］.第5版.北京：人民卫生出版社，2011.

［2］杨世民.药事管理学［M］.第4版.北京：中国医药科学技术出版社，2010.

［3］吴蓬，杨世民.药事管理学［M］.第4版.北京：人民卫生出版社，2007.

［4］杨世民.药事管理与法规［M］.北京：高等教育出版社，2010.

［5］黄泰康.现代药事管理学［M］.北京：中国医药科技出版社，2004.

［6］谢明，田侃.药事管理与法规［M］.北京：人民卫生出版社，2012.

［7］孟锐.药事管理学［M］.第3版.北京：科学出版社，2012.

［8］周进东，罗兴洪.药品生产企业经营管理与实务［M］.北京：人民卫生出版社，2010.

［9］曾渝，罗兴洪.医药企业管理学［M］.北京：中国医药科技出版社，2013.

［10］张晓，胡大洋，罗兴洪.医疗保险谈判理论与实践［M］.北京：中国劳动社会保障出版社，2011.

［11］杨世民.药事管理与法规（国家执业药师资格考试应试指南）［M］.北京：中国医药科技出版社，2014.

［12］刘红宁.药事管理学［M］.北京：高等教育出版社，2009.

［13］张立明，罗臻.药事管理学［M］.第一版.北京：清华大学出版社，2011.

［14］方宇，丁锦希.药事管理与法规［M］.西安：西安交通大学出版社，2012.

［15］张文玉，邹延昌.药事管理学［M］.济南：泰山出版社，2011.

［16］杨世民，翁开源，王志敏.药事管理学［M］.北京：人民卫生出版社，2013.

［17］宿凌.药事管理与法规［M］.北京：中国医药科技出版社，2013.

［18］张爱萍，孙咸泽.药品GMP指南［M］.北京：中国医药科技出版社，2011.

［19］蒋琬，屈毅.美国FDA的cGMP现场检查（How to Prepare for US FDA cGMP Inspections）［M］.中国医药科技出版社，2007.

［20］国家食品药品监督管理局药品认证管理中心.欧盟药品GMP指南［M］.中国医药科技出版社，2008.

［21］王建英.美国药品申报与法规管理［M］.北京：中国医药科技出版社，2009.

［22］宿凌.药事管理与法规（国家执业药师资格考试考点评析与习题集）［M］.第6版.北京：中国中医药科技出版社，2014.

［23］张建平.药事法规［M］.第1版.江苏教育出版社，2012.

［24］孟锐.药事管理与法规［M］.第1版.湖南科学技术出版社，2012.

［25］陈永法.中国药事管理与法规［M］.东南大学出版，2012.

［26］陈永法.药品注册法律法规［M］.北京：中国医药科技出版社，2011.

［27］周海钧主译．药品注册的国际技术要求质量部分：2011/ICH［M］．北京：人民卫生出版社，2011.

［28］中国轻工业上海设计院译．FDA 食品法规：2001 版：美国联邦管理法规第 21 篇第 1 章第 70～74 部分、100～199 部分/美国国家档案和登录管理局联邦注册处公布［M］．北京：中国轻工业出版社，2003.

［29］胡明．药事管理与法规［M］．北京：人民卫生出版社，2011.

［30］国家执业药师资格考试大纲［M］，中国医药科技出版社，2014.

［31］任德权，周荣汉．中药材生产质量管理规范（GAP）实施指南［M］．北京：中国农业出版社，2003.

［32］中药材 GAP 认证实施与认证检查评定标准实务全书［M］．北京：中国医药科技电子出版社，2003.

［33］张文玉、邹延昌．药事管理学［M］．山东：泰山出版社，2008.

［34］孙利华．药物经济学［M］．第 2 版．北京：中国医药科技出版社，2010.3.

［35］胡善联．药物经济学［M］．北京：高等教育出版社，2009.7.

［36］陈洁．药物经济学［M］．北京：人民卫生出版社，2006.7.

［37］胡善联，杨莉，陈慧云．药物经济学评价指南研究［M］．上海：复旦大学出版社，2004.1.

［38］中国药物经济学评价指南（2011 版）.

［39］邵蓉．中国药事法理论与实务［M］．北京：中国医药科技出版社，2010.

［40］万仁甫，游述华．药事管理与法规［M］．北京：中国医药科技出版社第 2 版，2013.

［41］吴汉东．知识产权法［M］．第 2 版．北京：法律出版社，2007.

［42］国家卫生和计划生育委员会．2013 中国卫生和计划生育统计年鉴［M］．北京：中国协和医科大学出版社，2013.

［43］唐廷猷．中国药学史［M］．北京：中国医药科学技术出版社，2001.

［44］王生田．药事管理学概论［M］．北京；中国医药科技出版社．2005.

［45］张新平、李少丽．药物政策学［M］．北京；科学出版社．2003.

［46］Andrew L. Wilson. Issues in Pharmacy Practice Management［M］. Aspen Publishers Inc., U.S, 1996.

［47］Dennis H. Tootelian, Andrey Mikhailitchenko, Albert I. Wertheimer. Essentials of Pharmacy Management［M］. Pharmaceutical Press, 2012.

［48］Robert P. Navarro. Managed Care Pharmacy Practice, 2nd Revised edition［M］. Jones and Bartlett Publishers, 2005.

［49］Rajender R. Aparasu. Research Methods for Pharmaceutical Practice and Policy［M］. Pharmaceutical Press, 2010.

［50］Michael J. McGraw, Adam N. George, Shawn P. Shearn, Rigel L. Hall, Thomas F. Haws. Principles of Good Clinical Practice［M］. Pharmaceutical Press, 2010.

［51］姚震宇．世界制药巨头 2010 年第三季度业绩综述与分析［J］．中国医药工业杂志，2011，42（6）：480－484.

[52] 肖江宜，平其能．质量风险管理在药品生产企业 GMP 实施中的应用 ［J］．中国新药杂志，2009，(18) 22：2102－2105.

[53] 曾繁典．我国药品风险管理与药物警戒实践 ［J］．药物流行病学杂志，2013，(3) .

[54] 孙钰．药物警戒的起源、发展与展望 ［J］．药物流行病学杂志，2010，(8) .

[55] 范燕，陈易新，闫占军．刍议药物警戒与药品风险管理 ［J］．药物流行病学杂志，2009，(4) .

[56] 徐向阳，毛睿，任贤．国际药物警戒开展现状对我国药品风险管理的启示 ［J］．药品评价，2012，(2) .

[57] 徐徕，赵艳蛟，李璠，杨依晗，余伯阳．日本药品风险管理简介及启示 ［J］．中国临床药理学杂志，2010，(10) .

[58] 吴嘉瑞，张冰．中药药物警戒理论内涵探讨 ［J］．药物流行病学杂志，2009，(5) .

[59] 唐平．生产企业开展药品风险管理初探 ［J］．中国药物警戒，2008，5 (5) .

[60] 田春华，杜晓曦．论我国药品不良反应监测工作几点进展 ［J］．药物流行病学杂志，2014，(1) .

[61] 褚宸舸，我国禁毒立法的历史演进 ［J］．江苏警官学院学报，2008，(2) .

[62] 关于开展中药注射剂安全性再评价工作的通知．http：//www. sfda. gov. cn/WS01/CL0844/35332. html. 2009. 01. 13.

[63] 关于印发中药注射剂安全性再评价生产工艺评价等 7 个技术指导原则的通知．http://www. sfda. gov. cn/WS01/CL0058/54917. html. 2010. 09. 29.

[64] 国家食品药品监督管理总局办公厅关于 2013 年度仿制药质量一致性评价方法研究任务的通知 http：//www. sfda. gov. cn/WS01/CL0844/82337. html. 2013. 07. 11.

[65] 国家食品药品监督管理局关于开展仿制药质量一致性评价工作的通知 http：//www. sfda. gov. cn/WS01/CL0844/78516. html. 2013. 02. 16.

[66] 关于印发《药品安全信用分类管理暂行规定》的通知．http：//www. sfda. gov. cn/WS01/CL0844/10289. html. 2004. 09. 13.

[67] 国家食品药品监督管理局关于印发药品安全"黑名单"管理规定（试行）的通知．http://www. sfda. gov. cn/WS01/CL0844/74236. html. 2012. 08. 15.

[68] 杨悦．药事管理学研究方法论 ［D］．沈阳药科大学博士学位论文，2004.